作者声明：本书出版目的不在于提出意见或发表任何性质的医学建议。全书所涉及的信息不应被有资质的从业者用作寻求专业性见解的依据。只有具备医学资质的专业人员可为疾病的治疗提供医学建议，诊断并推荐相关信息。读者应合理使用本书所涉及的信息。

医学是不断更新的科学，伴随新的研究成果及临床经验，治疗措施和技术方法都将推陈出新。本书作者已尽可能确保书中所涉及的信息在本书出版时均符合最新理念。但同时，书中所反映作者的观点，可能存在错误或被医学科学发展而更新纠正。因此，本书作者，RAEducation.com LLC，以及任何参与本书筹备出版的一方，均不能确保本书所提供的信息绝对准确性及完善性，他们也不对可能出现的错误或偏倚负责。如对书中内容存疑，敬请读者们查阅其他资源确认核实。

Published by RAEducation.com LLC
Produced by Kristine Lyle, Printers Workshop, Kalona, IA
1st Edition English published 2004, 2nd Edition English published 2017.
3rd Edition English published 2018. 3rd Edition Chinese published 2022

ISBN: 978-1-948083-23-2

André P. Boezaart

MBChB, MPraxMed, DA(CMSA), FFA(CMSA), MMed(Anesth), PhD
Professor of Anesthesiology and Orthopaedic Surgery
Chief of Division of Acute and Peri-operative Pain Medicine
Chief of Acute Pain Service
University of Florida College of Medicine, Gainesville, Florida, USA

Co-Authors:

Paul E. Bigeleisen, MD; Donald S. Bohannon, MD; Svedlana V. Chembrovich, MD; David A. Edwards, MD, PhD; Barys V. Ihnatsenka, MD; Johan P. Reyneke, BChD, MChD, FMFMOS(CMSA), PhD Cameron R. Smith, MD, PhD; Linda Le-Wendling, MD; Yury Zasimovich, MD

Artwork by: Mary K. Bryson, MAMS, CMI
Bryson Biomedical Illustration, Langhorne, Pennsylvania

Educational electronic and printed media for the website RAEducation.com owned by RAEducation.com LLC.
Please visit www.RAEducation.com for video tutorials on this and other topics

参与翻译人员和工作单位（按姓氏笔画为序）

蔡宏达 福建医科大学第一附属医院麻醉科
程远 浙江大学医学院附属杭州市第一医院麻醉科
黄生辉 兰州大学第二医院麻醉科
林思芳 中日友好医院麻醉科
李冰冰 南京鼓楼医院麻醉科
刘海涛 河北医科大学附属第二医院麻醉科
刘毅 海军军医大学长海医院麻醉科
卢静 四川省医学科学院 四川省人民医院麻醉科
马蓉 江苏省人民医院麻醉科
彭丽桦 重庆医科大学第一附属医院麻醉科
彭勇刚 弗罗里达大学医学院麻醉科
冉菊红 郑州大学第一附属医院麻醉与围术期医学部
沈锦春 南京军区总医院麻醉科
孙杰 东南大学中大医院麻醉科
孙蕾 弗罗里达大学医学院麻醉科
唐朝晖 中南大学湘雅医院麻醉科
万里 华中科技大学同济医院麻醉科
王锷 中南大学湘雅医院麻醉科
王增春 福建省儿童医院心胸外科
王永旺 桂林医学院附属医院麻醉科
王勇 郑州大学第一附属医院麻醉与围术期医学部
翁险峰 福建医科大学附属协和医院麻醉科
谢淑华 天津市南开大学附属人民医院麻醉科
杨建军 郑州大学第一附属医院麻醉与围术期医学部
杨平亮 成都医学院第一附属医院麻醉科
姚俊岩 上海交通大学医学院附属第一人民医院麻醉科
袁嫄 北京大学第四临床医学院北京积水潭医院麻醉科
曾凯 福建医科大学第一附属医院麻醉科
张惠 空军军医大学口腔医学院麻醉科
张加强 河南省人民医院麻醉科
郑向明 郑州大学第一附属医院麻醉与围术期医学部
周雁 北京大学第四临床医学院北京积水潭医院麻醉科
仲吉英 广东省佛山市第一人民医院麻醉科

译者序言

区域阻滞麻醉技术应用于临床麻醉与镇痛已历经百年，是每一个麻醉医生需要掌握的基本技能。区域麻醉技术成功的关键在于准确的定位目标神经、精准的注射局麻药。传统的区域麻醉技术主要依赖于体表解剖定位、寻求患者异感反馈、阻力消失操作手感等盲法穿刺，即使后来出现的外周神经刺激定位技术,麻醉实施者仍然不能直观目标神经、针尖与阻滞神经和局麻药扩散的相关性，因此区域麻醉的安全性、有效性、稳定性等一度受到质疑。

超声可视化技术是区域麻醉发展的里程碑和转折点。利用超声成像技术使麻醉实施者不但可以即时直观目标神经及周边解剖组织,甚至包括变异的结构，还可以引导穿刺使麻醉医生实时看到穿刺针轨迹以及针尖与目标神经结构的位置关系、局麻药在阻滞过程的扩散包囊。近十余年来，随着术后快速康复、多模式镇痛、日间手术等理念的广泛推进，超声引导下区域麻醉技术更加得到了快速发展和不断创新。从早期的神经丛阻滞到更加精准的末梢分支神经阻滞以及更加广泛的筋膜层阻滞、椎管内麻醉等，超声引导区域麻醉与镇痛技术不断完善。区域麻醉与镇痛技术的安全性、成功率、稳定性得到显著提升。

但是很多麻醉医生认为超声引导区域麻醉是一种“高大上”的技术，甚至认为此技术仅仅属于“行家里手”，之所以出现这种认识误区在于麻醉医生实施的传统区域麻醉依赖于体表解剖定位，普遍对解剖基础知识、超声成像技术、超声影像识别技术及手眼协调穿刺技术缺乏基本的认识。

美国佛罗里达大学附属医院麻醉与围术期疼痛医学中心的André P. Boezaart教授等是国际上较早开展超声引导区域麻醉临床应用、研究及培训的团队，特别在区域麻醉解剖基础研究及培训方面做了大量的工作，2004年他们编写出版了第一版《区域麻醉解剖初级教程》，并于2017年、2018年先后再版。这本初级教程的优势是重点介绍了开展超声可视化区域麻醉的基础知识要点，包括大体解剖学、显微解剖学、超声解剖学和功能解剖学，内容非常细致丰富，解剖和超声影像也非常精美清晰，这些都有助于消除麻醉及疼痛医师开展超声可视化区域麻醉技术存在的技术壁垒和障碍，也是成为区域麻醉“行家里手”必备的知识和技能。

佛罗里达大学附属医院著名华人麻醉医生彭勇刚教授长期注重中美学术及人员交流。自2005起国内先后有近百名麻醉医生有机会到佛罗里达大学附属医院进行学习交流及培训，其中很多麻醉医生成为国内麻醉学界的中青年骨干和区域领军人物。彭勇刚教授组织了曾经在佛罗里达大学附属医院学习过的以万里和周雁教授领衔的30多位国内麻醉医生团队集中翻译了André P. Boezaart教授主编的第三版《PRIMER FOR REGIONAL ANESTHESIA ANATOMY》，以期能够对国内开展超声引导区域麻醉技术的麻醉和疼痛科医生提供帮助。

因时间仓促以及对原著的理解的不同，该译本难免会存在不准确之处，也希望这个译本在被参考学习过程中国内的医生能够提出存在的缺陷和不足，以便于再版再译的时候更加完善。

万里、周雁，彭勇刚

2021年9月21日

前言

作为施教者，我们经常被同行要求教授如何实施神经阻滞。事实上，如果他们真正了解神经在哪里(大体解剖学层面上)，神经里面有什么(显微解剖学层面上)，以及如何找到目标神经(超声解剖学和功能解剖学层面上)，那么他们其实已经知道了该如何实施神经阻滞. 他们所需要学习的只是一些更加精细地准备工作和各种技术间的细微差别。

学生经常会问如何像他们老师那样有效实施单次神经阻滞和连续神经阻滞？如果没有经常性开展或练习神经阻滞，如何才能保证技能不退步？在我看来这两个问题的答案其实和前面的问题一样。

成功实施急性和围手术期疼痛治疗需满足以下5个基本要素，而全面的解剖学知识可以满足第2和第3项需要：

1、正确并细致的适应证
2、选择正确的神经
3、运用正确的技术
4、选用正确的设备
5、正确的阻滞患者

本书在前一版的基础上增加了显微解剖学和超声解剖学的相关知识。然而，它仍属于初级探索阶段的读物，需要日后进一步完善。本书包含丰富的插图及说明，配以动态的超声和功能解剖学视频（https://www.RAEducation.com/ebook），可提供学习者足够的知识，使其有效地实施大多数神经阻滞。本书当然也包含相当分量的解剖学知识，解答包括显微解剖学和超声解剖学在内的美国医学委员会关于区域阻滞和急性疼痛医学相关的解剖学问题。

但无论如何，本书所提供的解剖学知识只是所需最基础的范围。因此强烈建议学习者应从相关教材中获取更深层次的解剖学知识进一步加深学习。《区域麻醉与急性疼痛治疗学解剖基础》是一本填补该领域潜在不足的教材。这本书中包含了许多相关视频教程、演讲视频及pdf格式讲座资料的网络连接。单击或复制位于页面下方的网络连接，您将获得更丰富的内容。可为对此有兴趣的学习者更进一步学习提供补充。

André P. Boezaart, 2018

Co-Authors

André P. Boezaart,
MBChB, MPraxMed, DA(CMSA), FFA(CMSA) MMed(Anesth), PhD
Professor of Anesthesiology and Orthopaedic Surgery
Departments of Anesthesiology and Orthopaedic Surgery and Rehabilitation
Chief, Division of Acute and Perioperative Pain Medicine; Chief, Acute Pain Service
University of Florida College of Medicine, Gainesville, Florida, USA

Paul E. Bigeleisen, MD
Professor of Anesthesiology, Department of Anesthesiology
University of Maryland, Baltimore, Maryland, USA

Donald S. Bohannon, MD
Associate Professor of Anesthesiology, Department of Anesthesiology
Division of Acute and Perioperative Pain Medicine
University of Florida College of Medicine, Gainesville, Florida, USA

Svedlana V. Chembrovich, MD
Fellow Physician, Department of Anesthesiology
Division of Acute and Perioperative Pain Medicine
University of Florida College of Medicine, Gainesville Florida, USA

David A. Edwards, MD, PhD
Associate Professor, Department of Anesthesiology
Vanderbilt University Medical Center, Nashville, Tennessee, USA

Barys V. Ihnatsenka, MD
Associate Professor of Anesthesiology, Department of Anesthesiology
Division of Acute and Perioperative Pain Medicine
University of Florida College of Medicine, Gainesville, Florida, USA

Linda Le-Wendling, MD
Associate Professor of Anesthesiology, Department of Anesthesiology
Division of Acute and Perioperative Pain Medicine
University of Florida College of Medicine, Gainesville, Florida, USA

Johan P. Reyneke, BChD, MChD, FCFMOS(CMSA), PhD
Director, Centre for Orthognathic Surgery,
Cape Town Mediclinic, Cape Town, South Africa
Honorary Professor, Department of Maxillofacial and Oral Surgery
University of the Western Cape, Cape Town, South Africa
Associate Professor, Division of Oral and Maxillofacial Surgery
Universidad Autonoma de Nuevo Leon, Monterrey, Mexico
Clinical Professor, Department of Oral and Maxillofacial Surgery
University of Oklahoma College of Dentistry, Oklahoma City, Oklahoma, USA
and University of Florida College of Dentistry, Gainesville, Florida, USA

Cameron R. Smith, MD, PhD
Assistant Professor, Department of Anesthesiology
Division of Acute and Perioperative Pain Medicine
University of Florida College of Medicine, Gainesville, Florida, USA

Yury Zasimovich, MD
Assistant Professor of Anesthesiology, Department of Anesthesiology
Division of Acute and Perioperative Pain Medicine
University of Florida College of Medicine, Gainesville, Florida, USA

Dedication

To all the Fellows in Acute and Perioperative Pain Medicine,
who over so many years honored me by allowing me
to participate in their education.

第一章
近端臂丛神经

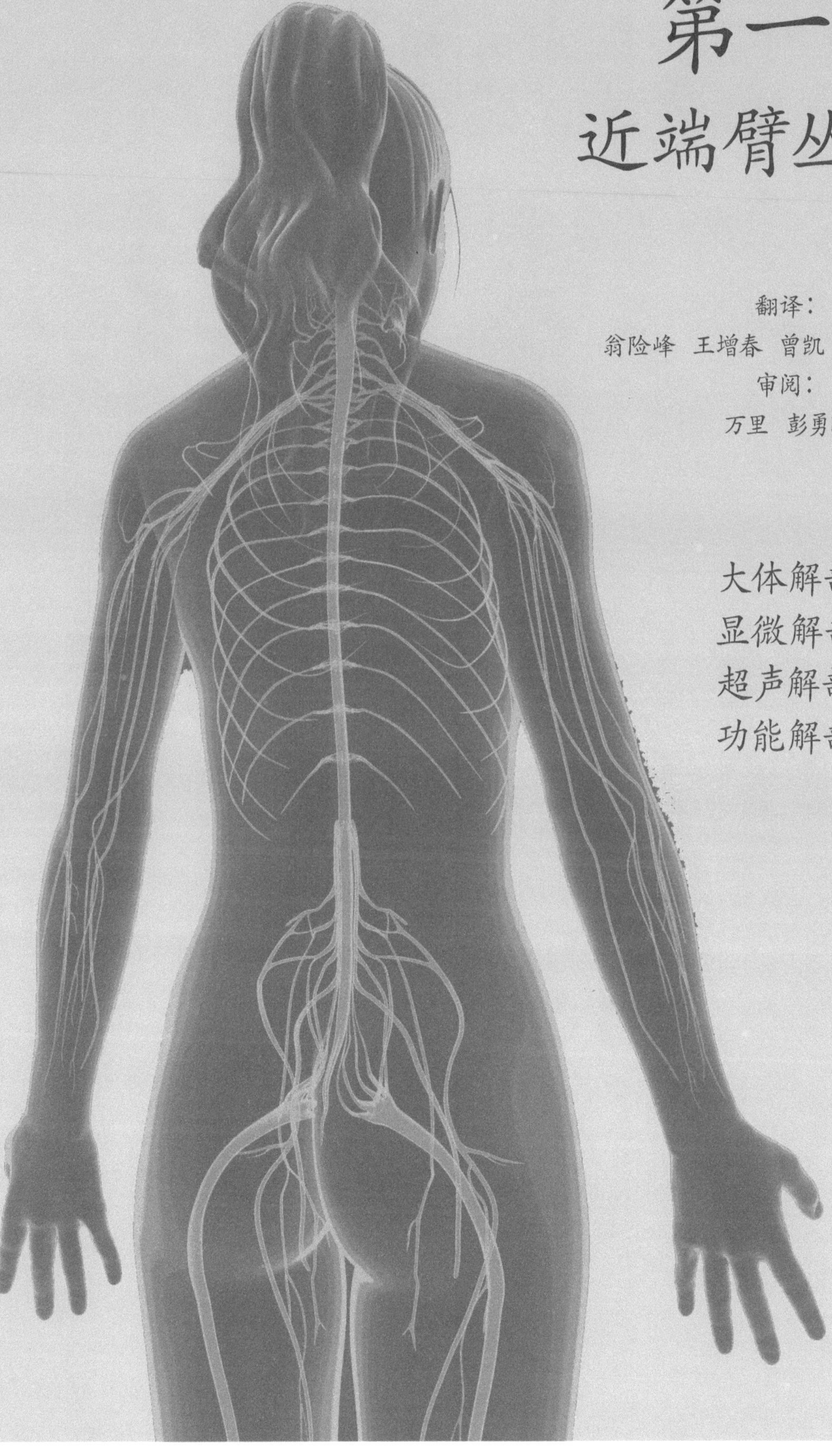

翻译：

翁险峰 王增春 曾凯 蔡宏达 程远

审阅：

万里 彭勇刚

大体解剖

显微解剖

超声解剖

功能解剖

宏观解剖

1. 膈神经
2. 进入肩胛提肌的神经
3. 副神经
4. 肩胛背神经
5. 肩胛上神经
6. 上干
7. 中干
8. 下干
9. 胸长神经
10. 进入颈长肌、斜角肌的神经
11. 进入锁骨下肌的神经
12. 外侧束
13. 后束
14. 内侧束
15. 胸外侧神经
16. 胸内侧神经
17. 肩胛下神经上支
18. 肩胛下神经下支
19. 臂内侧皮神经
20. 前臂内侧皮神经
21. 腋神经
22. 肌皮神经
23. 桡神经
24. 正中神经
25. 尺神经

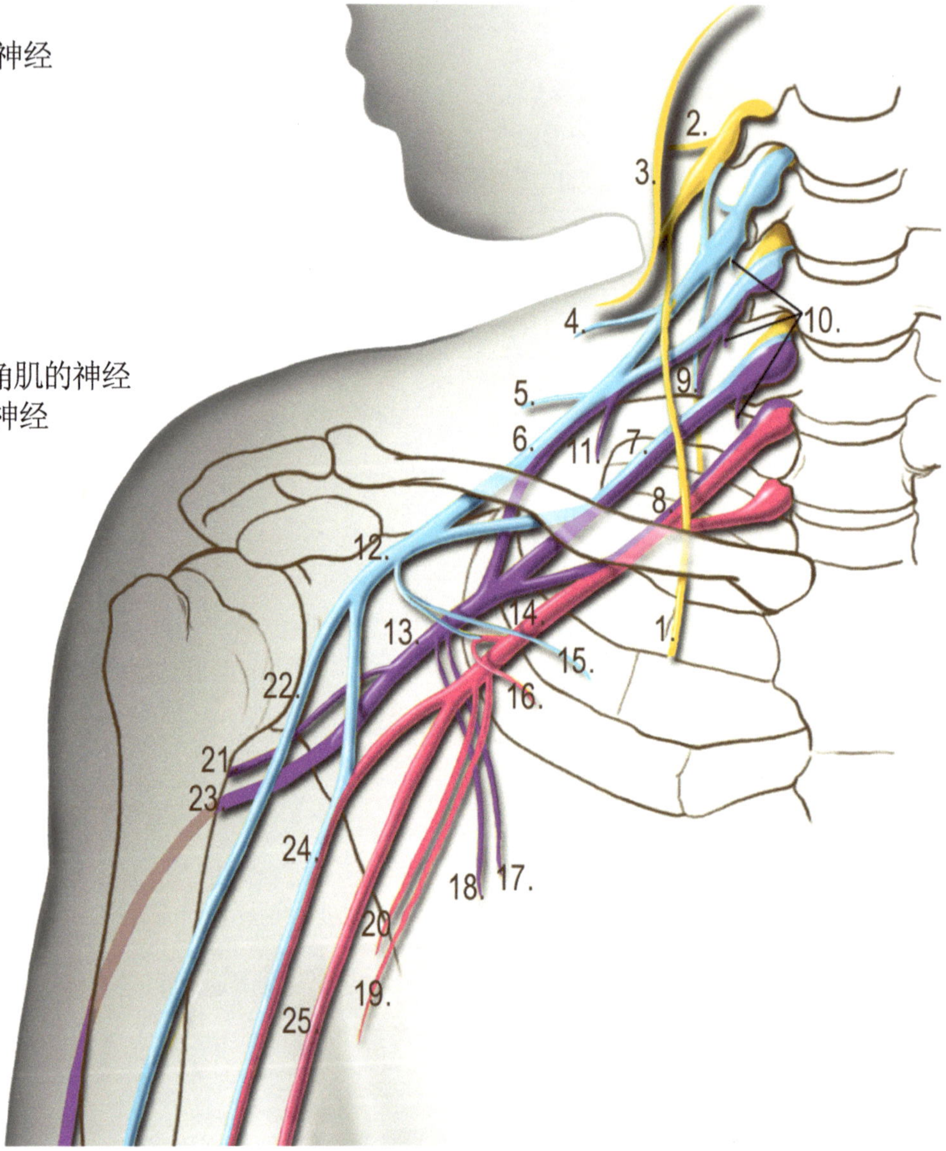

图1-1:

膈神经（1）主要来源于第四颈椎（C4）脊神经根，接收从臂丛的第五颈椎（C5）脊神经根的一个小分支，沿前斜角肌腹部下行。膈神经的运动纤维支配膈肌。进入肩胛提肌的神经（2）、肩胛背神经（4），与肩胛上神经（5）都来源于C4和C5的神经根。胸长神经（9）也来源于C4、C5和C6的神经根。副神经（3）是颅神经。C5和C6的神经根组成上干(6)，C7的神经根延续为中干，C8和T1的神经根组成下干。C5和C6的神经根汇合一起组成的上干发出小分支至锁骨下肌（11）。在颈部，脊神经根从上一颈椎椎间孔发出，以C5为例，从C4和C5之间的椎间孔发出C8神经根自第七颈椎下方和T1椎体的上方发出，T1神经根自T1椎体的下方发出。　自此往下，所有的胸段和腰段脊神经根都自相对应的椎体下方发出。三条干通常延伸至锁骨上区，分支形成臂丛神经的的三个束：外侧束（12）、后束（13）和内侧束（14）。

颈后三角解剖

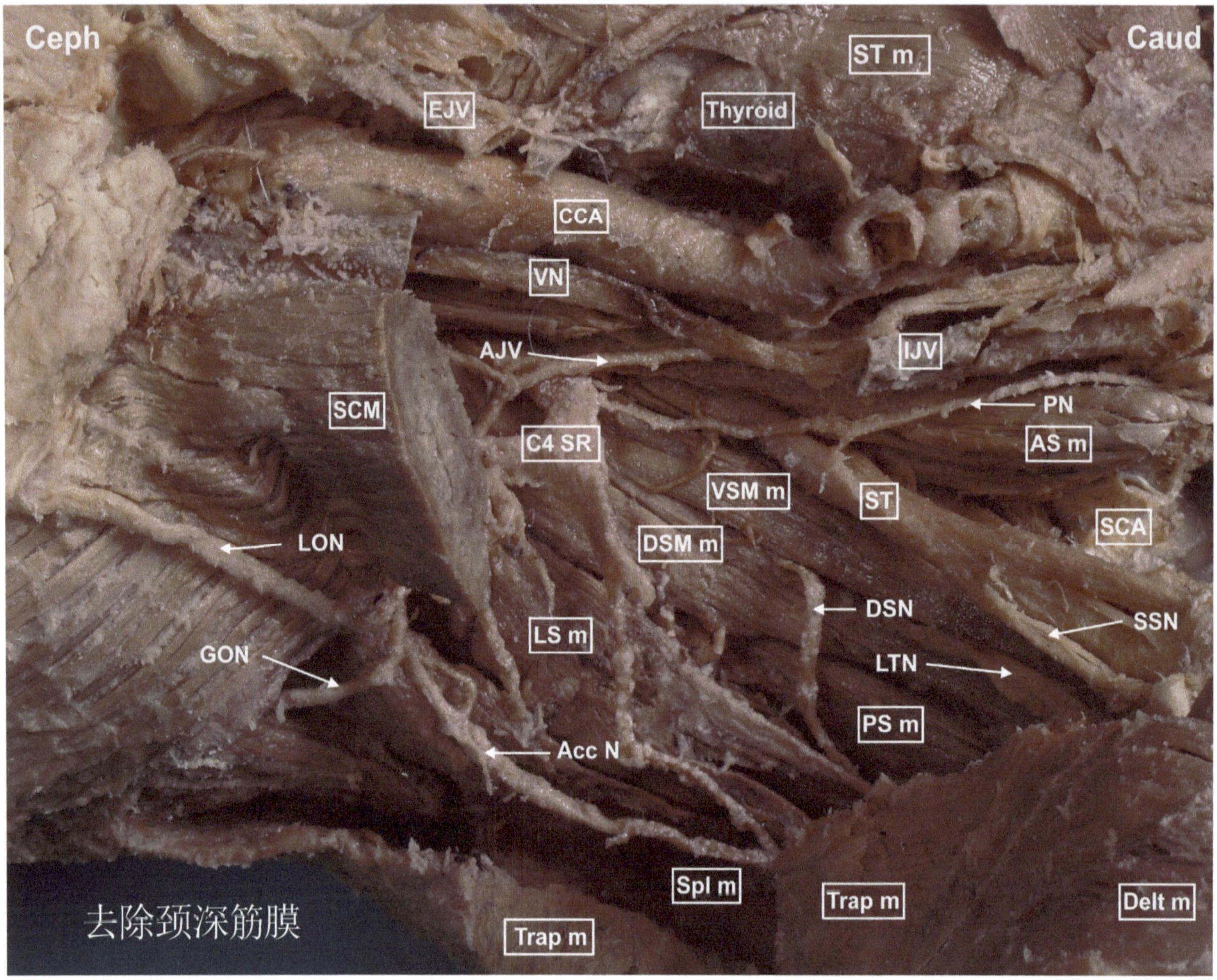

图1-2: 颈后三角解剖：侧面观

Ceph	头侧
Caud	尾侧
Acc N	副神经（XI）
AJV	颈前静脉
AS m	前斜角肌
C4 SR	第四颈神经根
CCA	颈总动脉
Delt m	三角肌
DSM m	中斜角肌背侧头
DSN	肩胛背神经
EJV	颈外静脉（切断）
GON	枕大神经
IJV	颈内静脉（切断）
LON	枕小神经
LS m	肩胛提肌
LTN	胸长神经
PN	膈神经
SCA	锁骨下动脉
SCM	胸锁乳突肌（切断）
Spl m	夹肌
SSN	肩胛上神经
ST	臂丛上干
ST m	甲状胸骨肌
Thyroid	甲状腺
Trap m	斜方肌（切断）
VN	迷走神经
VSM m	中斜角肌腹侧头

颈部三角后侧

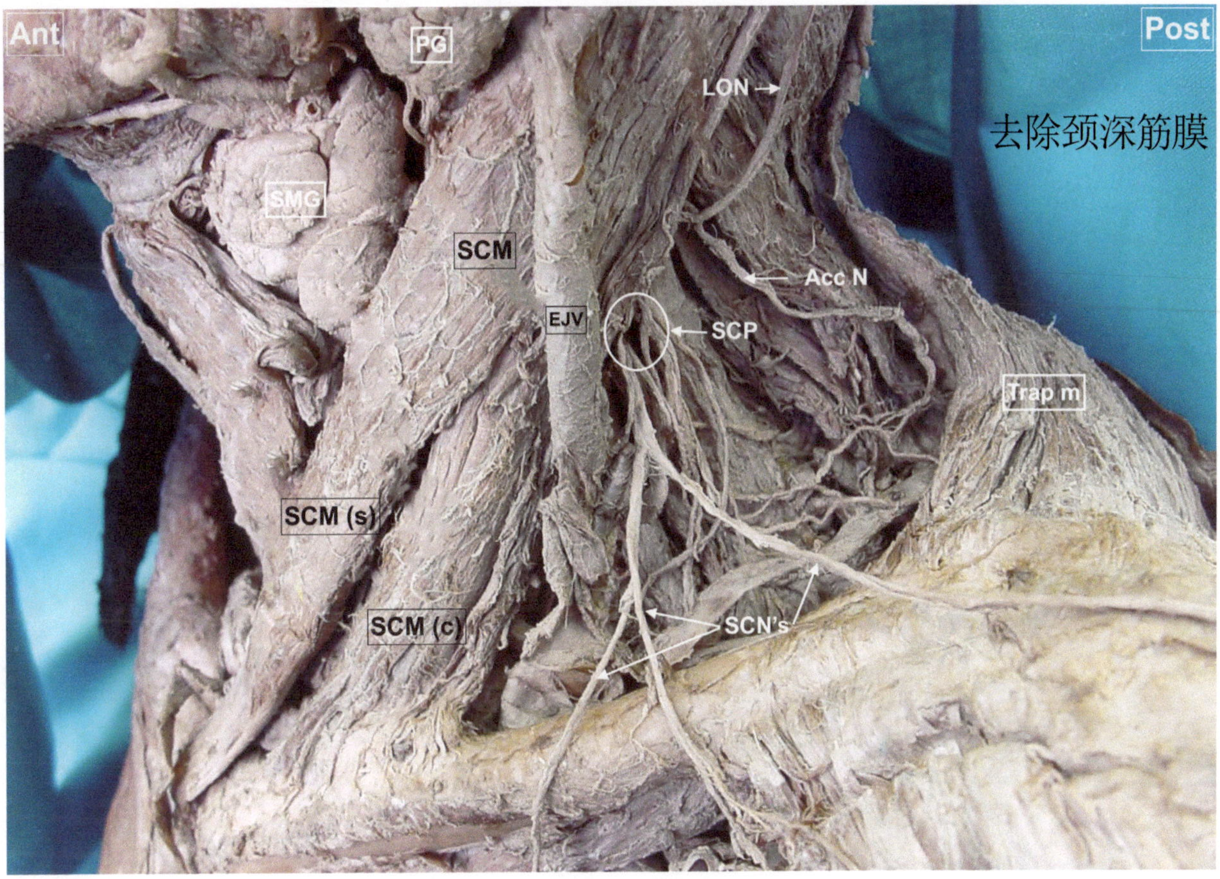

图1-3：颈部三角后侧表层结构解剖图：前侧面观

Ant	前部
Post	后部
Acc N	副神经
EJV	颈外静脉
LON	枕小神经
PG	腮腺
SCM (c)	胸锁乳突肌锁骨头
SCM (s)	胸锁乳突肌胸骨头
SCM	胸锁乳突肌
SCN's	锁骨上静脉
SCP	颈浅丛
SMG	下颌下腺
Trap m	斜方肌

颈部三角后侧

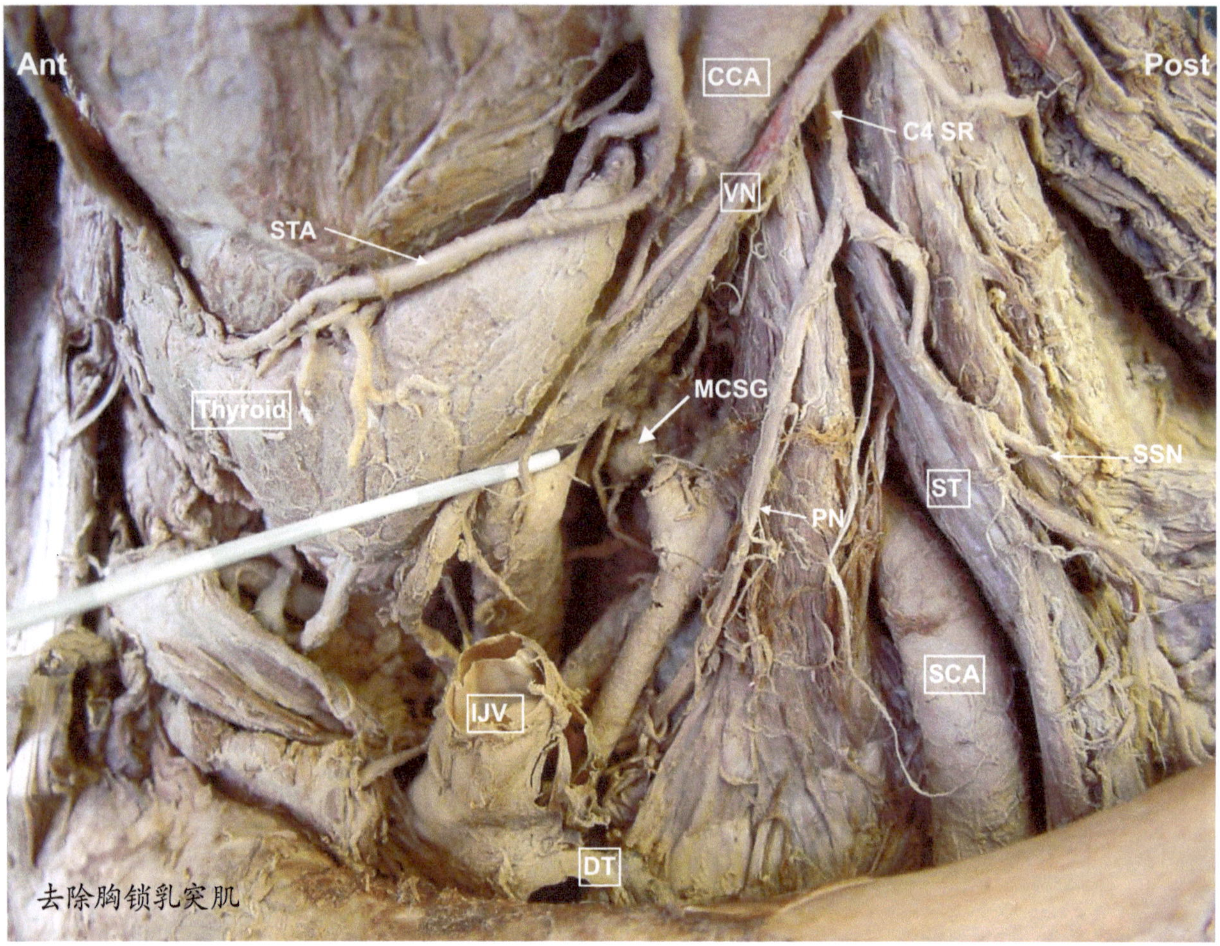

图 1-4: 颈部三角后侧深层结构解剖图:去除胸锁乳突肌后前侧面观

Ant	前部
Post	后部
C4 SR	第四颈神经根
CCA	颈总动脉
DT	胸导管
IJV	颈内静脉
MCSG	颈中交感神经节
PN	膈神经
SCA	锁骨下动脉
SSN	肩胛上神经
ST	臂丛上干
STA	胸上动脉
Thyroid	甲状腺

解剖颈部的侧面

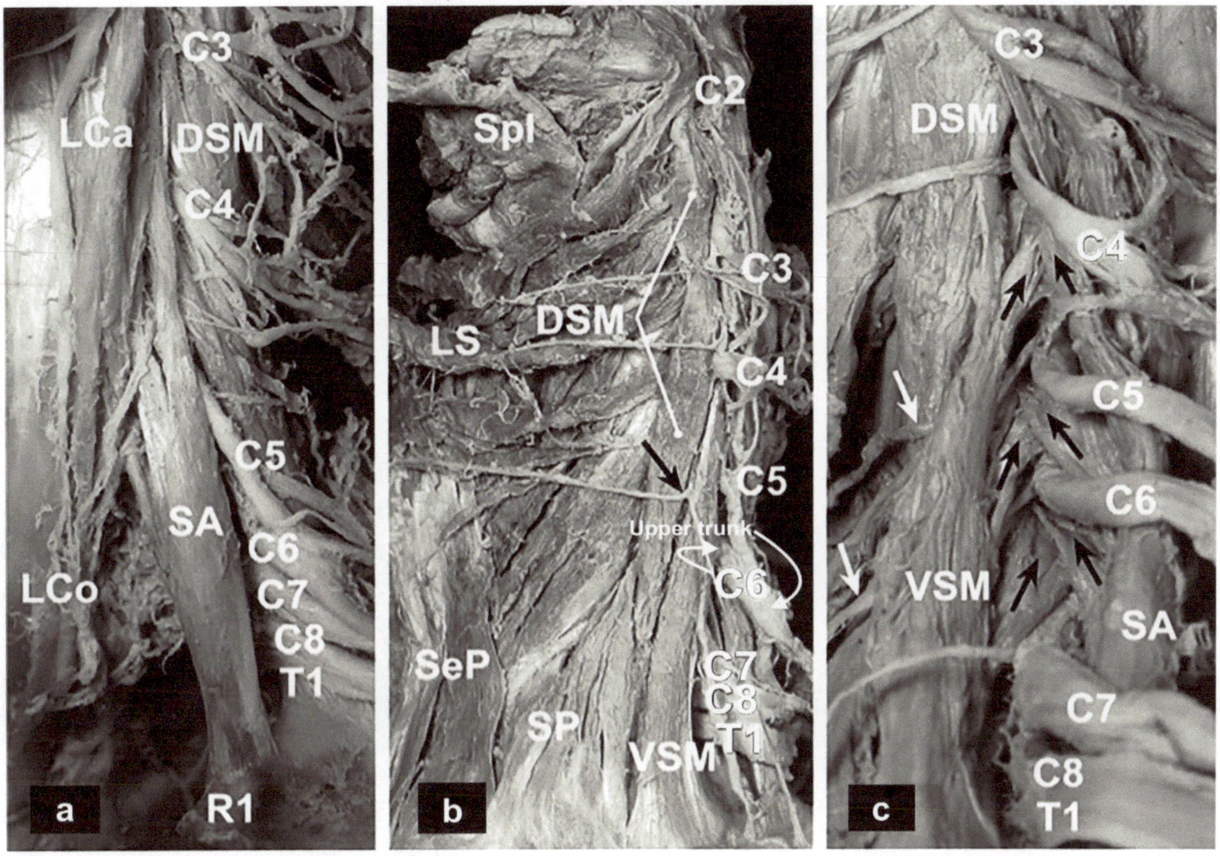

图 1-5: 颈2-8神经根前支解剖 (C2-C8).

(8a) 左侧前斜角肌(SA)腹侧面观

(8b) 右侧中斜角肌(VSM)腹侧头，中斜角肌背侧头(DSM)，和后斜角肌(SP)的背侧面观。
在8b中，黑色箭头表示肩胛背神经和胸长神经的合干

(8c) 右中斜角肌的腹侧头(VSM)、中斜角肌的背侧头(DSM)和前斜角肌(SA)的起始点侧面观。前斜角肌和中斜角肌的腹侧头分别附着于前结节和后结节，它们的肌纤维互相交叉(8c中黑色箭头).上下白色 箭头分别表示肩胛背神经和胸长神经。

DSM	中斜角肌背侧头
LCa	头长肌
LCo	颈长肌
LS	肩胛提肌
R1	第一肋骨
SA	前斜角肌
SeP	上后锯肌
SP	后斜角肌
Spl	头夹肌
T1	第一胸神经腹侧支
VSM	中斜角肌腹侧头

值得注意的是，由Sakamoto提供的插图可见前斜角肌和中斜角肌的肌纤维在脊神经根之间相互交叉，并在中线和交叉纤维之间形成一个封闭的椎旁间隙， (Fig.1-5b).这可解释行颈部椎旁神经阻滞时，局部麻醉药有时沿着脊柱垂直扩散。 Sakamoto也澄清了五条斜角肌与臂丛神经的解剖变异关系。Sakamoto Y.转载许可Spatial relationship between the morphologies and innervations of the scalene and anterior and vertebral muscles. Ann Anat 2012;194: 381-88.

参考文献：Boezaart AP, Ihnatsenka BV. Cervical paravertebral block for elbow and wrist surgery: The jury verdict may be neither easy nor popular. Reg Anesth Pain Med 2014;39:361-62.

颈部斜位透视

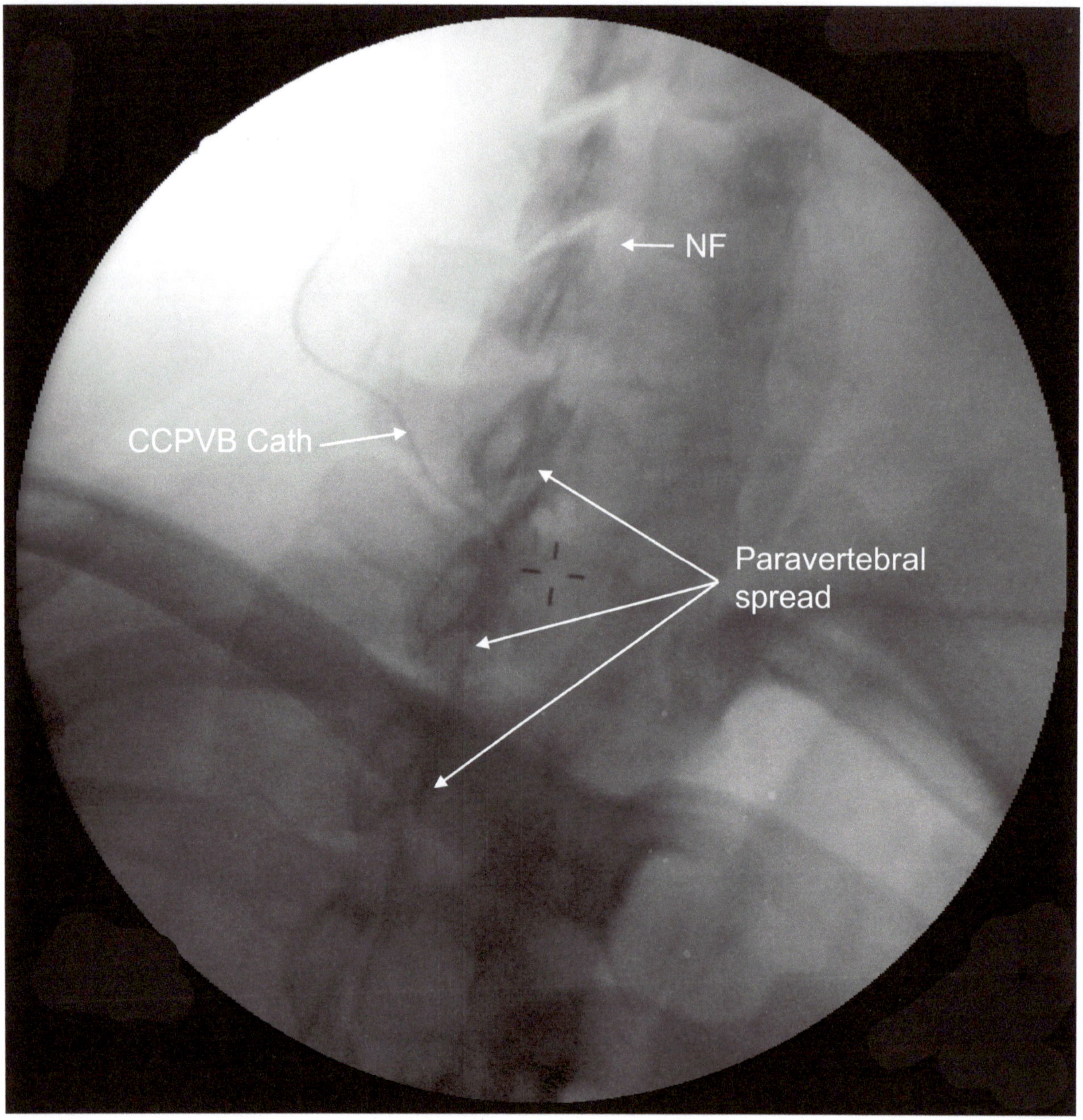

图 1-6: 颈椎斜位X线造影显示造影剂沿椎旁“间隙”纵向扩散。

CCPVB Cath	经后斜角肌在第7颈椎水平放置颈椎旁持续阻滞的导管
NF	椎间孔
——→	剪头所示造影剂沿颈椎旁间隙上下扩散

颈部三角后侧

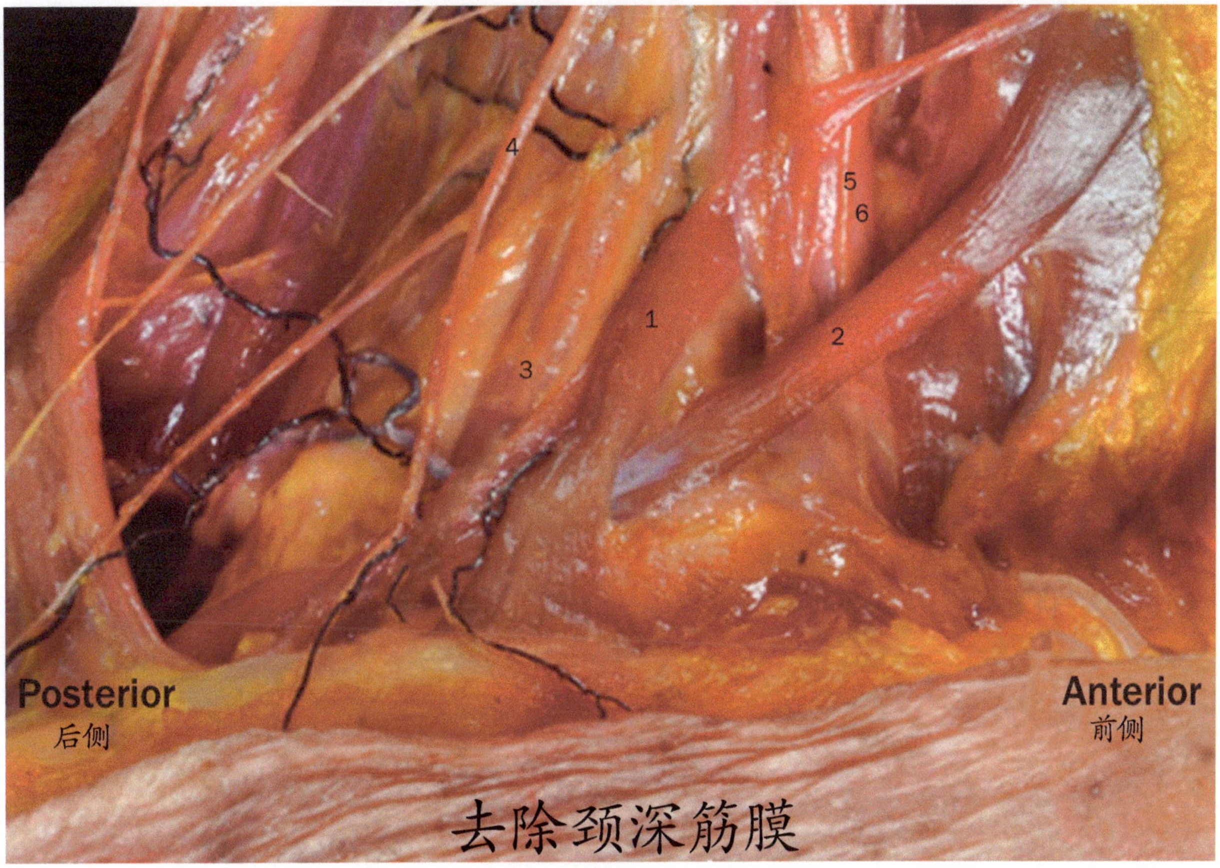

图 1-7：颈部侧面解剖，可以显示包括最小斜角肌在内的五块斜角肌中的三块。

共有五块斜角肌：前斜角肌（6）、中斜角肌腹侧头（3）、中斜角肌背侧头（未在此解剖标本显示）、后斜角肌（未在此解剖标本显示）和最小斜角肌（1）。膈神经（5）走行在前斜角肌的腹侧（6）。数字4指示的是C4脊神经的前支，数字2表示舌骨肌。

经许可转载：Carreira A, Reina F, Sala-Blanch X, Morro MR. Macroscopic view of the cervical plexus and brachial plexus. In: Reina MA, editor. Atlas of Functional Anatomy For Regional Anesthesia And Pain Medicine. New York: Springer Science and Business Media, 2015: 129.

C6水平颈部横断解剖

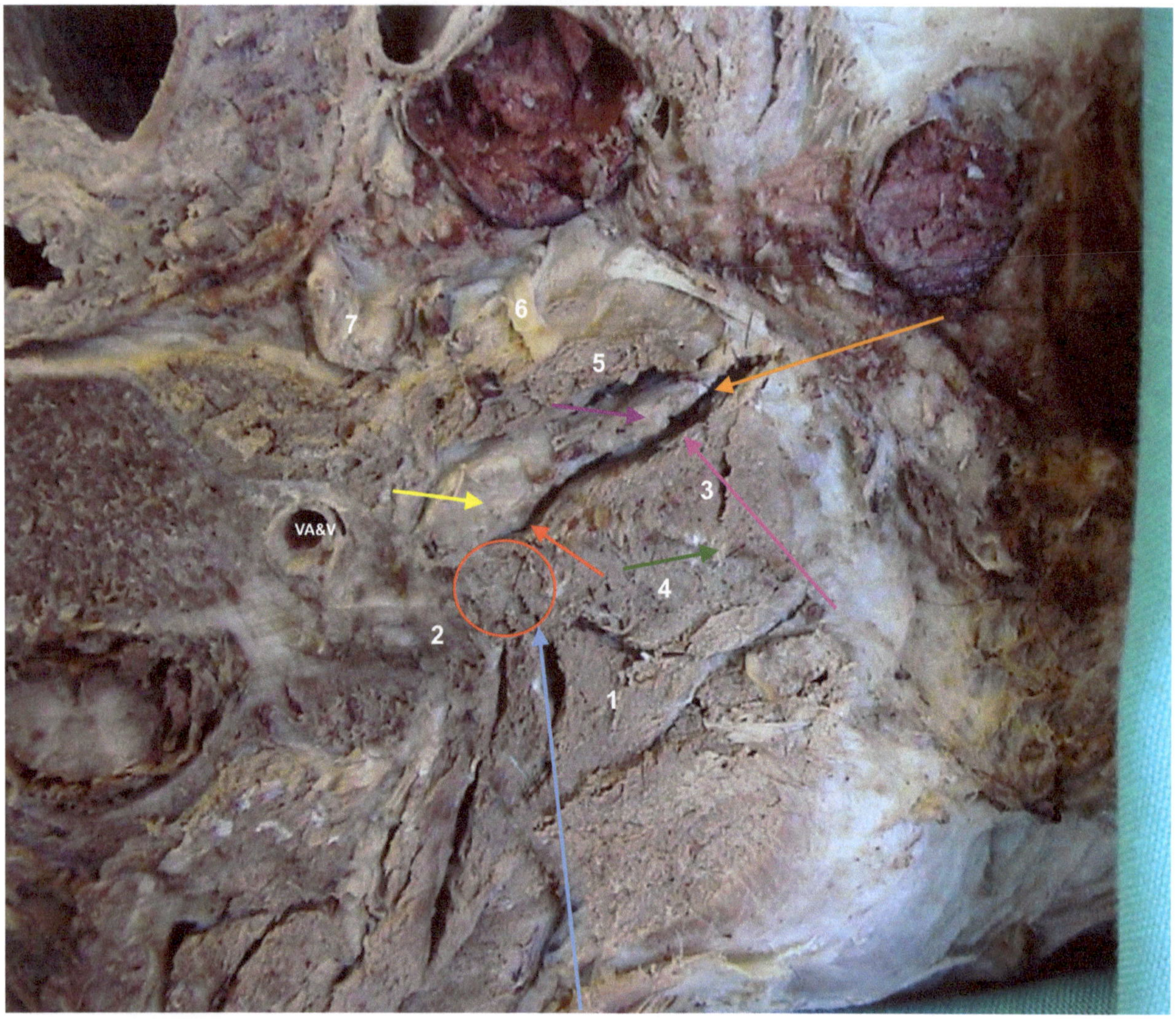

图 1-8：在第6颈椎椎体水平，穿过颈部的横断面解剖。

1　后斜角肌
2　C6横突后结节
3　中斜角肌腹侧头
4　中斜角肌背侧头
5　前斜角肌
6　膈神经
7　颈中交感神经节
VA & V　椎动静脉
○　红圈　附于C5、C6和C7 横突后结节的后斜角肌起始移行部

蓝色箭头　颈椎椎旁阻滞进针入路
红色箭头　C6脊神经根周围肌间隙
黄色箭头　C6脊神经根
紫色箭头　C5脊神经根连接C6形成臂丛神经上干
粉色箭头　后入路肌间沟阻滞进针路径
橙色箭头　外侧入路肌间沟阻滞进针路径

请注意：
后斜角肌（1）附着于C5、C6、C7（2）的横突后结节。

后斜角肌的起始滑行部（红色圆圈）为肌腱（或腱膜）。

蓝色箭头表示进行颈椎旁阻滞时的穿刺针路径。

当穿刺针进入到位于后斜角肌的起始部（红色椭圆形）和C6臂丛神经根（黄色箭头）之间的间隙（红色箭头）时，会感觉到阻力消失。这是肌膜下间隙，它延伸并包绕着前斜角肌。

C5神经根由紫色箭头标明。更向尾侧端一些，在C7水平，C5和C6神经根合并形成上干。
前斜角肌（5）、中斜角肌（3和4）的肌纤维向中间与臂丛神经上干交叉（见图1-8，1-9）。

肩胛背神经和胸长神经（绿色箭头）位于中斜角肌的腹侧头（3）和背侧头之间(4)。

粉红色箭头表示后入路肌间沟臂丛神经阻滞的进针路径。

橙色箭头表示平面外纵向进针或后入路臂丛神经阻滞的进针路径。

膈神经（6）和上颈交感神经节（7）位于肌膜下间隙内（红色箭头）。

VA&V代表椎动脉和椎静脉。

请参阅标准教科书，以了解执行本书中提到的任何阻滞技术的指征和技术。

C6水平颈部横断面解剖

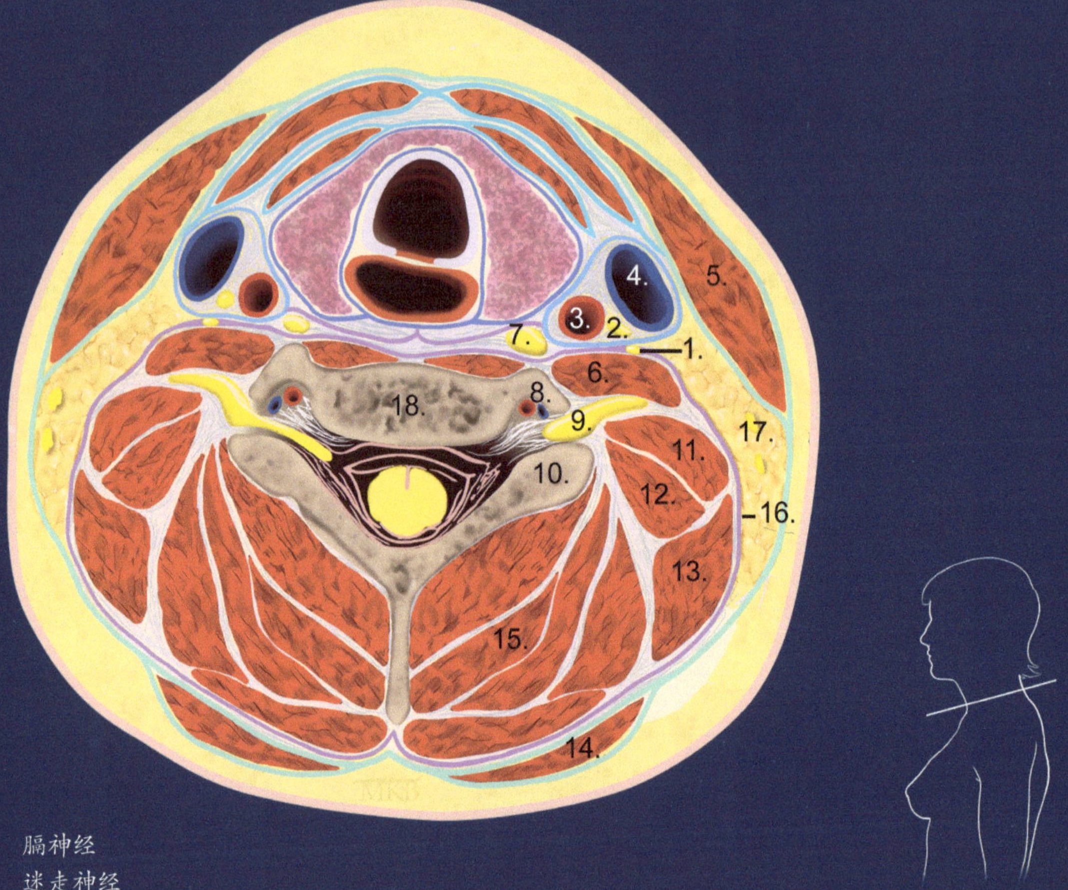

1. 膈神经
2. 迷走神经
3. 颈总动脉
4. 颈内静脉
5. 胸锁乳突肌
6. 前斜角肌
7. 中颈交感神经节
8. 椎动脉和静脉
9. 臂丛神经根
10. 部分椎体
11. 中斜角肌
12. 后斜角肌
13. 肩胛提肌
14. 斜方肌
15. 伸肌肌群
16. 椎旁筋膜
17. 副神经
18. 椎体

图 1-9：第六颈椎水平的颈部横断面

请注意：
椎旁伸肌（15）通常张力较大；穿刺针或导管穿透时会引起疼痛。
在肩胛提肌（13）和斜方肌（14）之间有一个“自然通道”。

后斜角肌（12）附着在C5、C6　和C7横突的后结节上。在C7水平（颈椎旁阻滞实施的区域），后斜角肌呈现为肌腱（腱膜）的状态，当针穿透后斜角肌前缘时（位于12和9之间），会有对空气或5%葡萄糖溶液明显的阻力消失感。

Ref: Boezaart AP, Lucas SD, Elliott CE. Paravertebral block: cervical, thoracic, lumbar & sacral. Curr Opin Anaesthesiol 2009;22:637-43.

锁骨中矢状切面

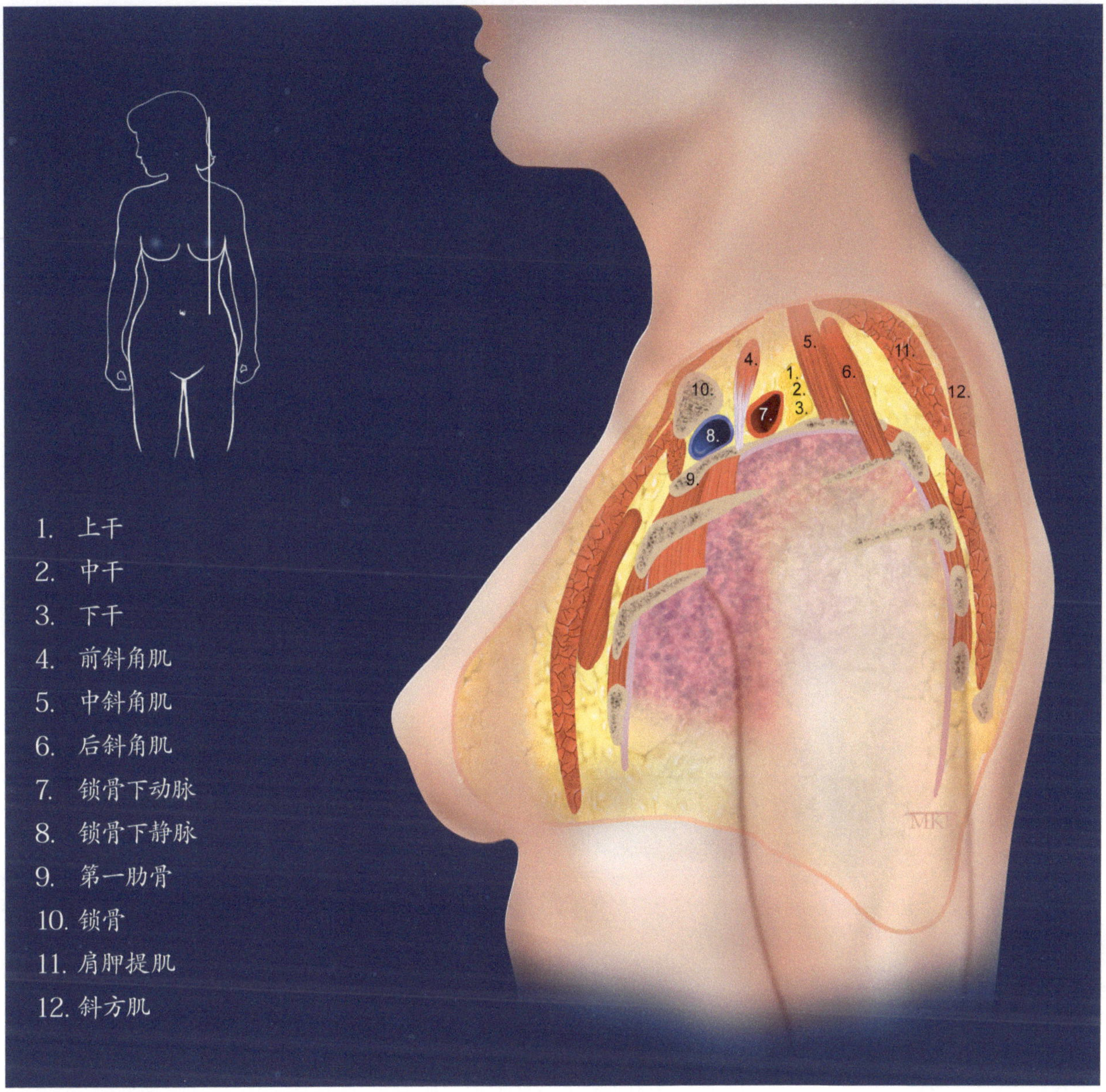

图 1-10：锁骨中线平面内臂丛与第一肋骨交叉的矢状面观。

前斜角肌（4）和中斜角肌（5）附着到第一肋骨（9），锁骨下动脉（7）和臂丛神经干或分支（1，2，3）在它们之间走行。后斜角肌（6）附着到第二肋骨。锁骨下静脉（8）在前斜角肌（4）前方通过，前斜角肌在此处附着到第一肋骨。锁骨下动脉、锁骨下静脉和臂丛神经下干在到达第一肋骨之前，在胸膜顶上方跨越。在锁骨下区域，在锁骨下动脉（7）的后外侧可以看到臂丛神经的三支干（1， 2， 3）， 所有这四个结构都位于前斜角肌（4）和中斜角肌（5）之间。锁骨上臂丛神经阻滞常在这里实施。

正中矢状面解剖

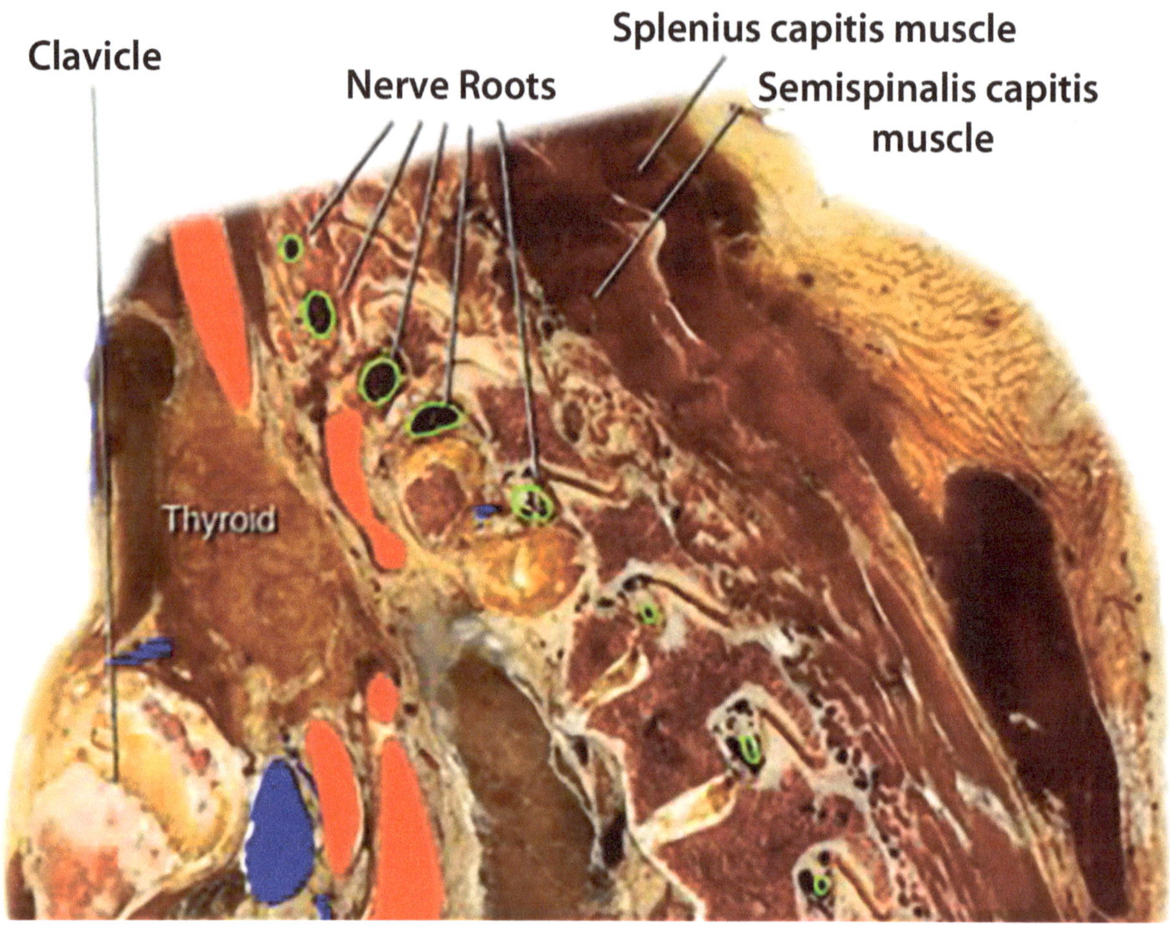

图1-11：经旁正中切面的矢状面解剖显示构成臂丛的五个神经根

神经鞘膜被标为绿色

Clavicle	锁骨
Thyroid	甲状腺
Nerve Roots	神经根
Splenius capitis muscle	头夹肌
Semispinalis capitis muscle	头半棘肌

参见RAEducation.com-急性疼痛医学-解剖学-矢状面解剖学：

锁骨上臂丛

Video and photograph courtesy of Paul Bigeleisen, Nizar Moayeri, Gerbrand Groen. UMC Utrecht, The Netherlands

正中线稍外侧矢状面解剖

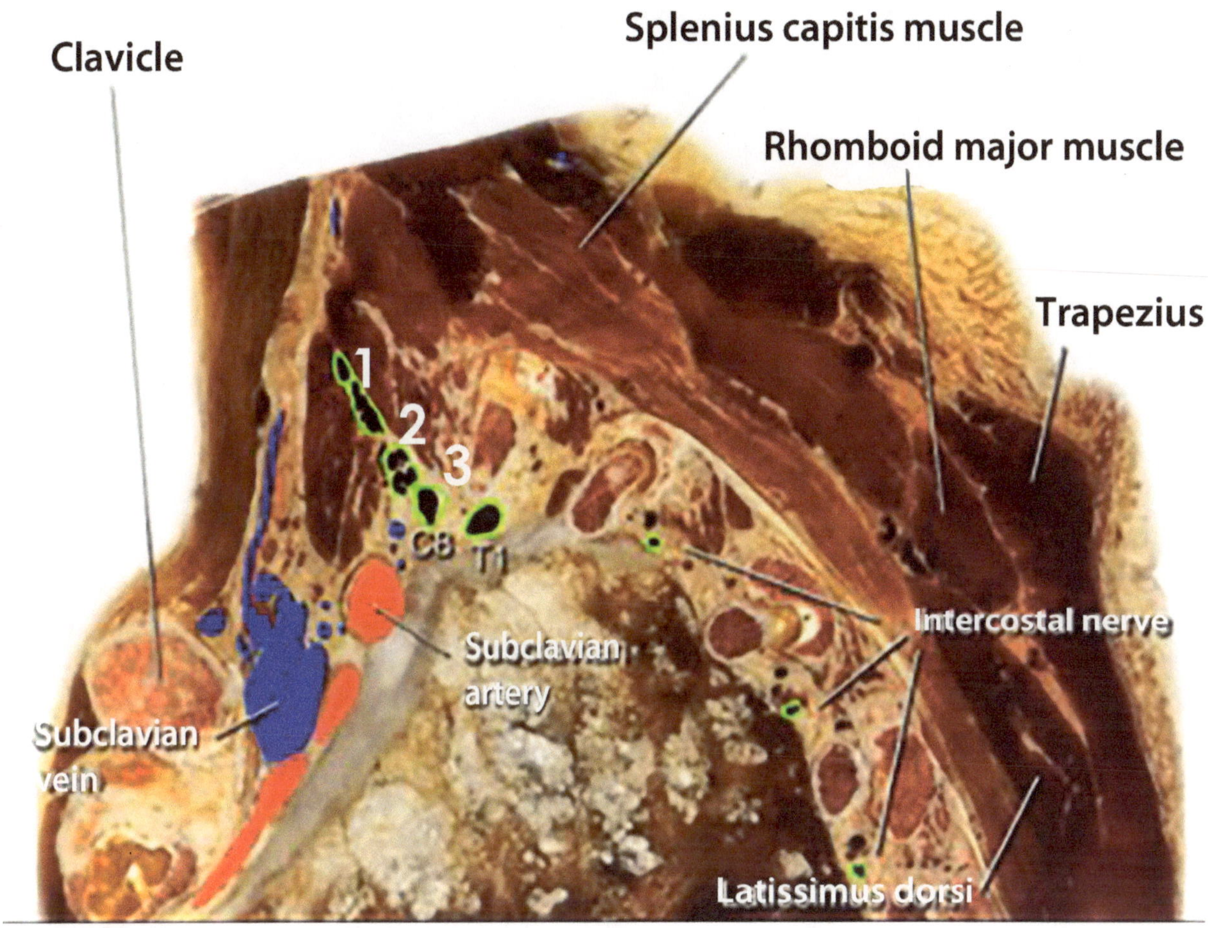

图1-12：颈椎横突外侧矢状面解剖图

这一切面显示了第5和第6颈脊神经前支连接形成上干或臂丛神经上干，也显示了中干（1），此切面第8颈脊神经前支（2）和第1胸脊神经前支尚未融合形成下干（3）。
肋间神经也同时被展示。并且要注意锁骨下动脉和静脉的位置。

神经鞘膜被标为绿色。

Clavicle	锁骨
Subclavian vein	锁骨下静脉
Subclavian artery	锁骨下动脉
Splenius capitis muscle	头夹肌
Rhomboid major muscle	菱形肌
Trapezius	斜方肌
Intercostal nerve	肋间神经
Latissimus dorsi	背阔肌

正中线更向外侧矢状面解剖

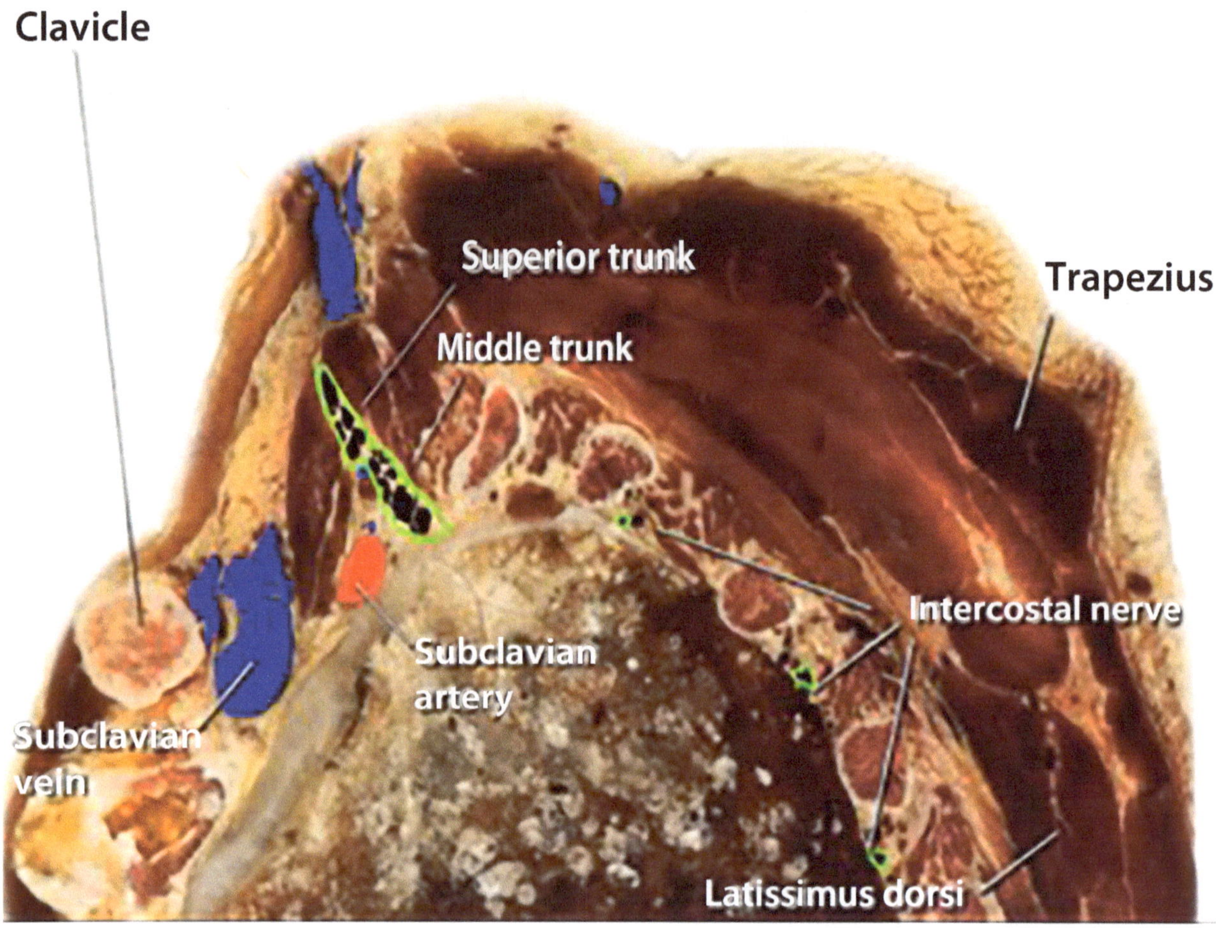

图1-13：锁骨中段内侧1/2处矢状面解剖。

这一切面描述了臂从神经所有三干的构成。（下干未标记）。

神经鞘膜被标为绿色。

Clavicle	锁骨
Subclavian vein	锁骨下静脉
Subclavian artery	锁骨下动脉
Superior trunk	上干
Middle trunk	中干
Trapezius	斜方肌
Intercostal nerve	肋间神经
Latissimus dorsi	背阔肌

Photograph courtesy of Paul Bigeleisen, Nizar Moayeri, Gerbrand Groen. UMC Utrecht, The Netherlands

锁骨中线矢状面解剖

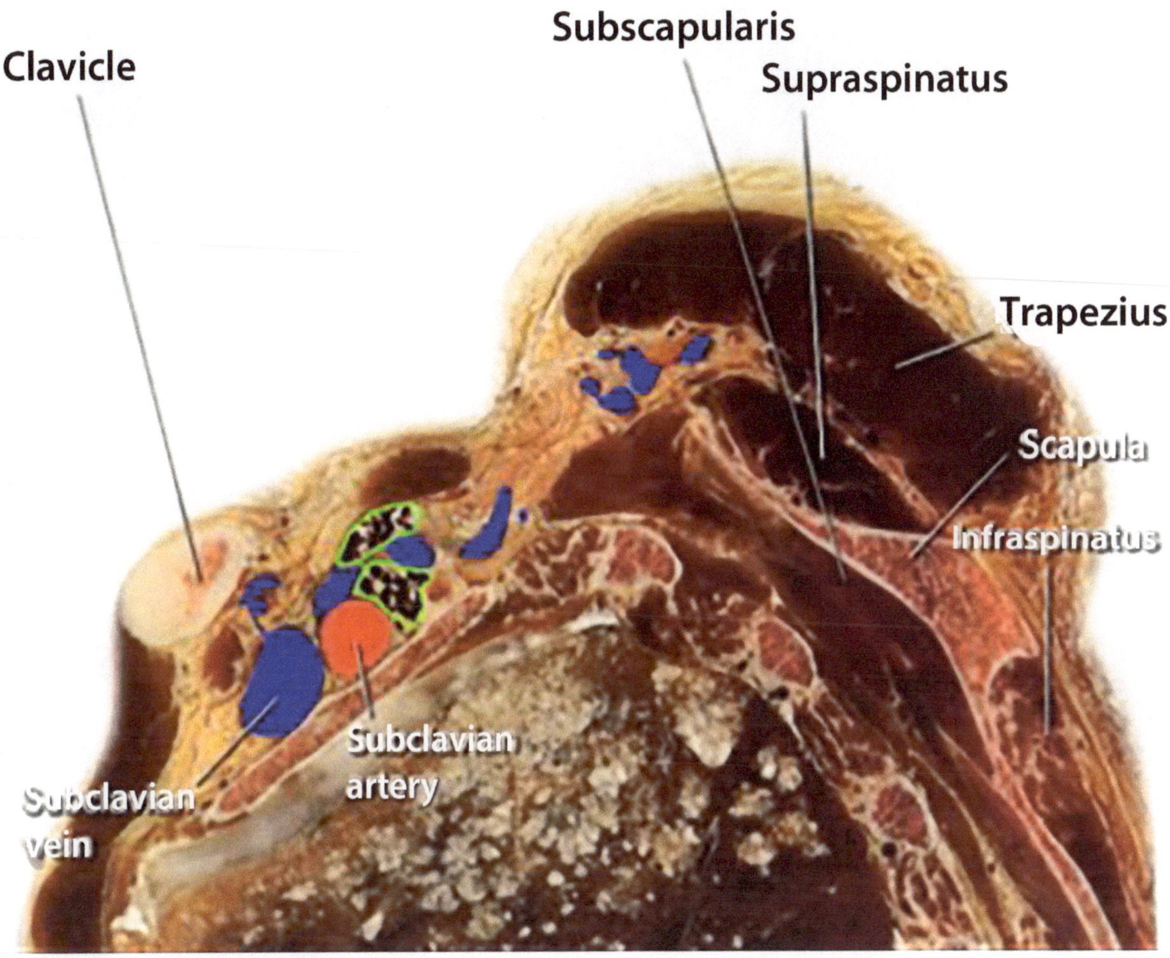

图1-14：正锁骨中线区域矢状面解剖图

这一切面描述了在第一肋骨上方的臂丛神经所有三干（绿色）处于锁骨下动脉的后外侧。

神经鞘膜被标为绿色。

Clavicle	锁骨
Subclavian vein	锁骨下静脉
Subclavian artery	锁骨下动脉
Subscapularis	肩胛下肌
Supraspinatus	冈上肌
Scapula	肩胛骨
Infraspinatus	冈下肌

Photograph courtesy of Paul Bigeleisen, Nizar Moayeri, Gerbrand Groen. UMC Utrecht, The Netherlands

臂丛神经

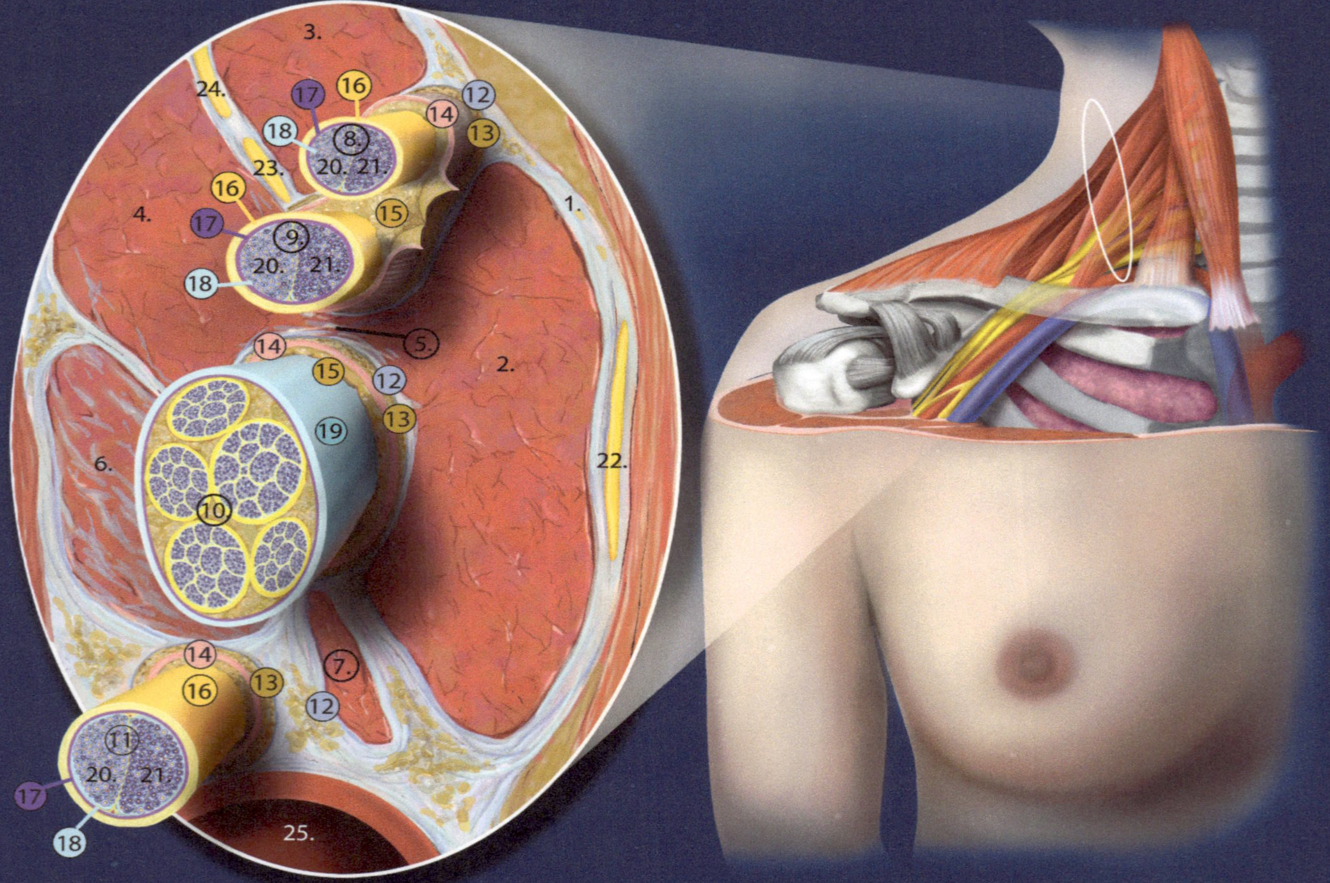

1. 颈深筋膜
2. 前斜角肌
3. 中斜角肌腹侧部
4. 中斜角肌背侧部
5. 前斜角肌和中斜角肌之间的交叉纤维
6. 后斜角肌
7. 最小斜角肌
8. C5脊神经根（C5脊神经前支）
9. C6脊神经根（C6脊神经前支）
10. C7脊神经根（C7脊神经前支）/中干
11. C8脊神经根（C8脊神经前支）
12. 肌膜
13. 肌膜下间隙
14. 神经鞘膜（神经周围旁鞘）
15. 神经鞘膜（神经周围旁鞘）下间隙
16. 硬脊膜
17. 蛛网膜
18. 脑脊液/软脊膜
19. 神经外膜
20. 感觉后根
21. 运动前根
22. 膈神经
23. 肩胛背神经
24. 胸长神经
25. 锁骨下动脉

图1-15：臂丛神经和斜角肌的矢状面显微解剖图

1. 在该图中（基本上是图1-17中照片的重画），旁矢状视图为纵向“切割”所得，如右图所示。
2. 膈神经（22）位于椎前筋膜深层，位于前斜角肌（2）中间部的前层。这是肌肉之间肌膜（12），血管束和神经根之间的的延展部分，层间的潜在空间是肌膜下间隙（13），如果用液体进行“水分离”可以在神经根周围形成“甜甜圈”。
3. 中斜角肌有腹侧头（3）和背侧头（4），支配菱形肌的肩胛背神经（23），支配前锯肌的胸长神经（24）位于两者之间。
4. 后斜角肌的起始部（6）在这里移行为腱膜性的结构，因此更多的是肌腱。
5. 前斜角肌和中斜角肌的纤维在脊神经根之间交叉（5）。这也发生在C5和C6神经根之间，但是这种交叉会发生在此“切面”的更内侧。在切面的更外侧和尾部，两个根已经穿透交叉纤维并正在连接形成上干或臂丛神经上干。
6. 最小斜角肌（7）通常将中干（10）与C8神经根（11）分开。
7. 在这个“切面”的水平上，T1神经根尚未与C8神经根连接形成下干。T1神经根在这个“切面”的水平上位于锁骨下动脉（25）的尾侧，因此在这里不可见。
8. 神经根被硬脊膜（16）和蛛网膜（17），神经内膜（18）覆盖，内含脑脊液。
9. 脊神经根有感觉后（背）根（20）和运动前（腹）根（21）。
10. 中干（10）周围有神经外膜（19）（此处原书中标号错误，应该是19）。硬膜向内移动并形成隔膜，这些隔膜随后闭合形成神经束（见图1-24）。
11. 在我们目前所知的情况下，根据Reina小组提出的强有力的论点，以及他们令人信服的显微镜照片，在用Masson三色染色对组织进行染色后，特别是为了显示这一层（见图1-17），似乎所有的脊神经根和神经干周围都有一个神经鞘膜（也称为神经周围旁鞘）（14）围绕神经根和所有周围神经。因此，在硬脊膜（16）和神经鞘膜（14）（在旧文献中也称为神经周围旁鞘）之间也有一个神经鞘膜下间隙（15）。对于连续性神经阻滞，导管置入这个空间内似乎是最理想的，但为了最终澄清这一点，还需要做更多的研究。
12. 神经鞘膜外有一个肌膜下间隙（13），被肌膜（12）包围。请注意，膈神经也在这个间隙内。
13. 锁骨下动脉（25）与下脊神经根和神经干关系密切。

显微解剖

肌间沟区域的上干和中干

马森三色染色显示神经周围鞘膜（也叫神经旁鞘）。图1-17 是从 1-15 的组织学切片而来。

Epineurium	神经外膜
Paraneurium	神经鞘膜
Circumneurium	神经周围旁鞘

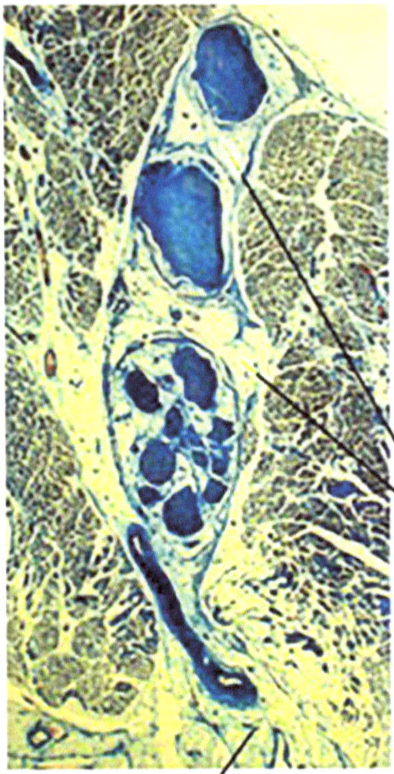

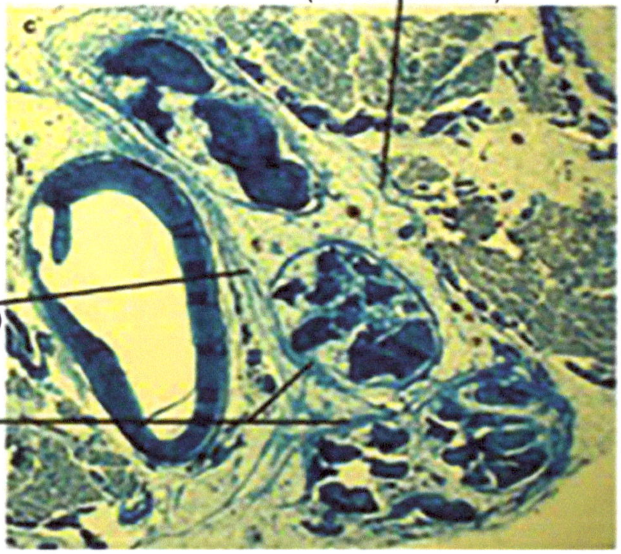

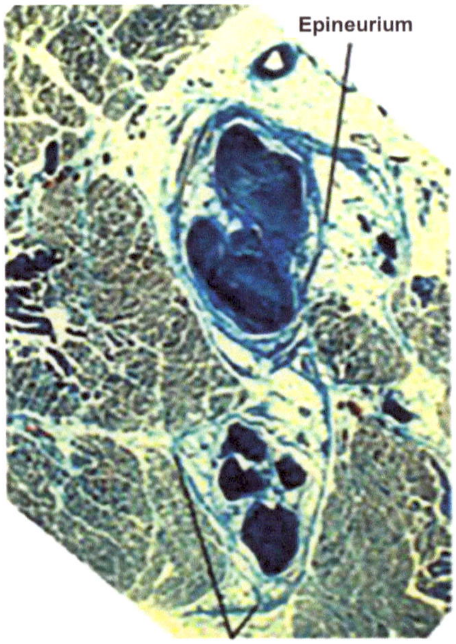

请注意：
神经周围旁鞘更准确的命名应该为神经鞘膜，因为“para”指的是相邻的，而“circum”指的是周围的。
神经鞘膜既往被称作神经的“滑动装置”。

图1-16：脊神经前支的内部结构。

经许可转载：Reina MA, Dominquez MF, Tardieu I. Origin of the fascicles and intraneural plexus. In: Reina MA, Ed. Atlas of Functional Anatomy for Regional Anesthesia And Pain Medicine. New York: Springer, 2015, 185.
参考文献：Boezaart AP. The Sweet Spot of the Nerve: Is the Paraneural Sheath Named Correctly, and Does It Matter? Reg Anesth Pain Med 2014;39:557-8.
参考文献：Millesi H, Zoch G, Rath T. The gliding apparatus of peripheral nerve and its clinical significance. Ann Chir Main Memb Super. 1990;9:87-97.

肌间沟区域的上干和中干

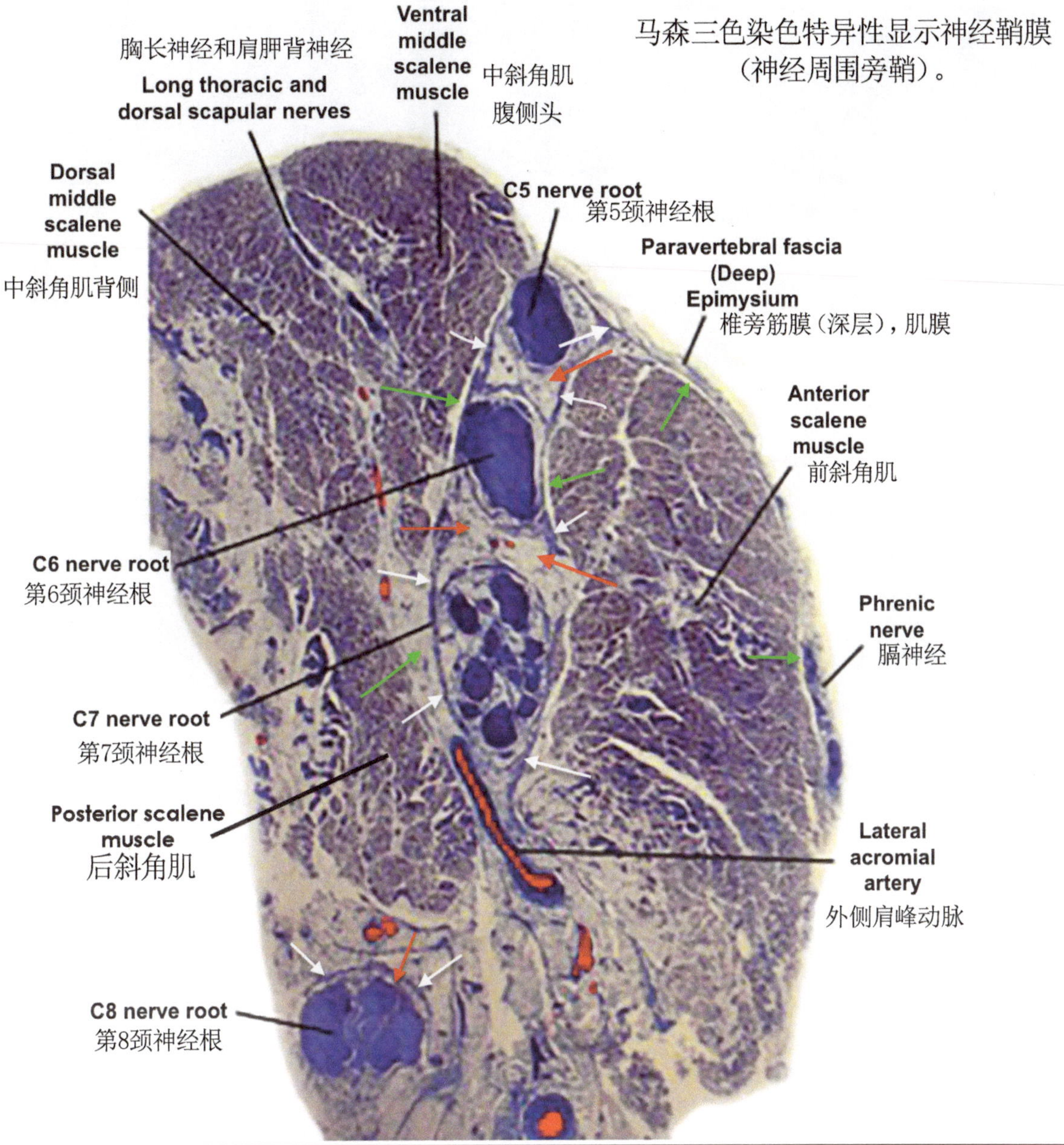

图1-17：臂丛肌间沟区显微横断解剖。

请注意：
白色尖头示神经鞘膜（神经周围旁鞘）；绿色箭头示肌膜下周围神经隔；红色箭头示神经鞘膜下间隙（箭头由作者标注）。膈神经位于肌膜下间隙内（最前方的绿色箭头所示）。

胸长神经和肩胛背神经位于中斜角肌的腹侧和背侧头之间。
图1 -15从这幅图而来。

经许可转载：Reina MA, Dominquez MF, Tardieu I. Origin of the fascicles and intraneural plexus. In: Reina MA, Ed. Atlas of Functional Anatomy for Regional Anesthesia And Pain Medicine. New York: Springer, 2015, 162. 参考文献：Boezaart AP. The Sweet Spot of the Nerve: Is the "Paraneural Sheath" Named Correctly, and Does It Matter? Reg Anesth Pain Med 2014;39:557-8. 参考文献：Millesi H, Zoch G, Rath T. The gliding apparatus of peripheral nerve and its clinical significance. Ann Chir Main Memb Super. 1990;9:87-97.

脊神经根周围的膜

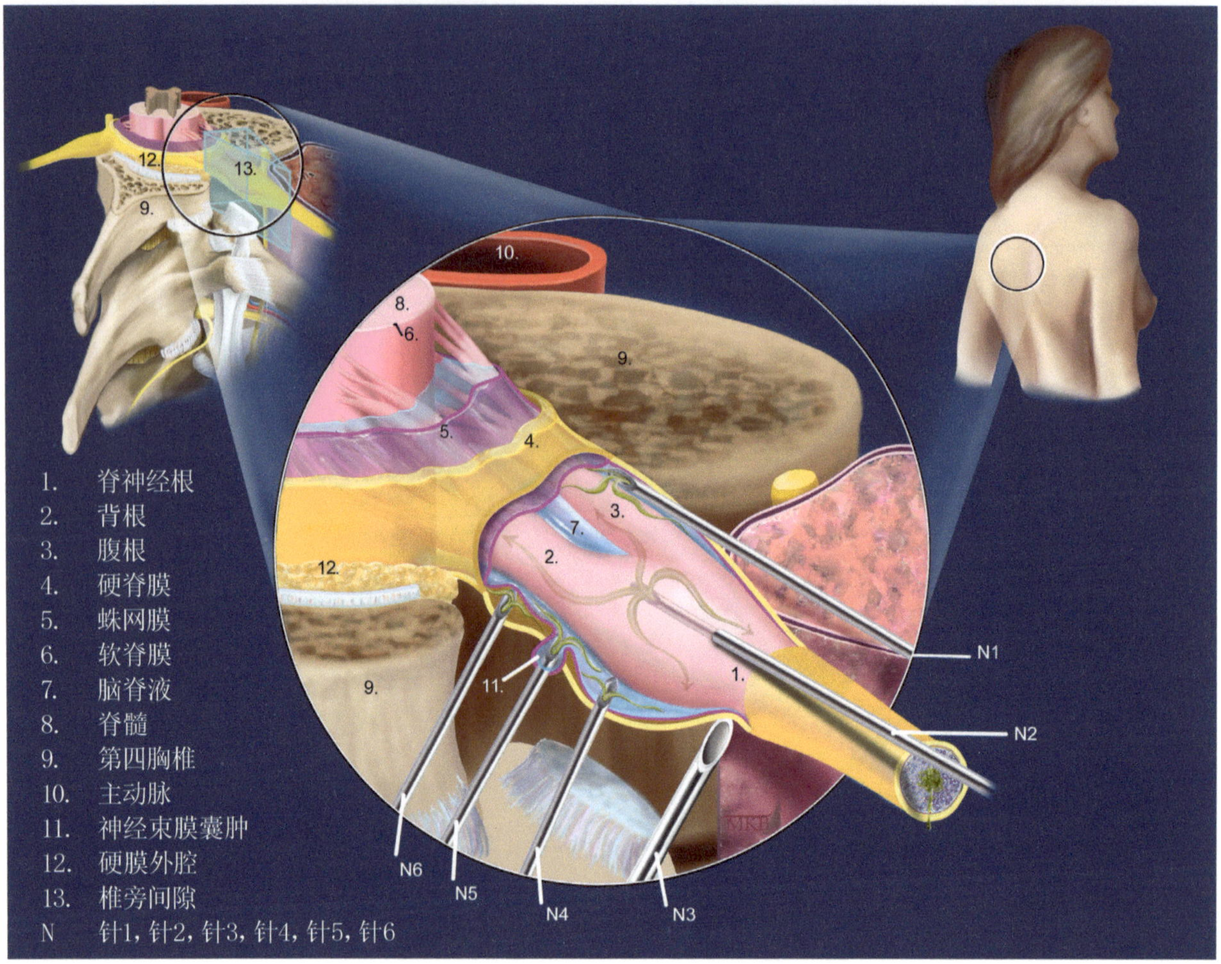

图1-18：胸椎旁间隙和包绕脊神经根的脊膜示意图

请注意：所有水平的椎旁阻滞的结构均相似：

颈，胸，腰或骶

举例说明六个可能的进针位置：

N1： 细针经椎间孔进入蛛网膜下腔实施注射。

N2: 神经根阻滞（如颈部肌间沟阻滞）或肋间神经阻滞时细针进入神经实质内。

N3: 椎旁阻滞时硬膜外针或Tuohy针放置位置。

N4： 椎旁阻滞时细针放置到蛛网膜下腔。

N5： 椎旁阻滞时针穿过神经束膜囊肿。

N6： 椎旁阻滞时针进入硬膜下（蛛网膜外腔）。

神经内膜

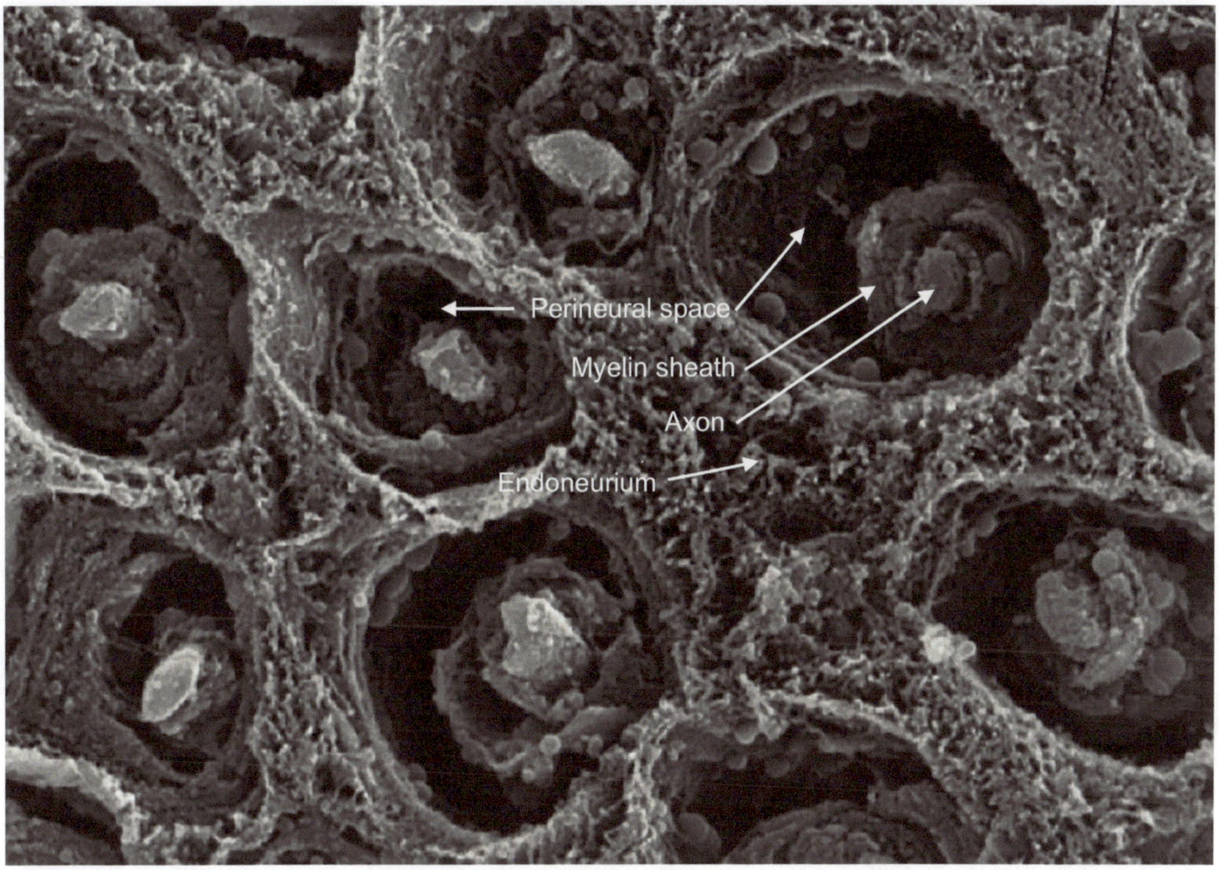

图1-19：神经周围间隙的扫描电镜成像（放大2000倍）

请注意：在2017年之前，人们认为注射到周围神经束内或脊神经根或干的实质中的药物会通过这些间隙向中枢神经系统扩散。在脊髓中药物可能对脊髓造成缺血性或毒性损伤（取决于药物的类型、体积和注射时的压力），这可能会，也可能不会导致空洞形成和神经损伤，偏瘫、截瘫或四肢瘫痪 – 取决于受伤的程度和位置。Reina和Boezaart小组的最新工作令人信服地表明，这张照片上被认为是神经周围间隙的东西实际上是伪像。神经内膜实际上是一个坚固的结构。没有神经周围间隙，近端扩散似乎是通过充满脂肪细胞的束间间隙以及形成神经束膜的细胞内进行的。（请访问Reina团队2018年的论文，了解更多信息。）

Perineural space	神经周围间隙
Myelin sheath	髓鞘
Axon	轴突
Endoneurium	神经内膜

Reprinted with permission from Reina MA, Navarro RA, Mateos EMD. Ultrastructure of myelinated & unmyelinated axons. In: Reina MA, Ed. Atlas of Functional Anatomy For Regional Anesthesia & Pain Medicine. New York: Springer, 2015; 3-18. (Annotations by author) Ref: Moore DC, Hain RF Ward A, Bridenbaugh LD. Importance of the perineural spaces in nerve blocking. JAMA 1954;156:1050-5.

臂丛神经根的显微解剖

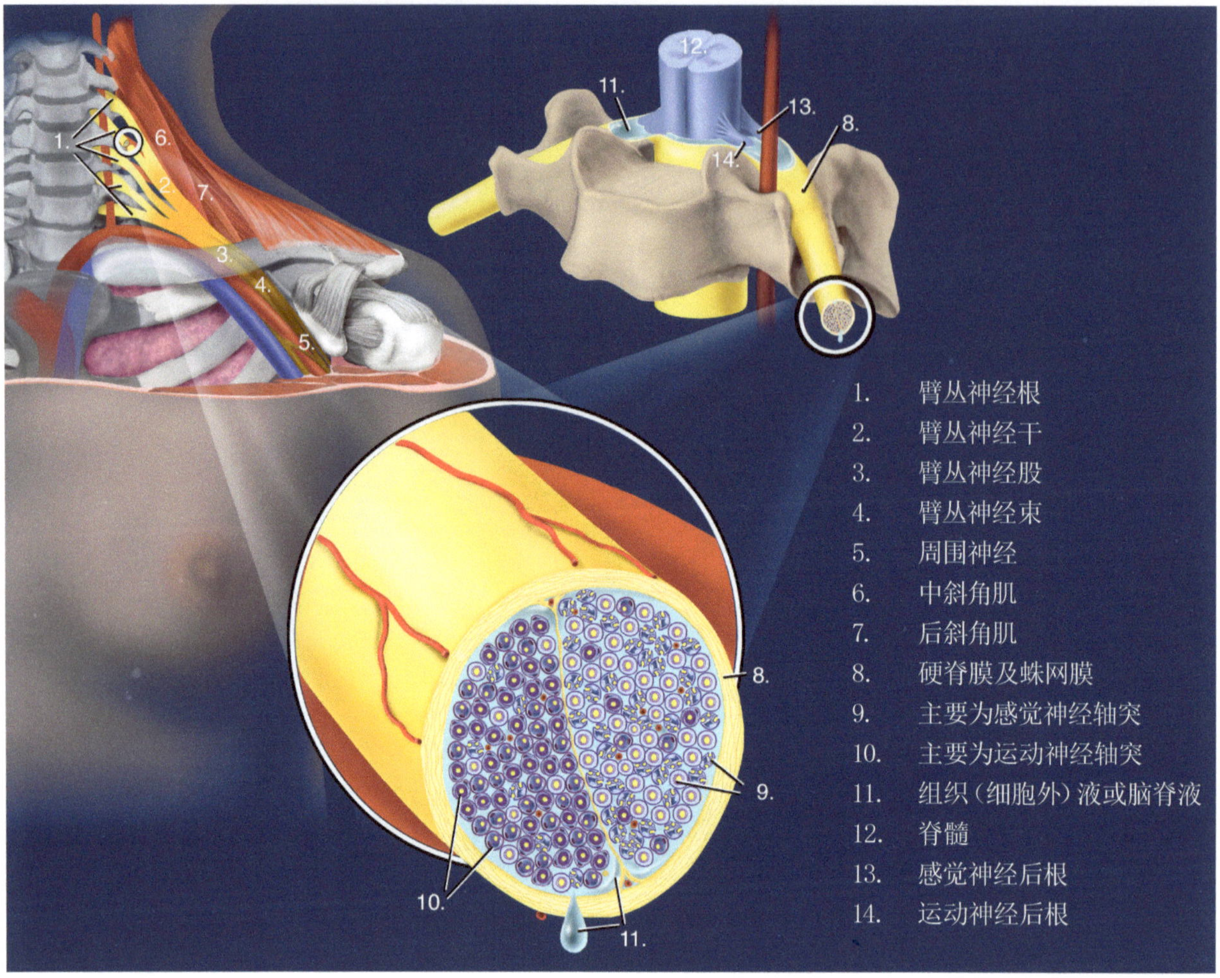

图 1-20：脊神经根的微观结构

请注意：
神经根被硬脊膜、蛛网膜和软脊膜包围（8）。
神经根（11）内的间质液是脑脊液。
脊神经后根（9）主要包含感觉纤维。
脊神经前根（10）主要包含运动纤维。

该图省略了神经鞘膜（神经周围旁膜）（见图1-15，1-16，1-17）。
注射到神经根实质内的药物将经由神经周围间隙向近端中轴扩散(图1-19)。

参考文献：Boezaart AP. That which we call a rose by any other name would smell as sweet - and its thorns would hurt as much. Reg Anesth Pain Med 2009;34:3-7.

臂丛神经干的显微解剖

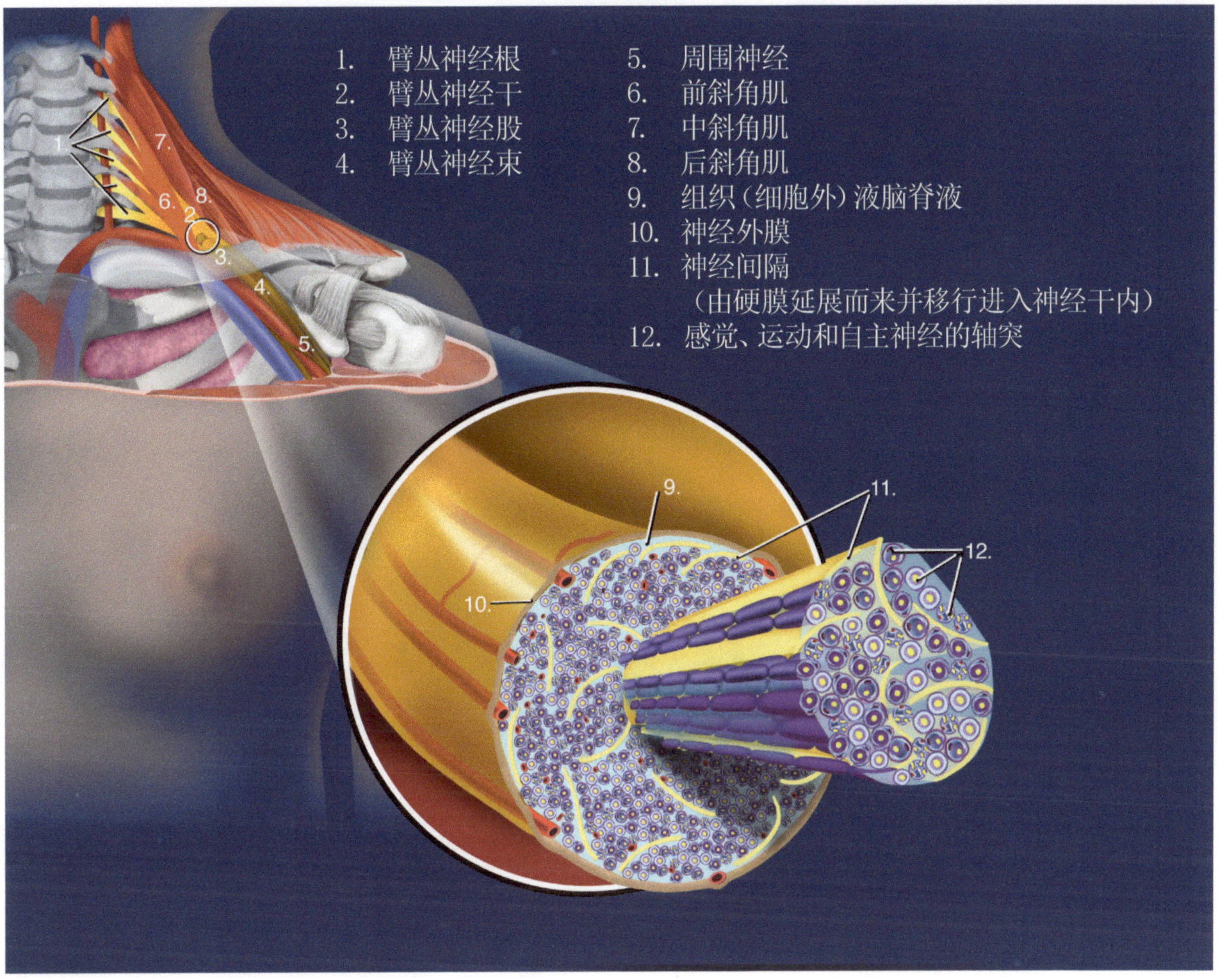

图1-21：臂丛神经干的微观结构

请注意：
图中在神经干水平形成的黄色隔膜（11）源自于包绕神经根的硬脊膜（见图1-20），在此处"分散开"形成隔膜。随后，这些隔膜闭合形成周围神经束。

参考文献：Boezaart AP. That which we call a rose by any other name would smell as sweet - and its thorns would hurt as much. Reg Anesth Pain Med 2009;34:3-7.

脊神经根

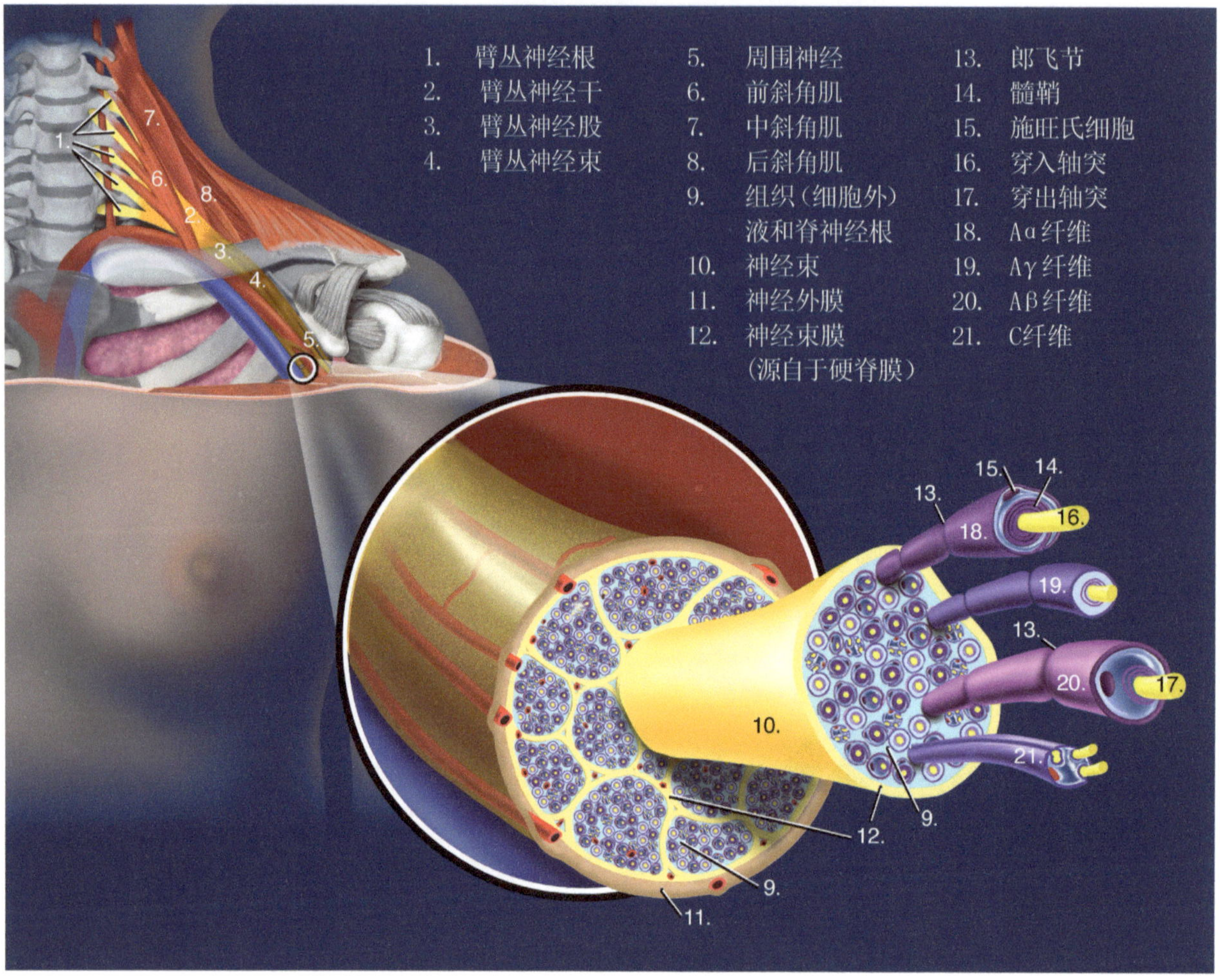

图1-22：周围神经的微观结构。（神经鞘膜没有描述）

请注意：

环绕在神经束(10)周围的神经束膜(12)来源于硬脊膜。

纤维束内的间隙液(9)是脑脊液，而神经内部的间质液体，被神经外膜(11)所包裹的液体是淋巴液，淋巴液可被淋巴循环移除至淋巴结并进入血液循环。

神经外膜最可能来源于椎旁筋膜。

参考文献：Boezaart AP. That which we call a rose by any other name would smell as sweet - and its thorns would hurt as much. Reg Anesth Pain Med 2009;34:3-7.

超声解剖学

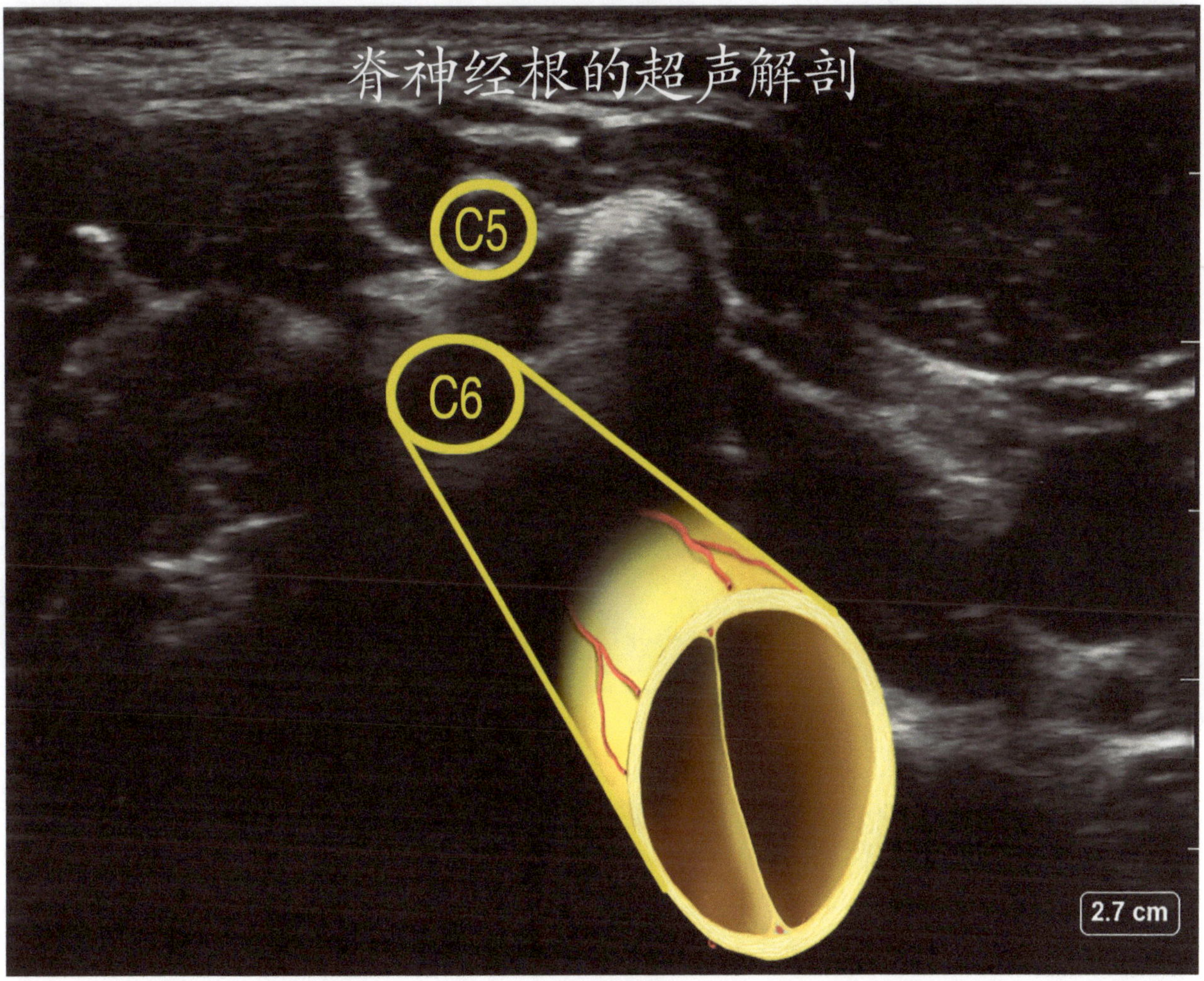

图1-23：脊神经根的低回声显像。

C5　　第5颈神经根

C6　　第6颈神经根

请注意：
神经根基本是一种液性（低回声）空腔结构。

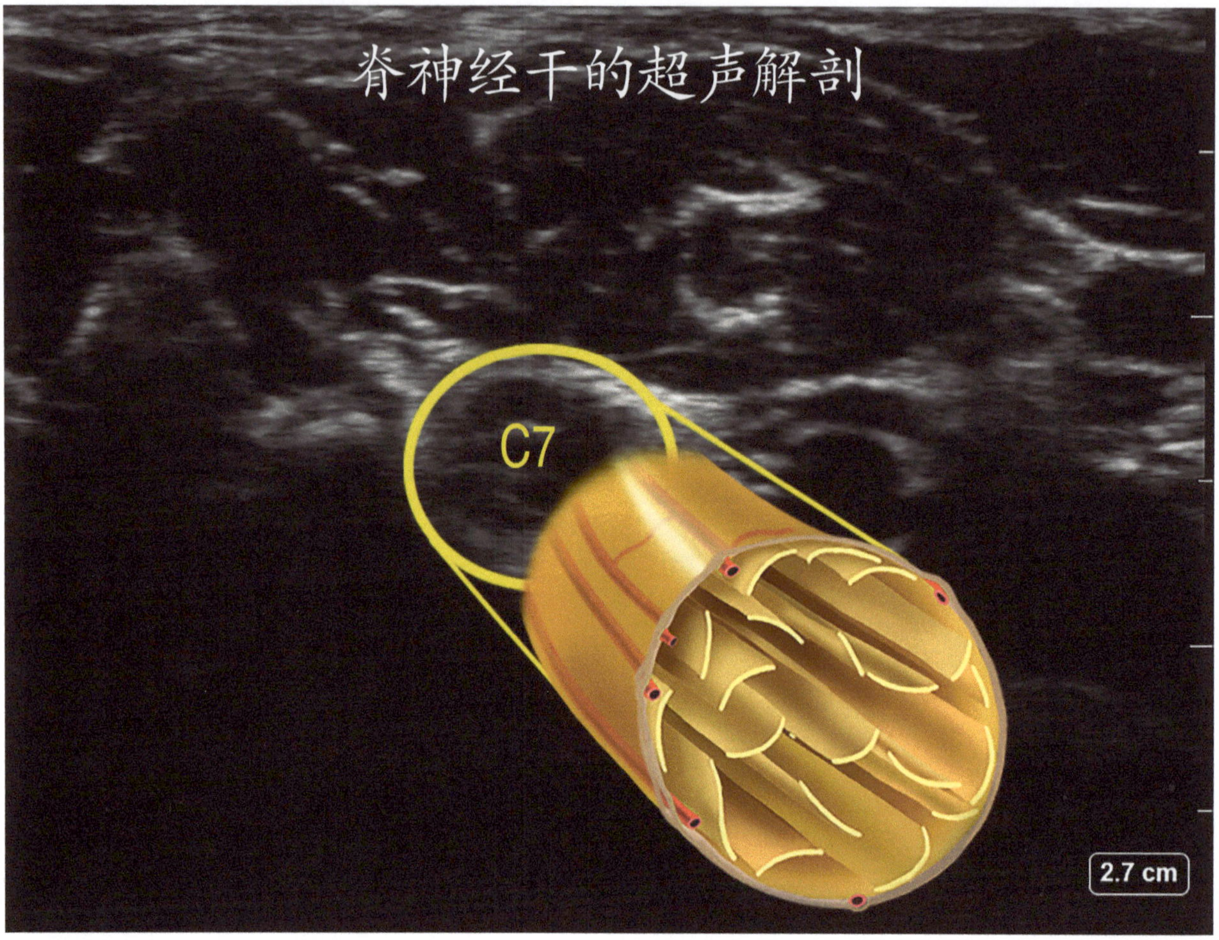

图1-24：臂丛神经干的较强回声显像。

请注意：
在神经干水平，由硬脊膜构成的隔膜和神经干会显像为较强回声结构。

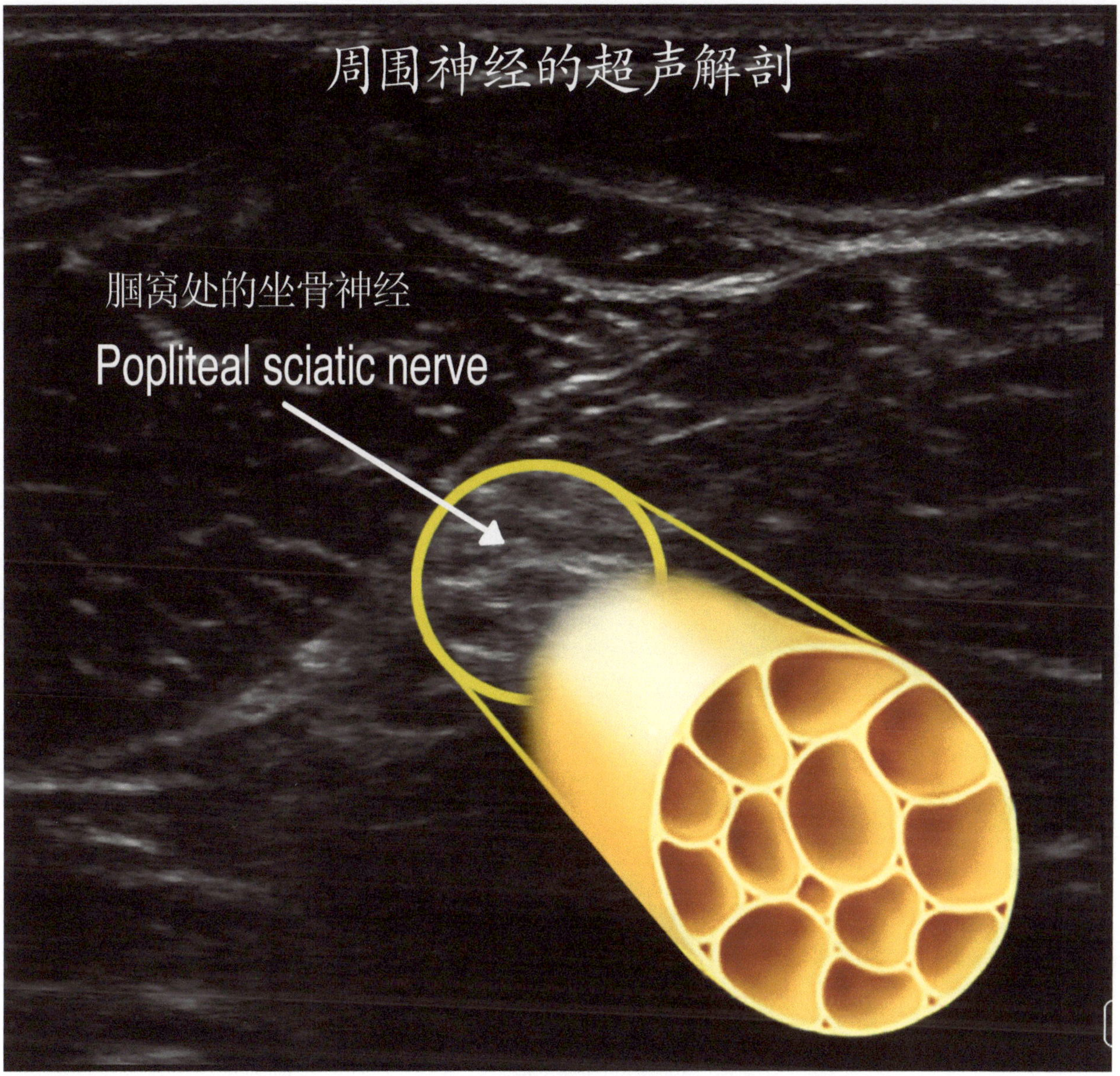

图1-25：周围神经的“蜂窝状”显像。

臂丛神经解剖的3D插图

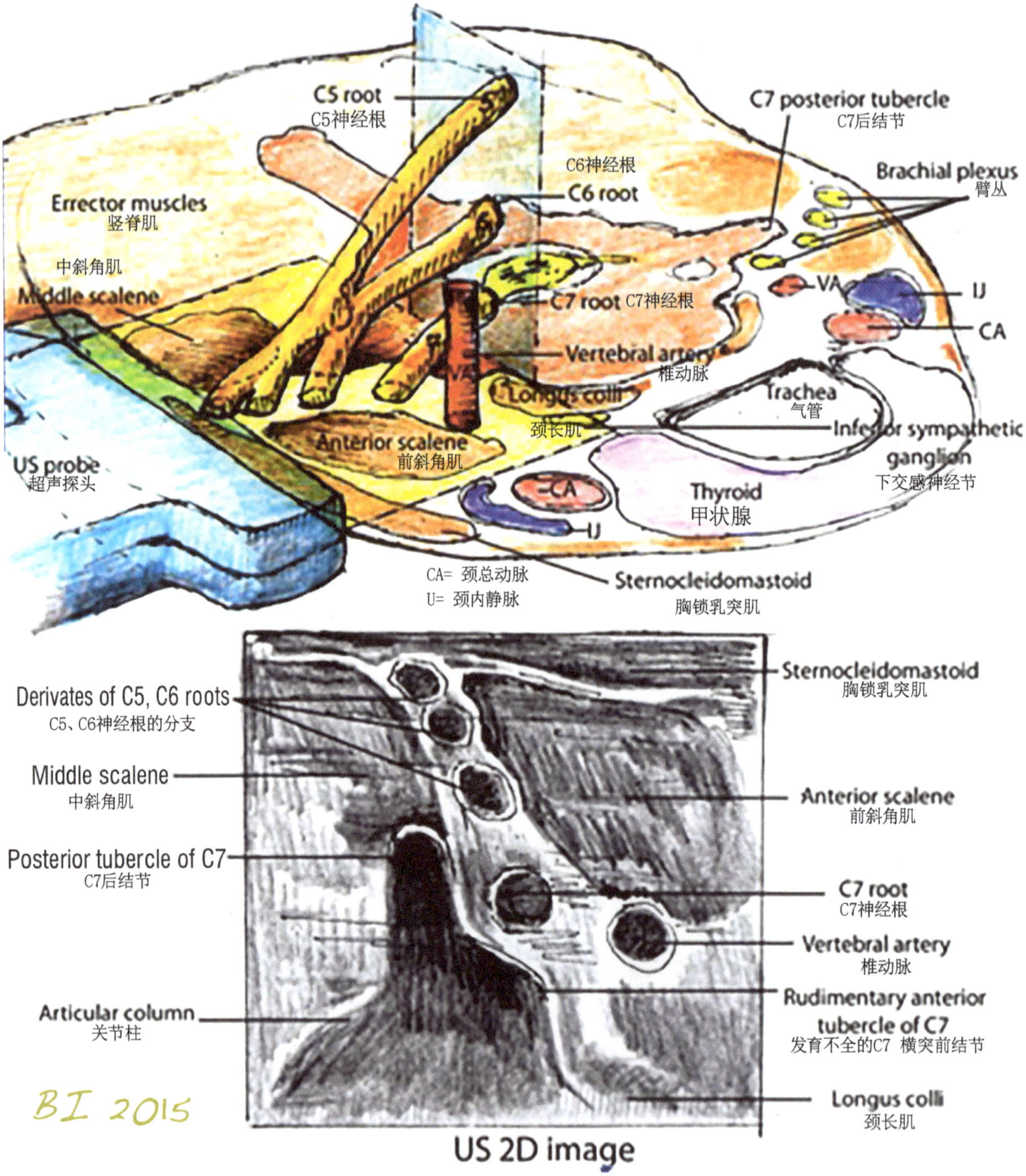

图1-26：在第七颈椎横突水平的颈后三角区域的三维简图

CA	颈动脉
IJ	颈内静脉
US probe	超声传感器探头
VA	椎动脉

绘图：Barys V. Ihnatsenka, MD

锁骨上区域的超声

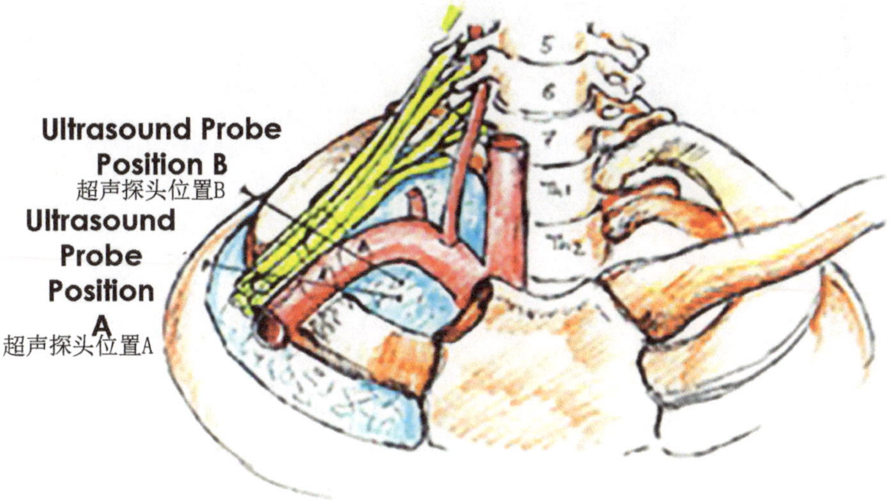

1. 锁骨下动脉
2. 臂丛
3. 第一肋骨
4. 胸膜和肺

超声探头
位置A

US picture 超声图片

Drawing 手绘图

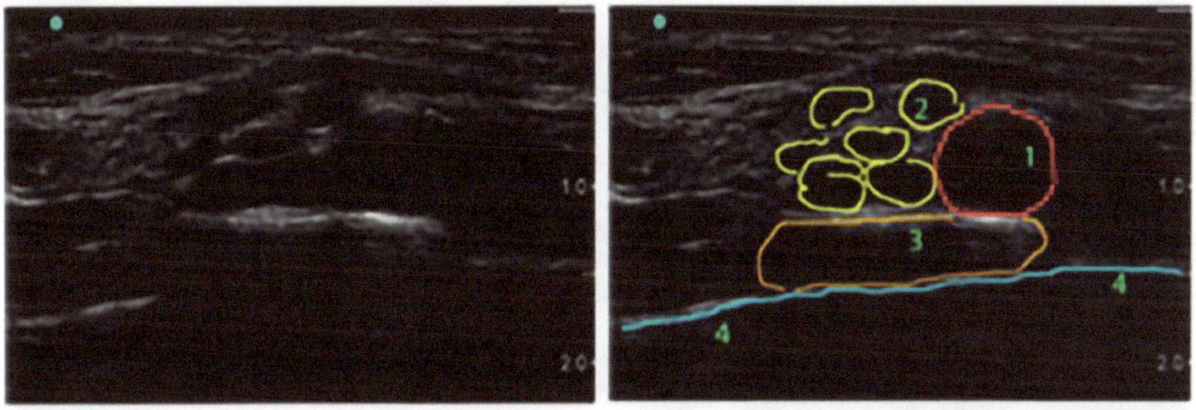

位置B

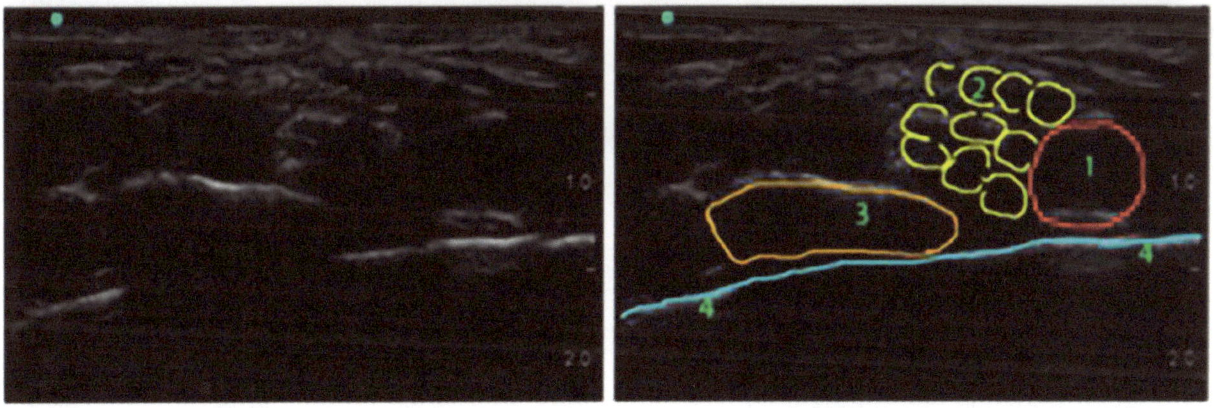

图1-27：锁骨上区的超声解剖

查看RAEducation.com
急性疼痛医学-解剖学-超声解剖学-
动态图-锁骨上臂丛神经

绘图：Barys V. Ihnatsenka, MD

锁骨上区域的超声影像

臂丛神经干和动脉位于第一肋骨上（位置A，图1-27）

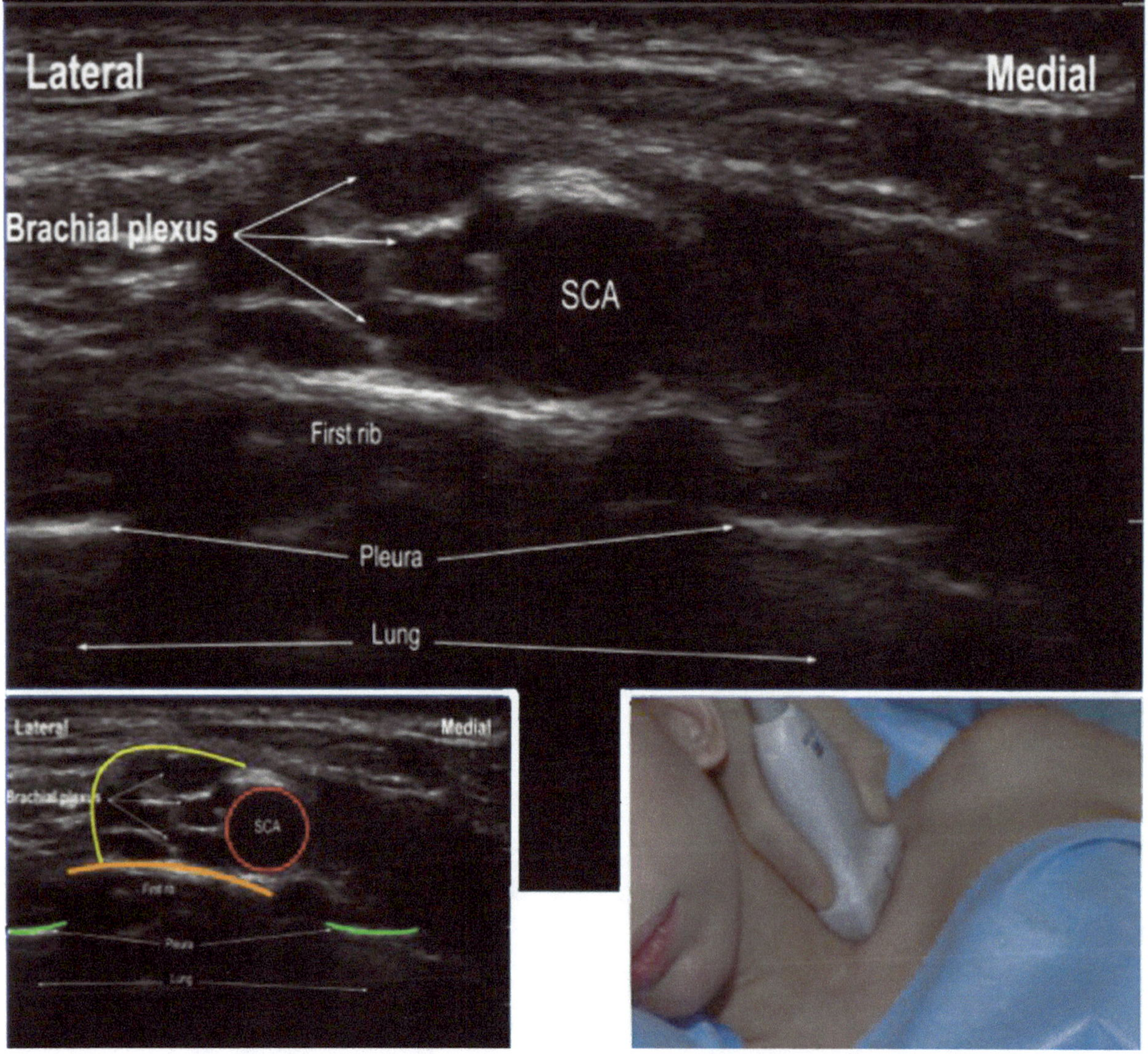

图1-28：锁骨上臂丛的超声解剖。第一肋上的锁骨下动脉。

锁骨上—第一肋骨上的干

Lateral:	外侧
Medial:	内侧
Brachial plexus:	臂丛
SCA:	锁骨下动脉
First rib:	第一肋骨
Pleura:	胸膜
Lung:	肺

锁骨上区域的超声影像

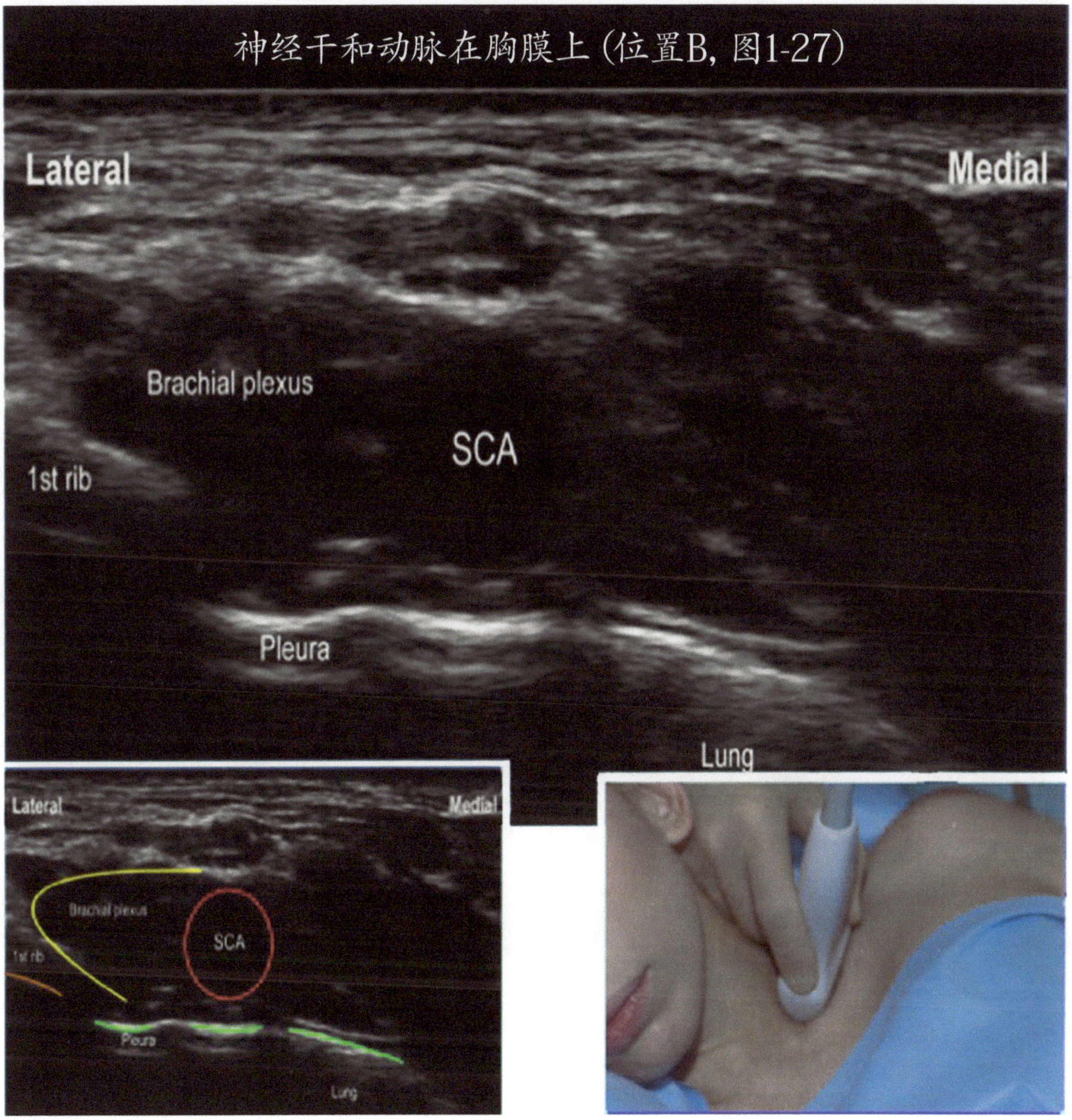

图1-29: 锁骨上臂丛的超声解剖。胸膜上的锁骨下动脉。

锁骨上—胸膜上的干

Lateral:	外侧
Medial:	内侧
Brachial plexus:	臂丛
SCA:	锁骨下动脉
1st rib:	第一肋骨
Pleura:	胸膜
Lung:	肺

锁骨上区域的超声影像

位置B，图1-27　　　　位置A，图1-27

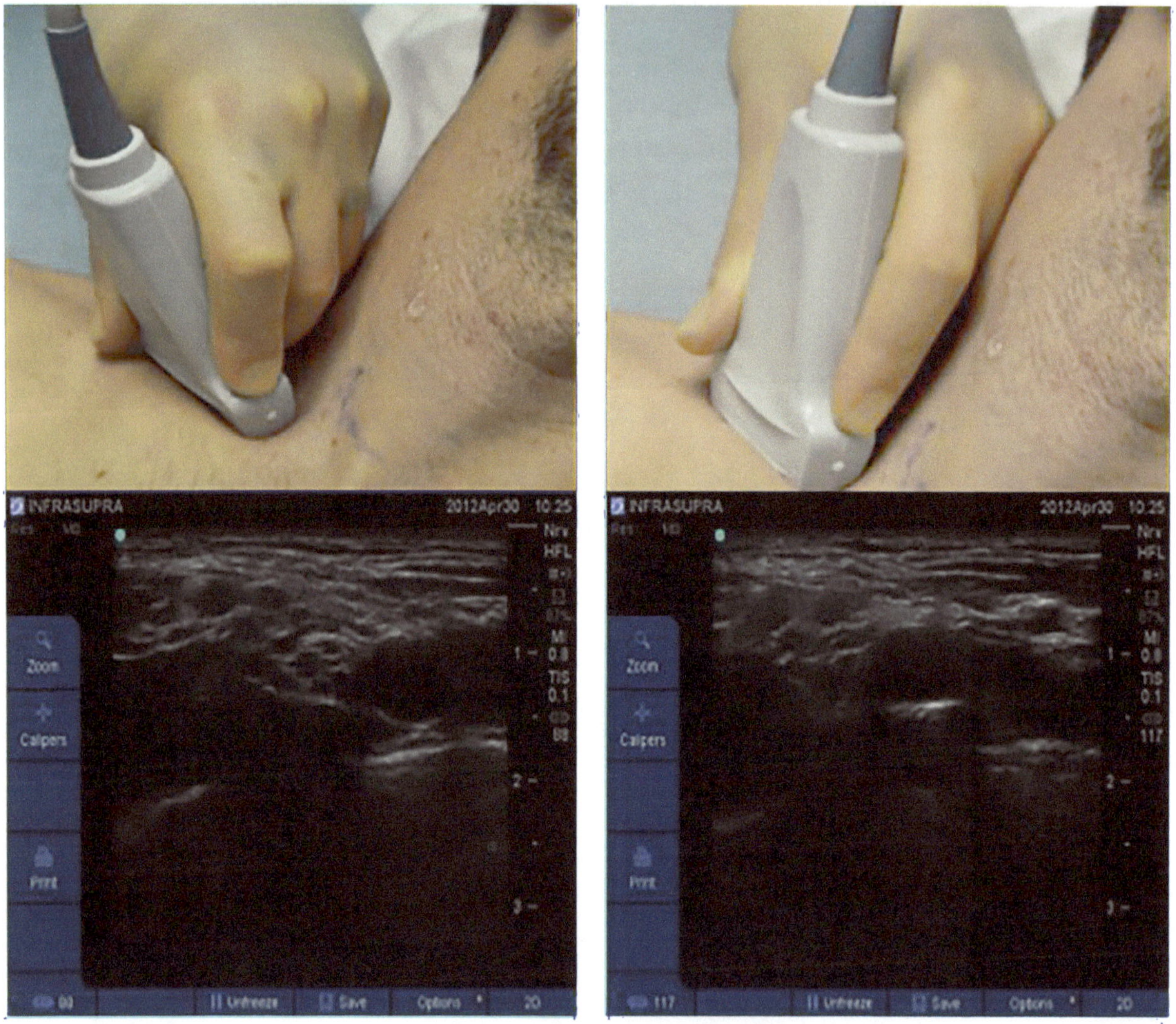

图1-30：锁骨上臂丛神经阻滞超声探头的位置。

在左上图，超声束指向背侧或后部，其下的超声图像显示了位于肺胸膜上的锁骨下动脉。
在右上图，探头倾斜使超声束指向腹侧或前部，其下的超声图像显示了位于第一肋骨上的锁骨下动脉。

肩胛背动脉

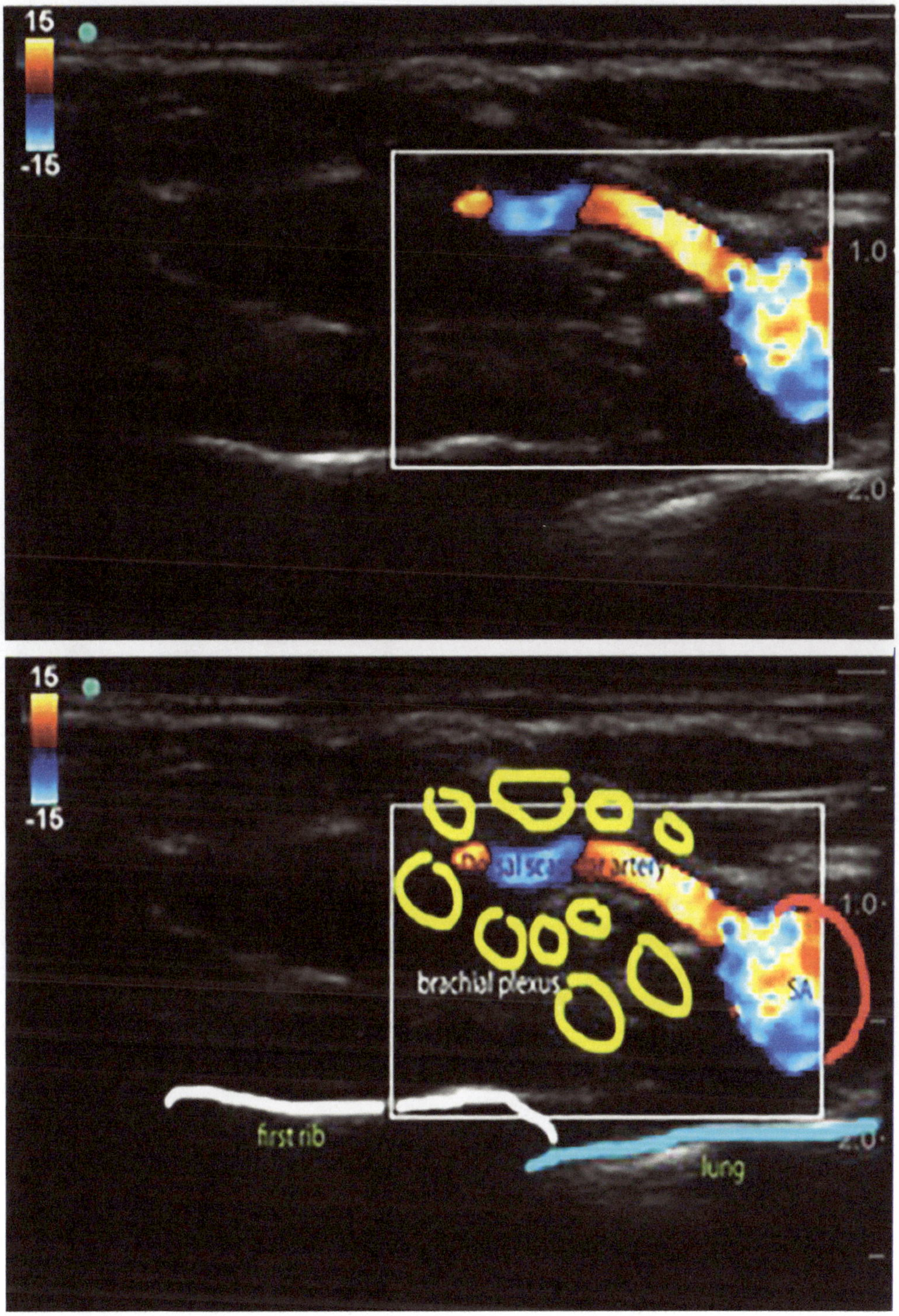

图1-31：肩胛背动脉

当应用超声的多普勒功能时，我们可以清楚地看到肩胛背动脉，它来自于锁骨下动脉，常穿行在臂丛的神经之间。肩胛背动脉在这里分为浅、深两支，最常见的穿行位置是上干和中干之间。

在第一肋水平的侧方颈部超声影像

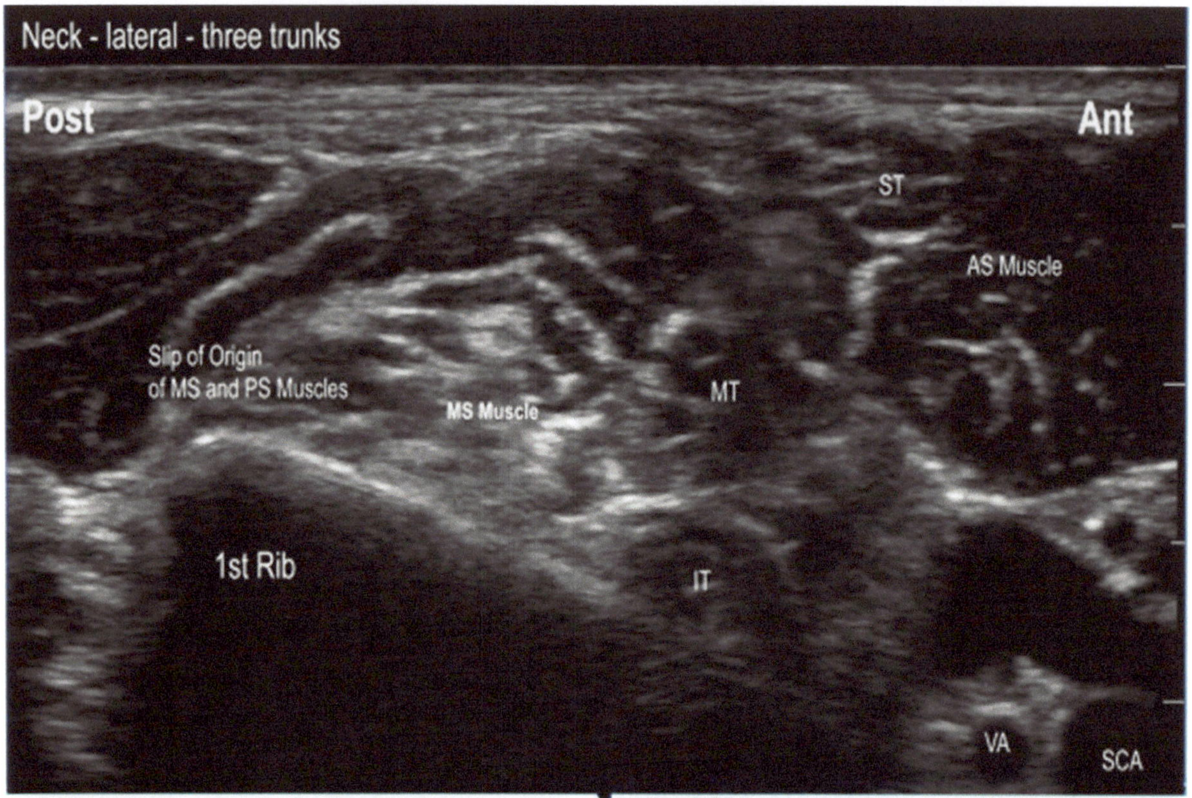

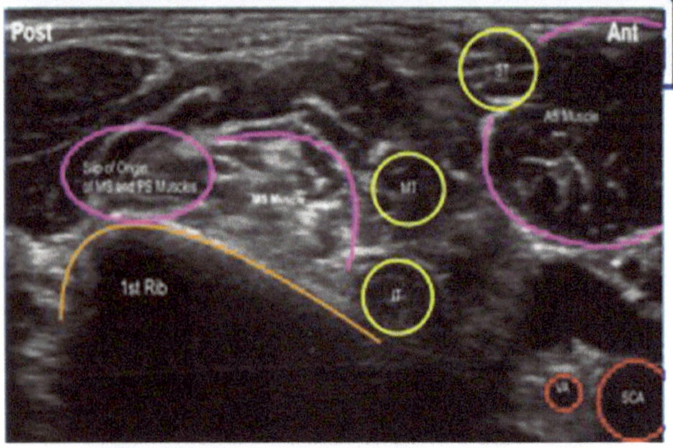

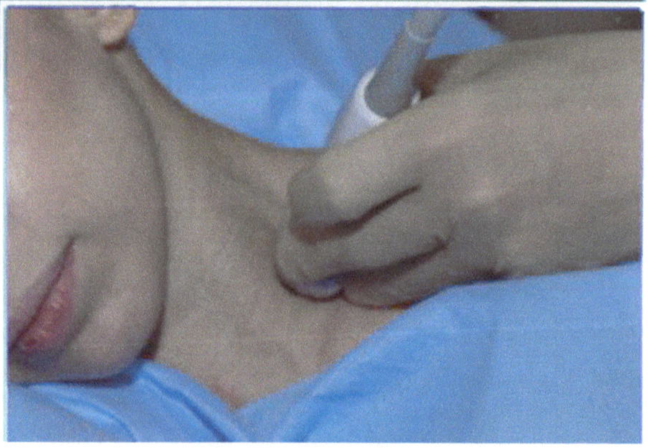

图1-32：颈后三角的超声解剖。三支干的外侧观。

Ant	前
Post	后
AS Muscle	前斜角肌
IT	下干，是由C8 和T1的脊神经前支构成
MS Muscle	中斜角肌
PS Muscle	后斜角肌
SCA	锁骨下动脉
ST	臂丛上干，由C5和C6融合形成的
MT	中干，由C7脊神经前支形成
VA	椎动脉

Slip of origin of MS & PS Muscles:
在中斜角肌和后斜角肌的起始处移行。

查看RAEducation.com
急性疼痛医学-解剖学-
超声解剖学-动态图-锁骨上臂丛神经

在第7颈椎水平的侧方颈部超声影像

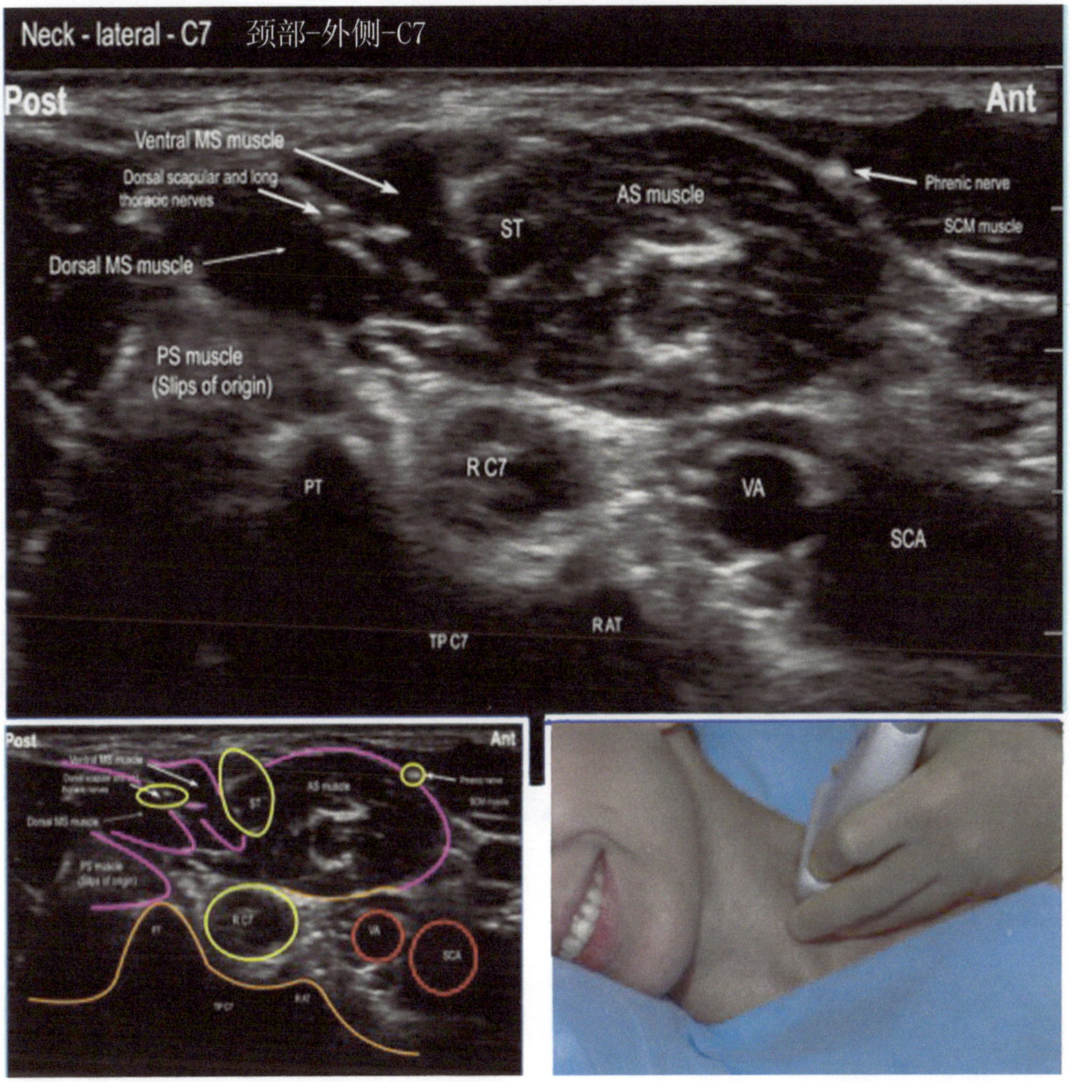

图1-33：颈后三角的超声解剖。C7 —外侧观。

Ant	前
Post	后
Dorsal MS	中斜角肌背侧头（请注意在中角肌腹侧和背侧之间的肩胛背神经。胸长神经也在此与肩胛背神经一同出现。）
PS muscle	后斜角肌（起始端处移行）
PT	横突后结节
AS Muscle	前斜角肌
R AT	发育不全的C7 横突前结节
R C7	第7颈脊神经根（C7）
SCA	锁骨下动脉
ST	C5和C6融合的臂丛上干。（请注意，在此图，这支脊神经前支将融合在一起形成上干）
TP C7	第7颈椎横突
SCM Muscle	胸锁乳突肌
VA	椎动脉
Ventral MS	中斜角肌腹侧头 请注意：前斜角肌上的膈神经

在第6颈椎水平的侧方颈部超声影像

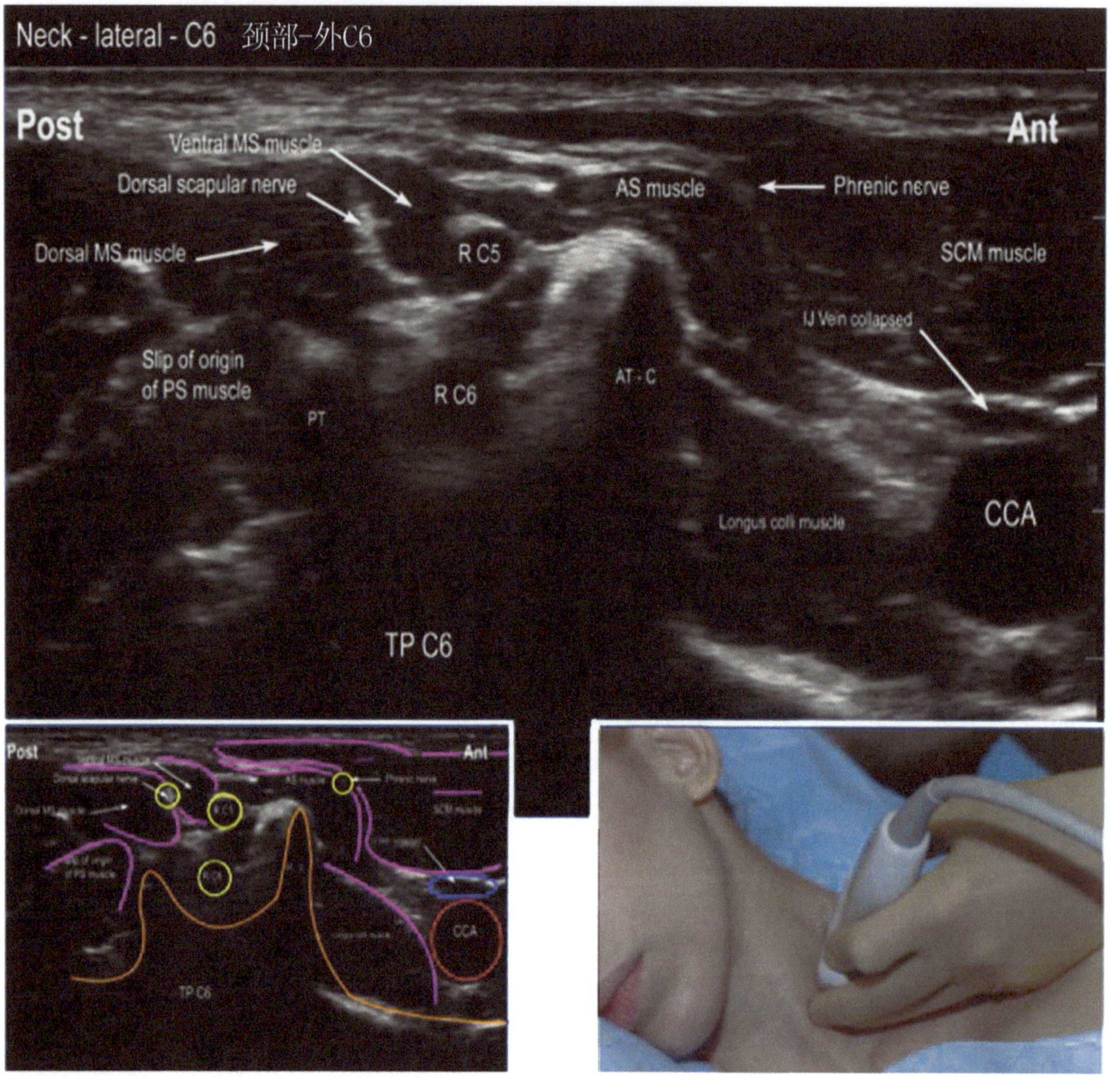

图1-34：颈部三角的后部的超声解剖。C6 —外侧观。

Ant	前	IJ Vein	颈内静脉（塌陷）
Post	后	PS muscle	后斜角肌起始端移行区域
AS Muscle	前斜角肌起始端处滑动	PT	横突后结节
AT C	大的横突前结节，也称颈动脉结节或夏桑亚克氏结节	R C5	第5颈脊神经根（C5）
CCA	颈总动脉	R C6	第6颈脊神经根（C6）
Dorsal MS	中斜角肌背侧头（请注意在中斜角肌腹侧头和背侧头之间的肩胛背神经。胸长神经也在此与肩胛背神经一同出现。）	SCM Muscle	胸锁乳突肌
		TP C6	第6颈椎横突
		Ventral MS	中斜角肌腹侧部

在第5颈椎水平的侧方颈部超声影像

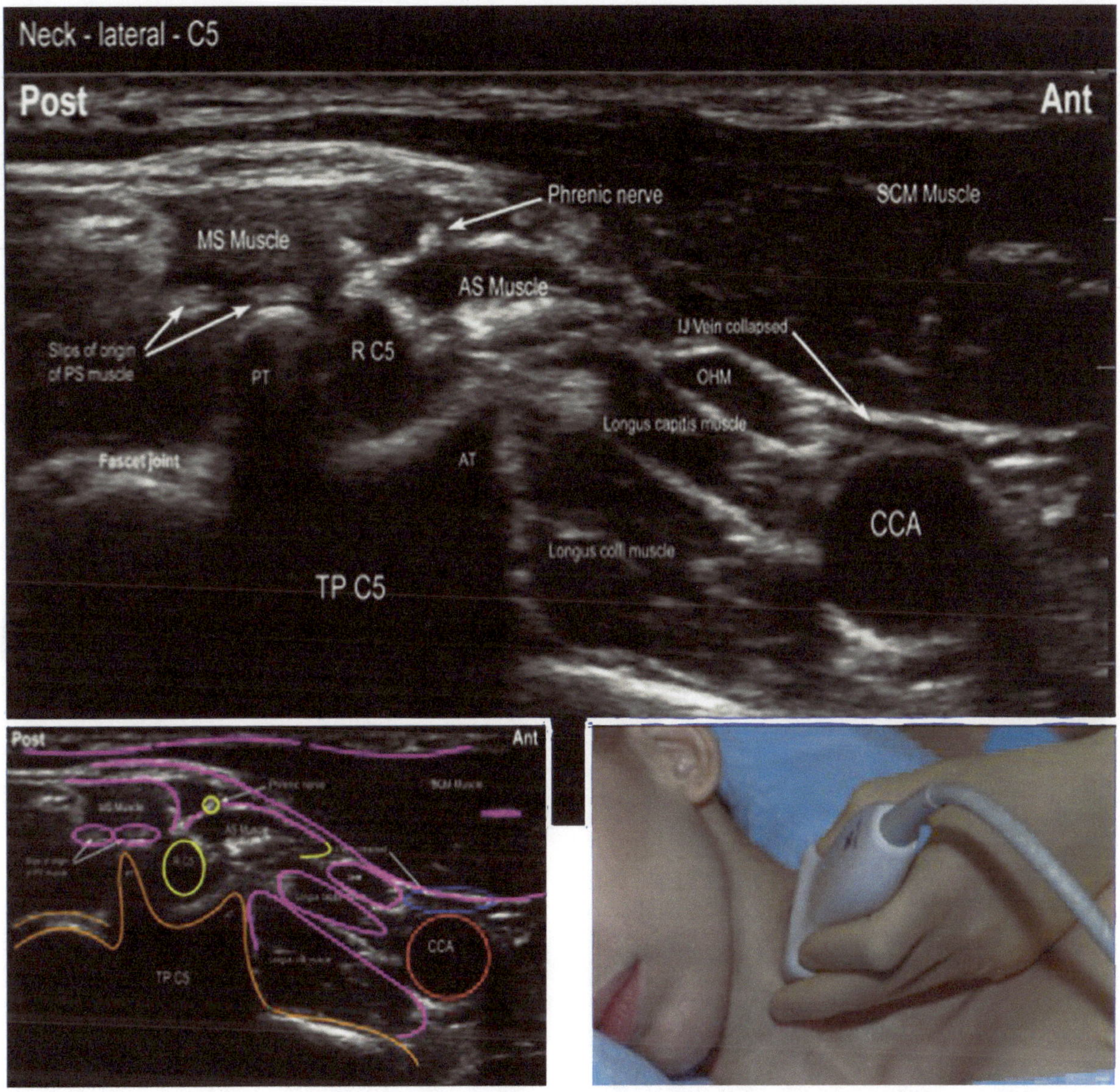

图1-35：颈部三角的后部的超声解剖。C5 —外侧观

Ant	前
Post	后
AS Muscle	前斜角肌（请注意：在此水平膈神经在腹侧靠近C5脊神经根）
AT	横突前结节
CCA	颈总动脉
IJ Vein	颈内静脉（塌陷）
MS Muscle	中斜角肌
PS Muscle	后斜角肌起始端的移行区域
PT	C5横突后结节
R C5	第5颈脊神经根（C5）
SCM Muscle	胸锁乳突肌
TP C5	第5颈椎横突

在第4颈椎水平的侧方颈部超声影像

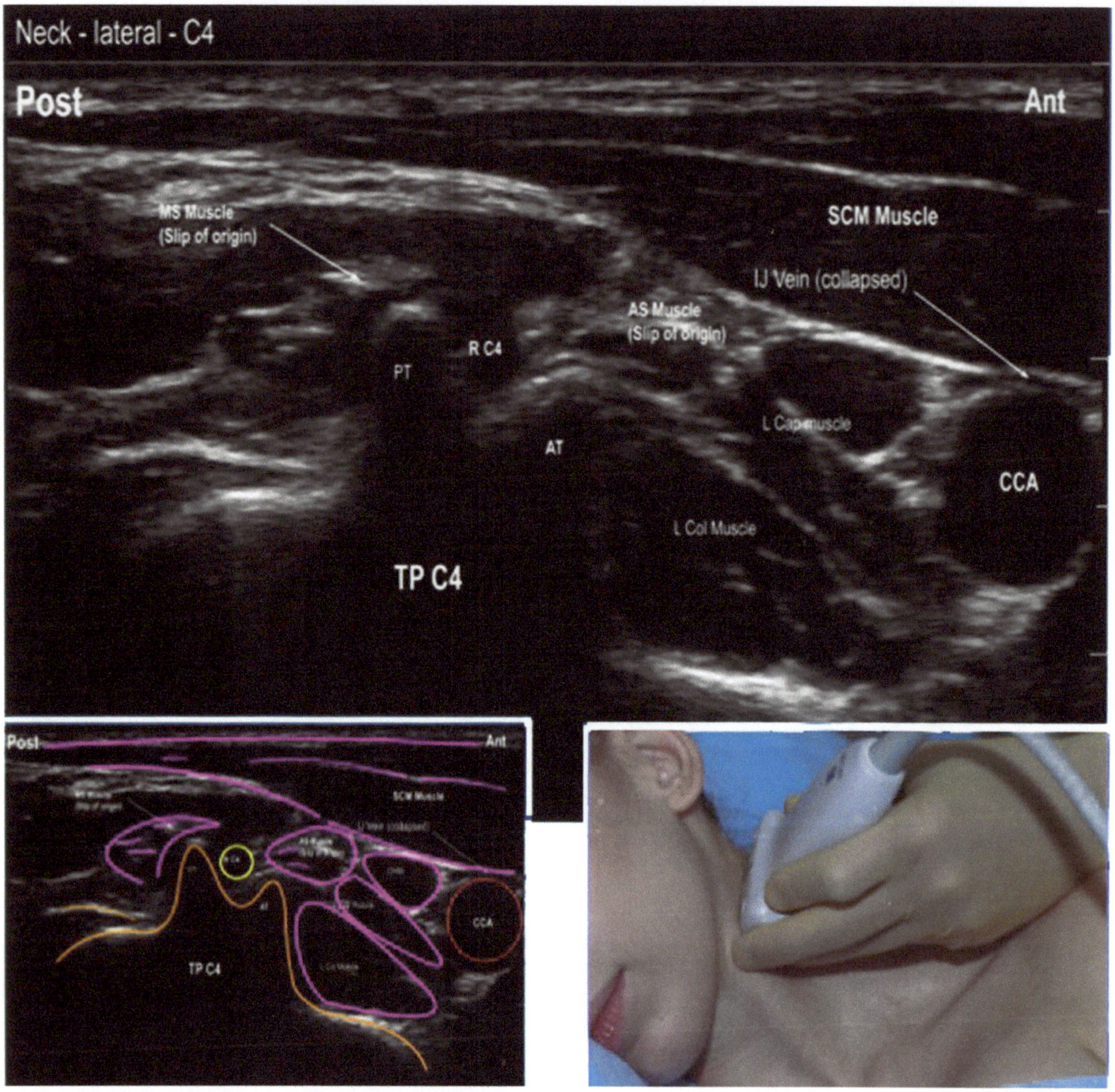

图1-36：颈部三角的后部的超声解剖。C4 —外侧观

Ant	前
Post	后
AS Muscle	前斜角肌起始端处移行区域
AT	横突前结节
CCA	颈总动脉
IJ Vein	颈内静脉（塌陷）
L Cap Muscle	头长肌
L Col Muscle	颈长肌
MS Muscle	中斜角肌超始端处移行区域
PT	横突的后结节
R C4	第4颈脊神经根（C4）
SCM Muscle	胸锁乳突肌
TP C4	第4颈椎的横突

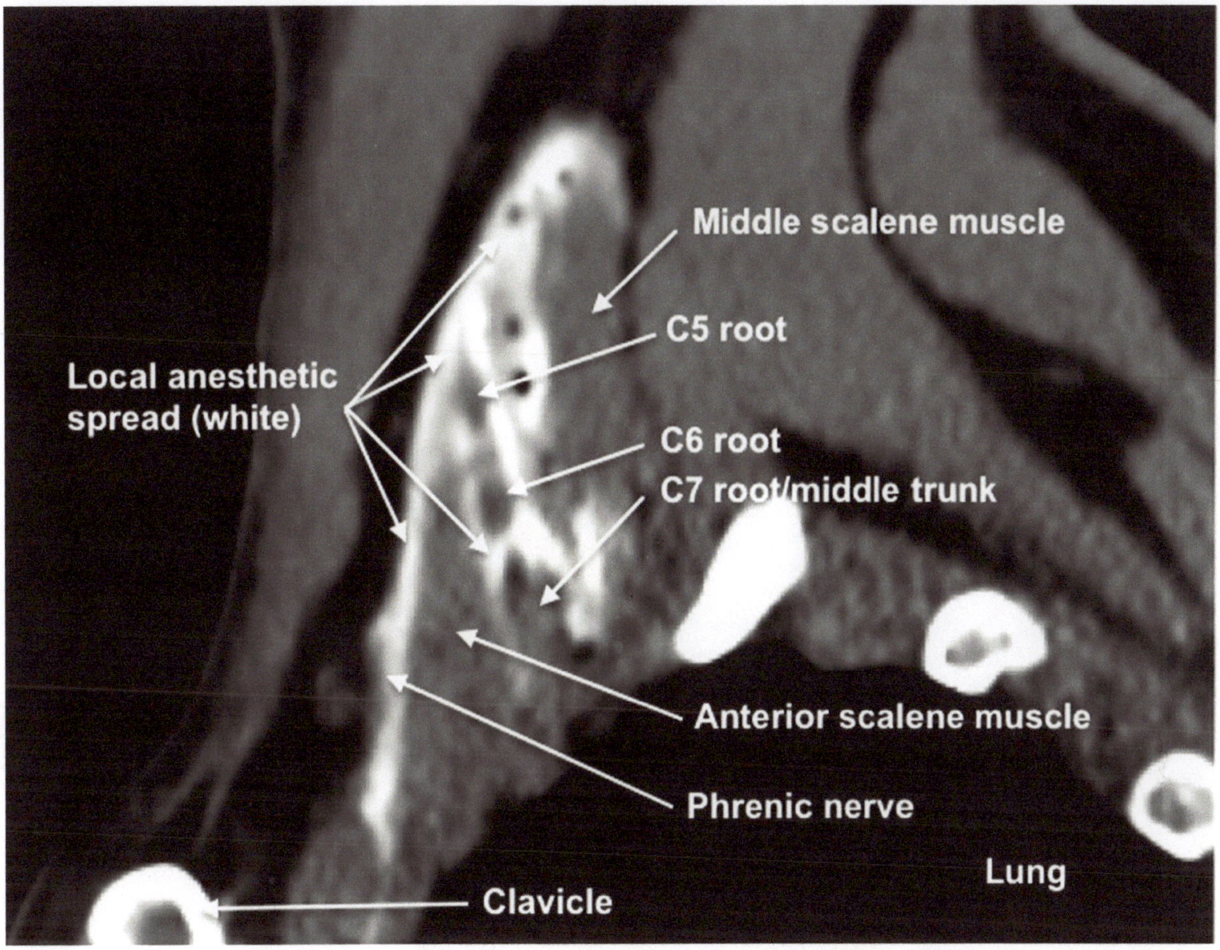

图1-37：颈矢状位解剖外侧观

这是颈部矢状位CT扫描图，是在肌间沟阻滞时将造影剂注入肌间沟的肌膜下间隙后取得的图像。(1-15, 1-16, 1-17)

请注意：膈神经也位于肌膜下间隙中。

Local anesthetic spread (white)	局麻药的扩散(白色)
Middle scalene muscle	中斜角肌
C5 root	C5神经根
C6 root	C6神经根
C7 root/middle trunk	C7神经根/中干
Anterior scalene muscle	前斜角肌
Phrenic nerve	膈神经
Clavicle	锁骨
Lung	肺

图片：Admir Hadzic. MD, PhD

功能解剖

皮肤 上肢

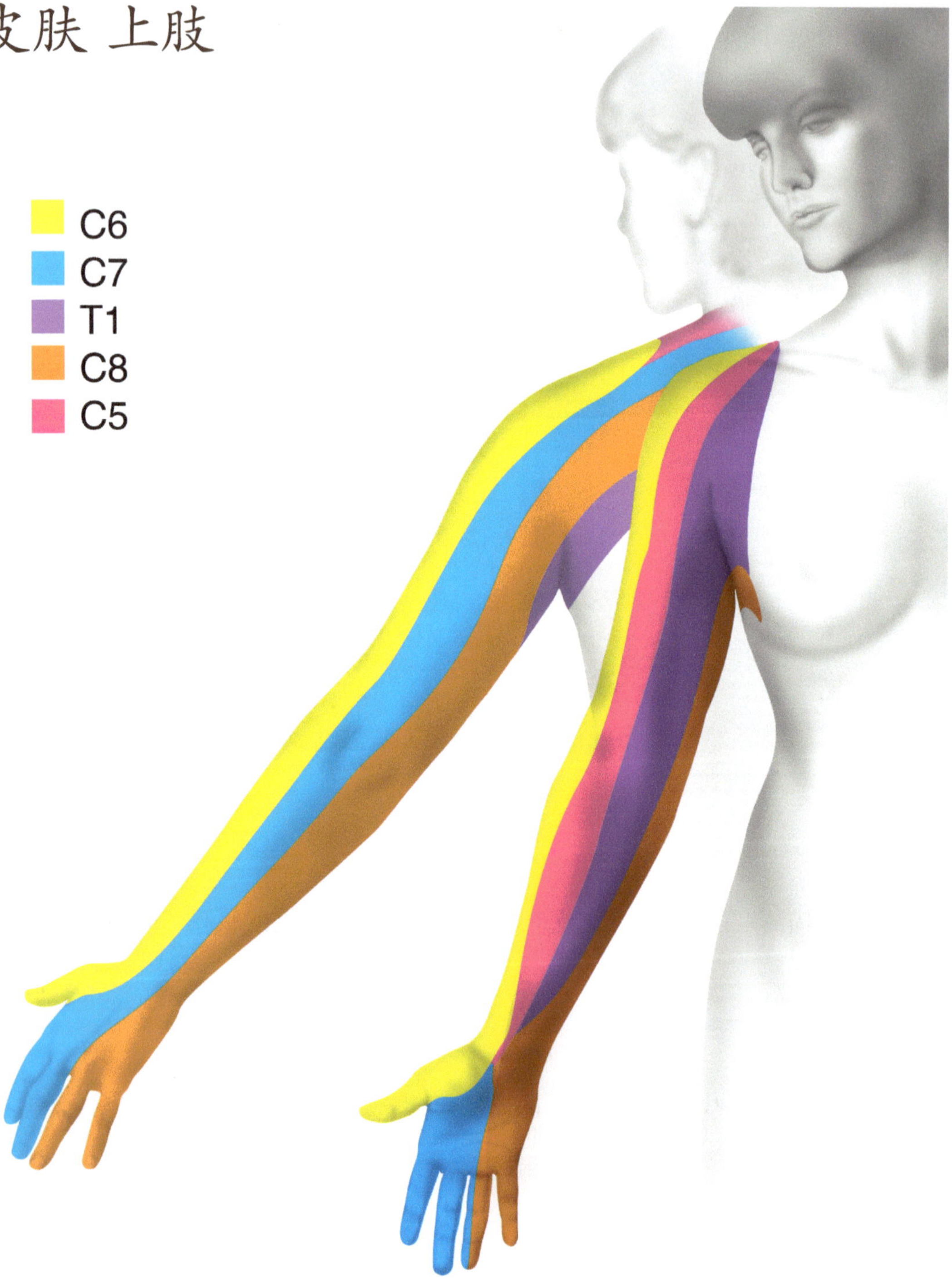

图1-38: 上肢皮肤支配区分界的示意图。

因为相邻的皮区间有大量重叠，所以这些皮区的划分界限并不像图示那样明显。C5,C6,C7,C8,和 T1是颈5-8和胸1的神经根

上肢骨骼的神经支配

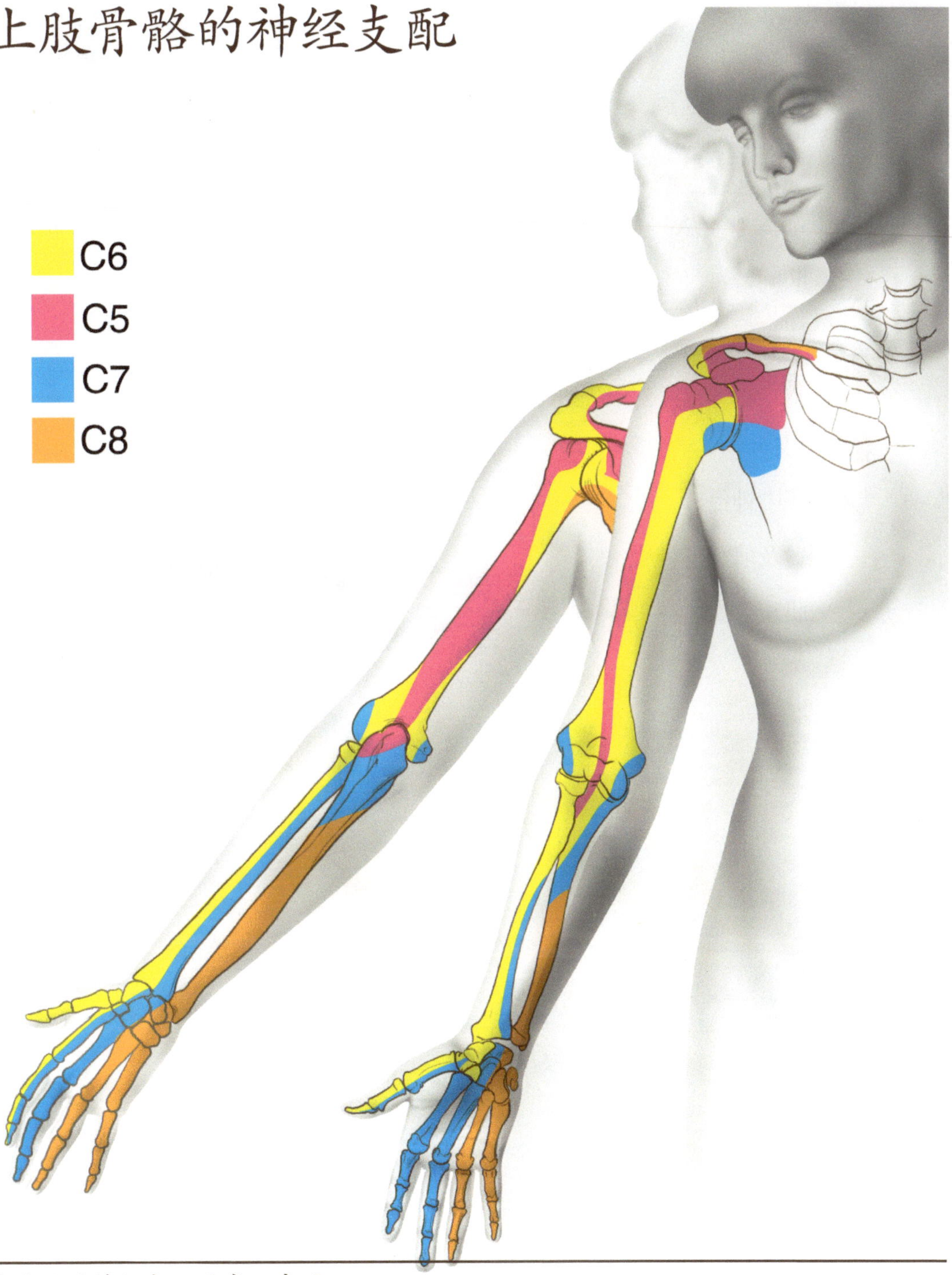

图1-39：上肢骨骼的神经支配区域示意图

因为相邻骨骼的神经支配区域间有大量重叠，所以这些骨骼的神经支配区域的划分界限并不像图示那样明显。C5， C6， C7， C8， 和 T1为颈5-8和胸1神经根。虽然脊神经根对应相应的感觉支配区域和骨骼支配区域，但是单支的周围神经会支配上肢的不同区域，以神经皮节区表示。

上肢神经分布

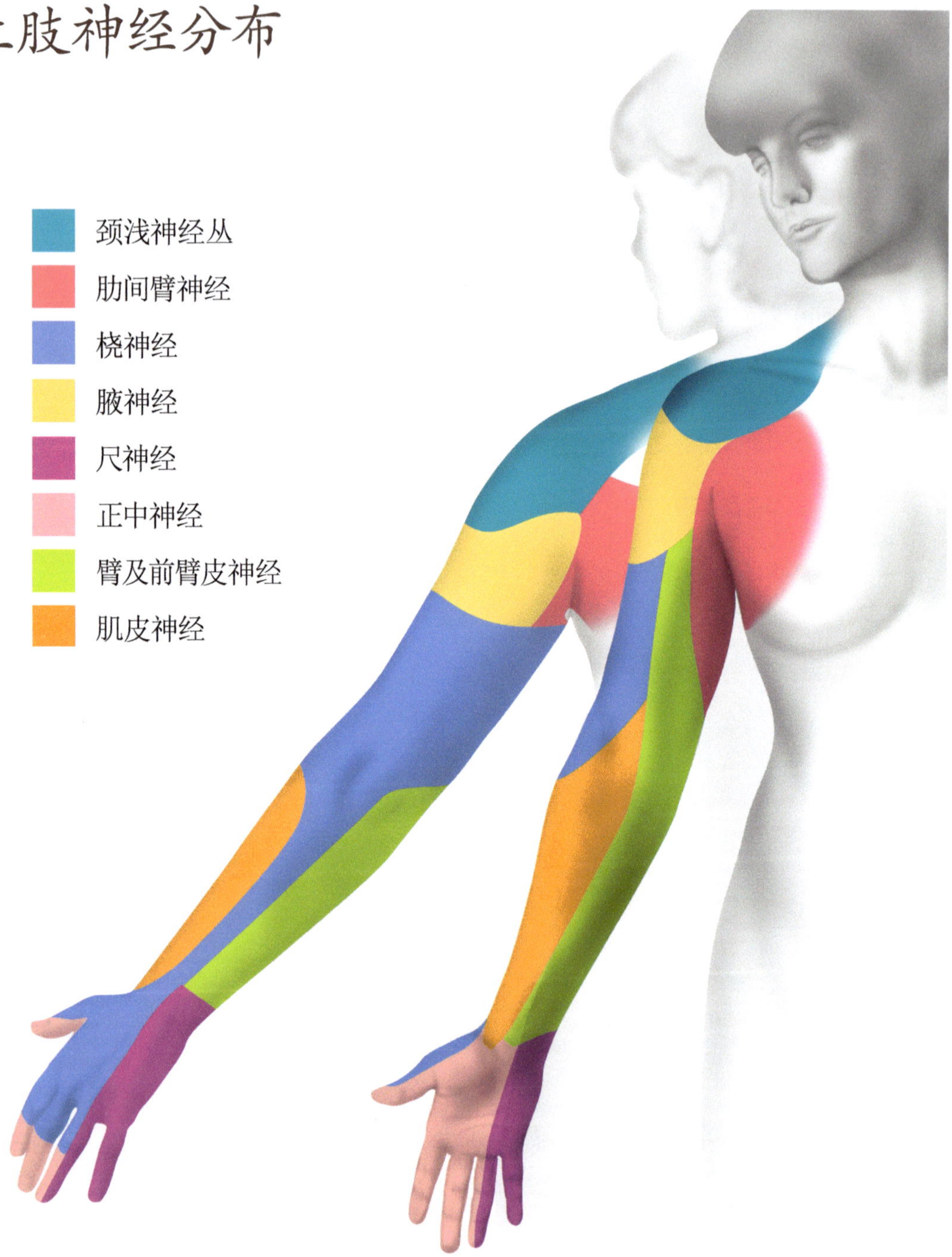

图1-40：上肢神经分布示意图

因为相邻的神经分布间有大量重叠，所以上肢神经分布并不像图示那样明显

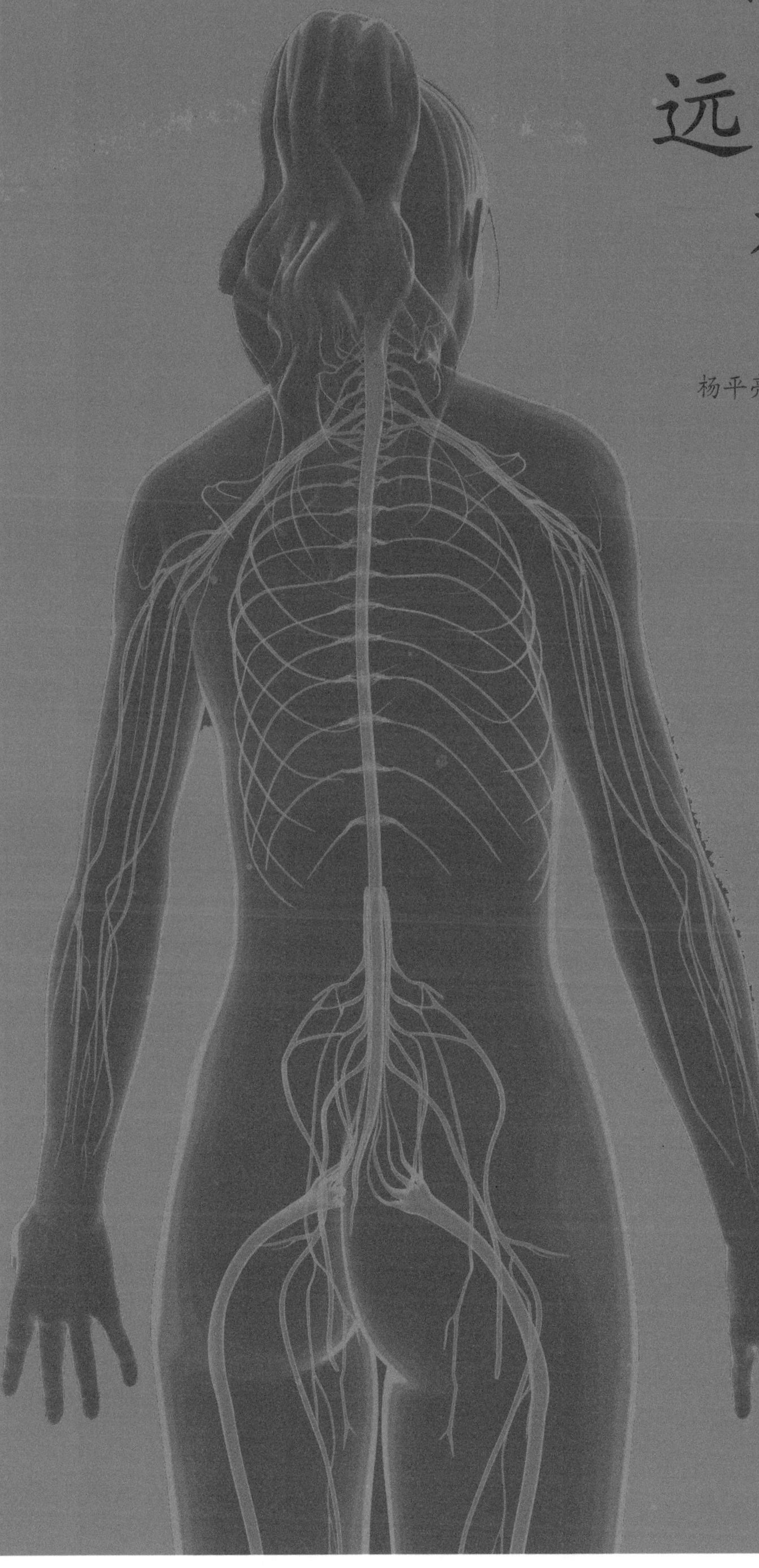

第二章

远端臂丛神经

翻译：
杨平亮 卢静 李冰冰 黄生辉
审阅：
周雁 彭勇刚

大体解剖
显微解剖
超声解剖
功能解剖

大体解剖

锁骨外侧线矢状切面

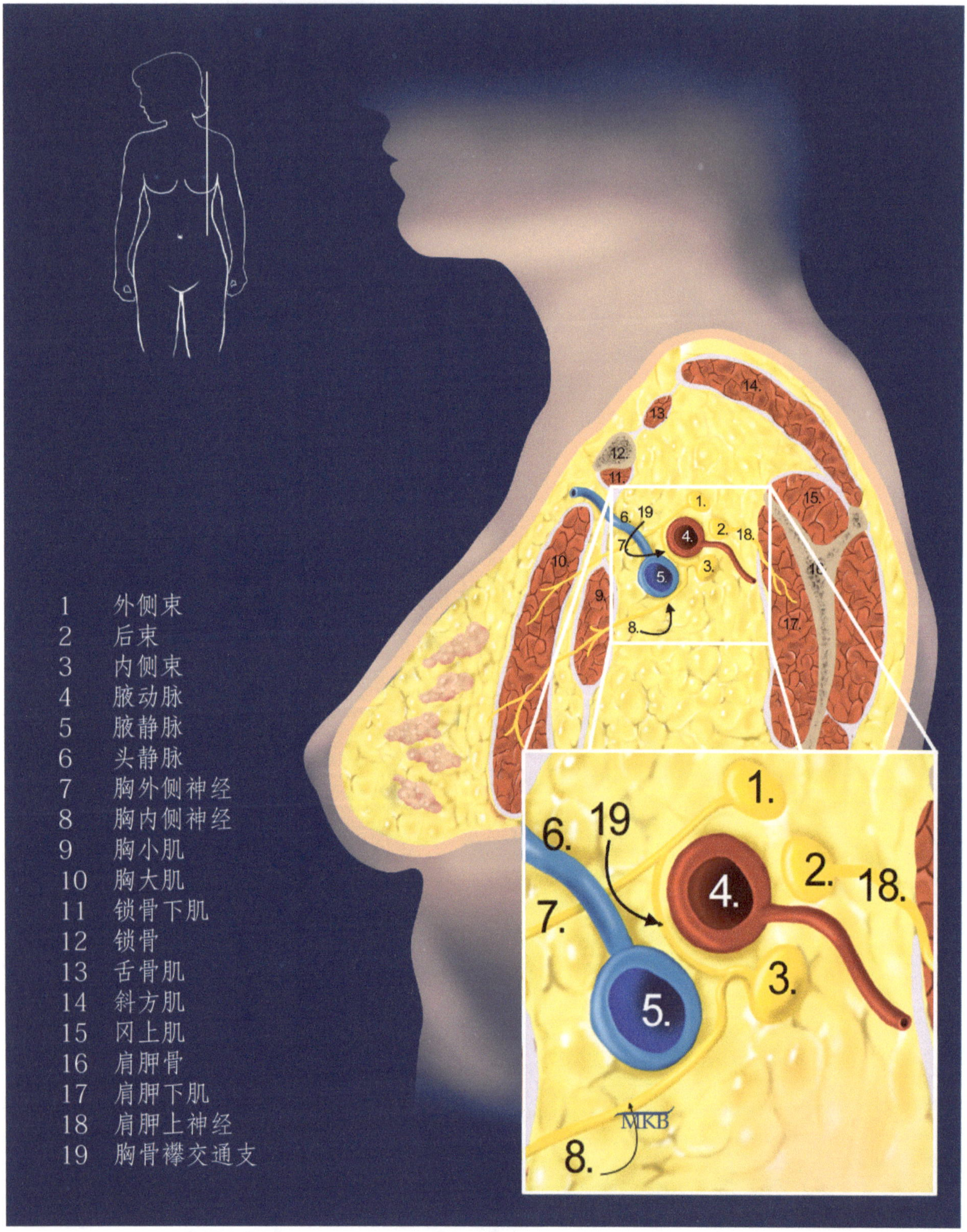

图2-1：经内侧三角沟的矢状面大体解剖.

请注意胸骨襻交通支（19）（箭头），有时也称为马丁-格鲁伯神经，位于胸外侧神经（7）和胸内侧神经（8）之间。胸外侧神经发出关节支；一支纯粹的感觉神经，贯穿喙突，为肩锁关节和肩峰下关节提供感觉神经支配。因此，这两个关节接受来自胸内侧神经和胸外侧神经的感觉神经支配，因此来自第5、6、7和8颈神经根和第1胸神经根的支配（见图2-1）。锁骨和胸锁关节的中部接受来自颈浅神经丛（C2～C4）的感觉神经支配。胸锁关节也可接受T2神经根的感觉神经支配。

近端锁骨下区域

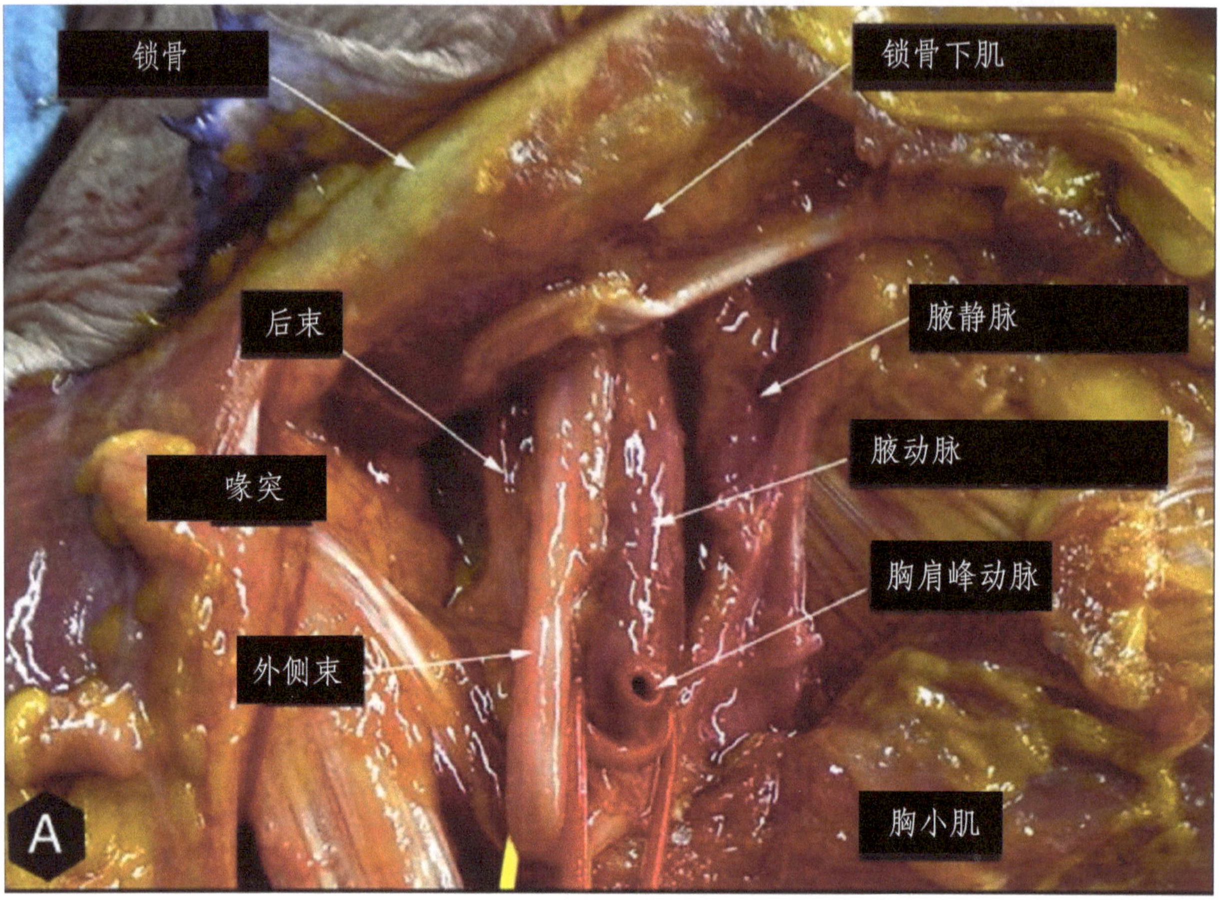

图2-2：右侧锁骨下窝内侧（MICF）区域的尸体解剖图

此解剖位于锁骨中段三分之一以下、胸小肌内侧缘以上区域，显示臂丛神经束与腋动脉第一段关系的前侧视图。胸小肌（PMn）从喙突（CP）的起始处切下，向内侧翻起。

此图显示外侧束（LC）和后束（PC）位于外侧并平行于腋动脉，PC位于LC的后外侧。内侧束（MC）在此图像中不可见。同时注意胸肩峰动脉（TAA）起源于腋动脉。锁骨下肌是指锁骨下方的肌肉。

Reprinted with permission from: Sala-Blanch X, Reina MA, Pangthipampai P, Karmakar MK. Anatomic basis for brachial plexus block at the costoclavicular space: a cadaver anatomic study. Reg Anesth Pain Med 2016;41:387-91.

锁骨下近端区的大体解剖

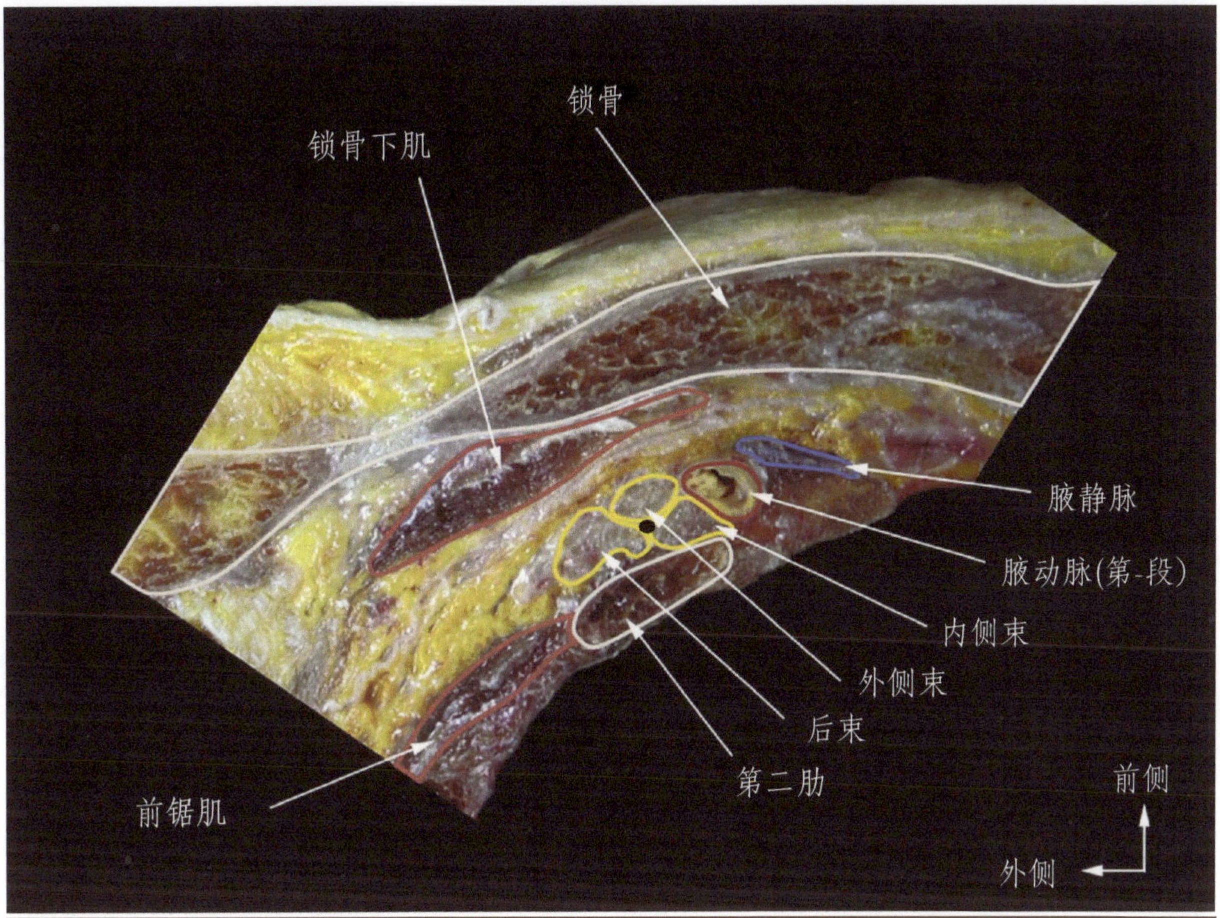

图2-3：经右肋锁间隙（CCS）横切面解剖显示臂丛神经束的解剖排列和关系。

解剖学显示的视角是从尾侧看到头侧所见的图像（尾侧-头骨视图）。在这里（黑点处），三根臂丛神经束捆绑在一起，更重要的是，三根臂丛神经束位于同一个共同的周围神经鞘中，代表了用于连续神经阻滞时放置导管的理想位置，以治疗与肘部、手腕和其他远端上肢手术相关的急性疼痛（作者所示的黑点位置）。

锁骨下区域大体解剖

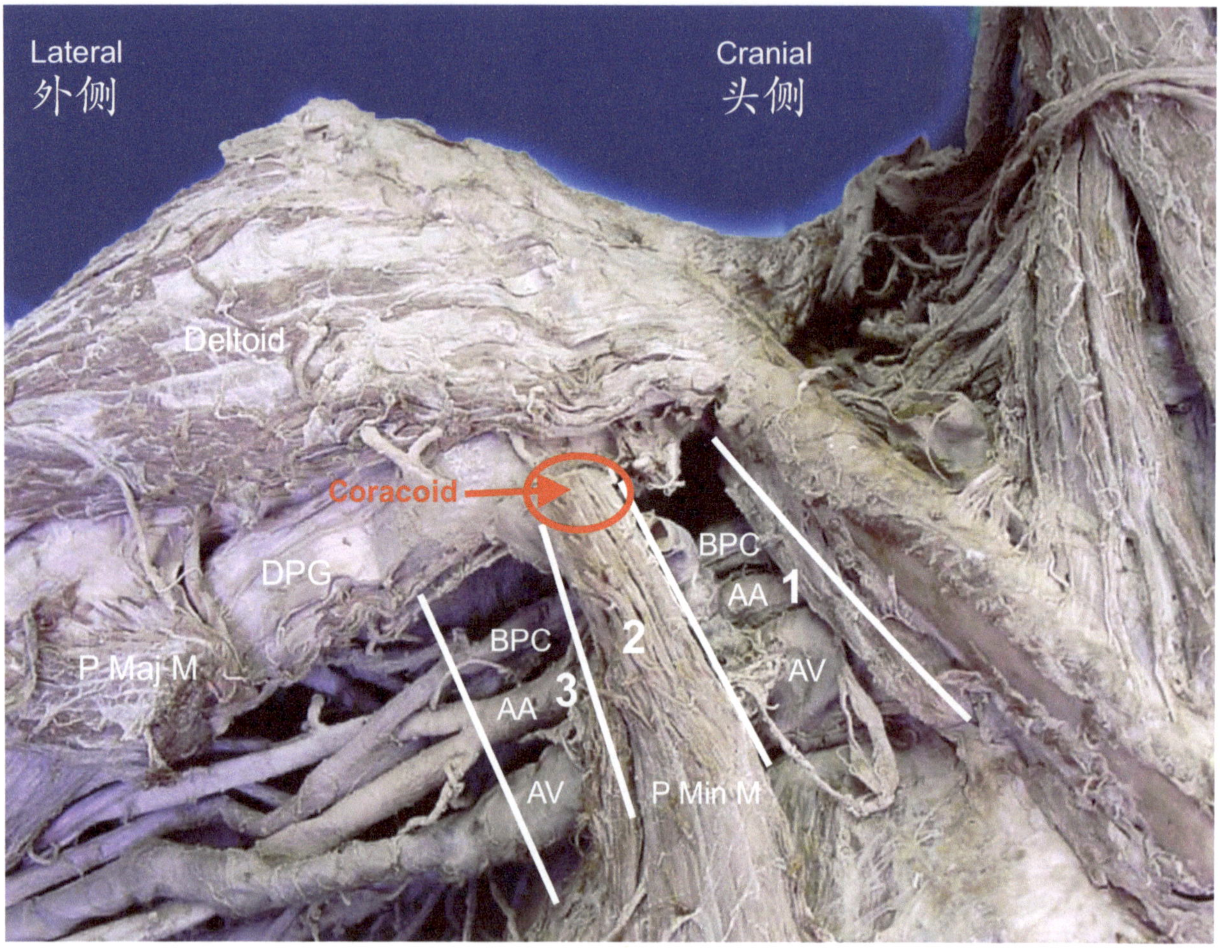

图2-4：锁骨下腋动脉三段的大体解剖

1	腋动脉第一段
2	腋动脉第二段
3	腋动脉第三段
AA	腋动脉
AV	腋静脉
BPC	臂丛神经束
Coracoid	喙突
Deltoid	三角肌
DPG	三角胸沟
P Min M	胸小肌
P Maj M	胸大肌（去除）

锁骨中段矢状切面

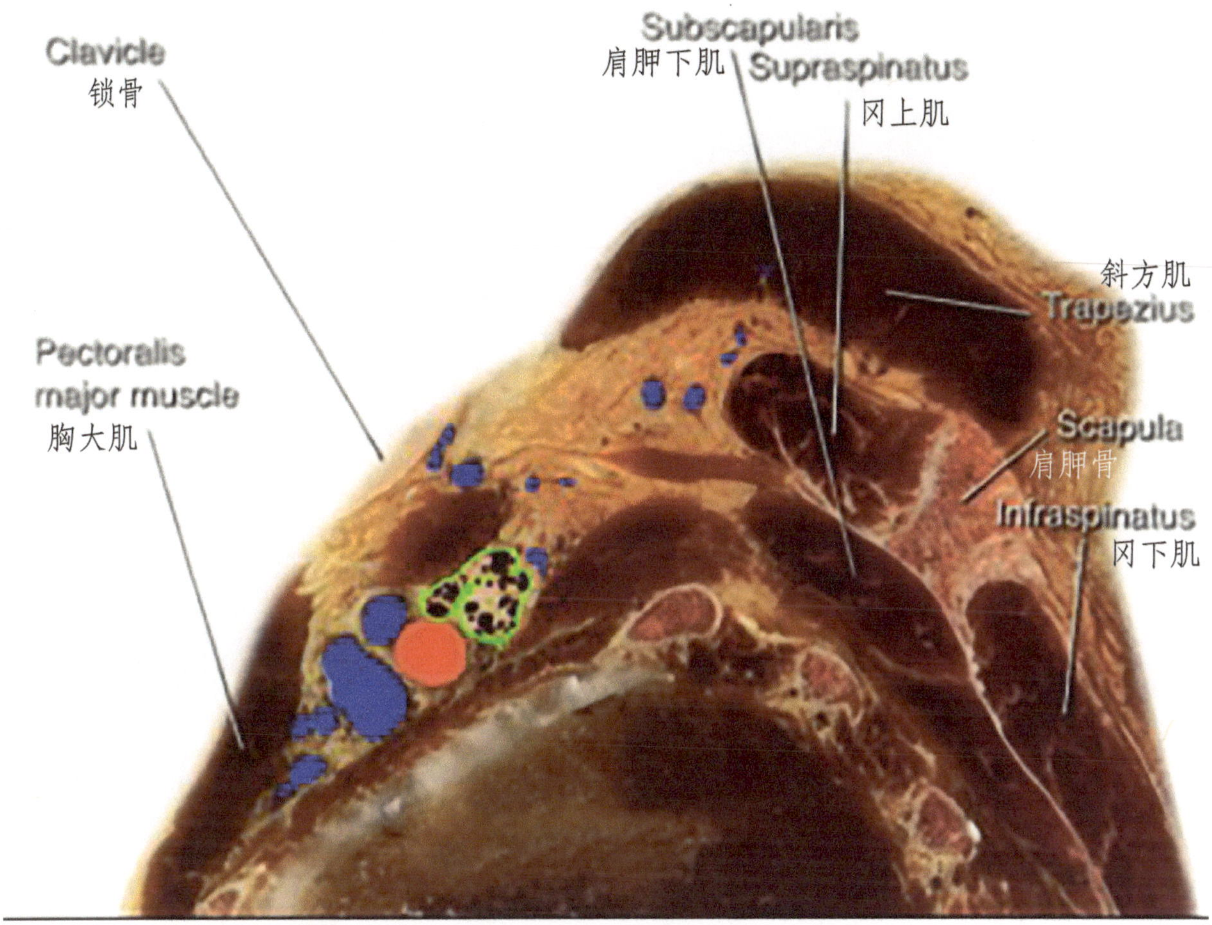

图2-5：经腋动脉第一段臂丛神经束的矢状解剖：锁骨中段近端锁骨下区。

请注意：
在这个水平上，臂丛神经的三束是捆绑在一起。

可在RAEducation.com -
急性疼痛医学-解剖学-
矢状面解剖学-锁骨下臂丛上观看视频

Photograph & video courtesy of Paul Bigeleisen, Nizar Moayeri, Gerbrand Groen. UMC Utrecht, The Netherlands

锁骨外侧区矢状切面

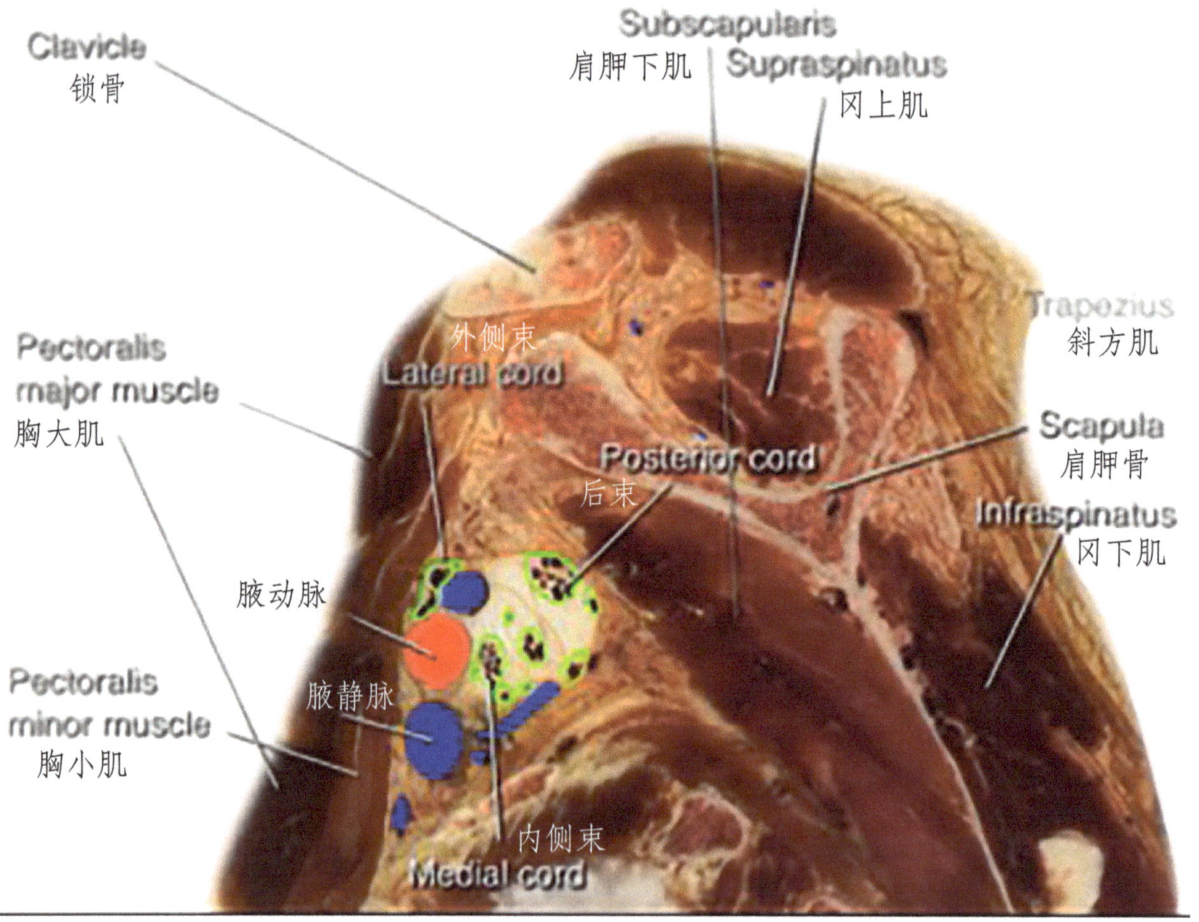

图2-6：经腋动脉第二段臂丛神经束的矢状面解剖：锁骨中段锁骨下区域的远段。

请注意：在这个较远的水平，臂丛神经的三个束开始在腋动脉周围分开排列。

这具尸体的臂丛神经被肺癌组织浸润，这就是所谓的Pancoast肿瘤。

Photograph: Paul Bigeleisen, Nizar Moayeri, Gerbrand Groen. UMC Utrecht, The Netherlands

腋窝顶端区域的矢状切面

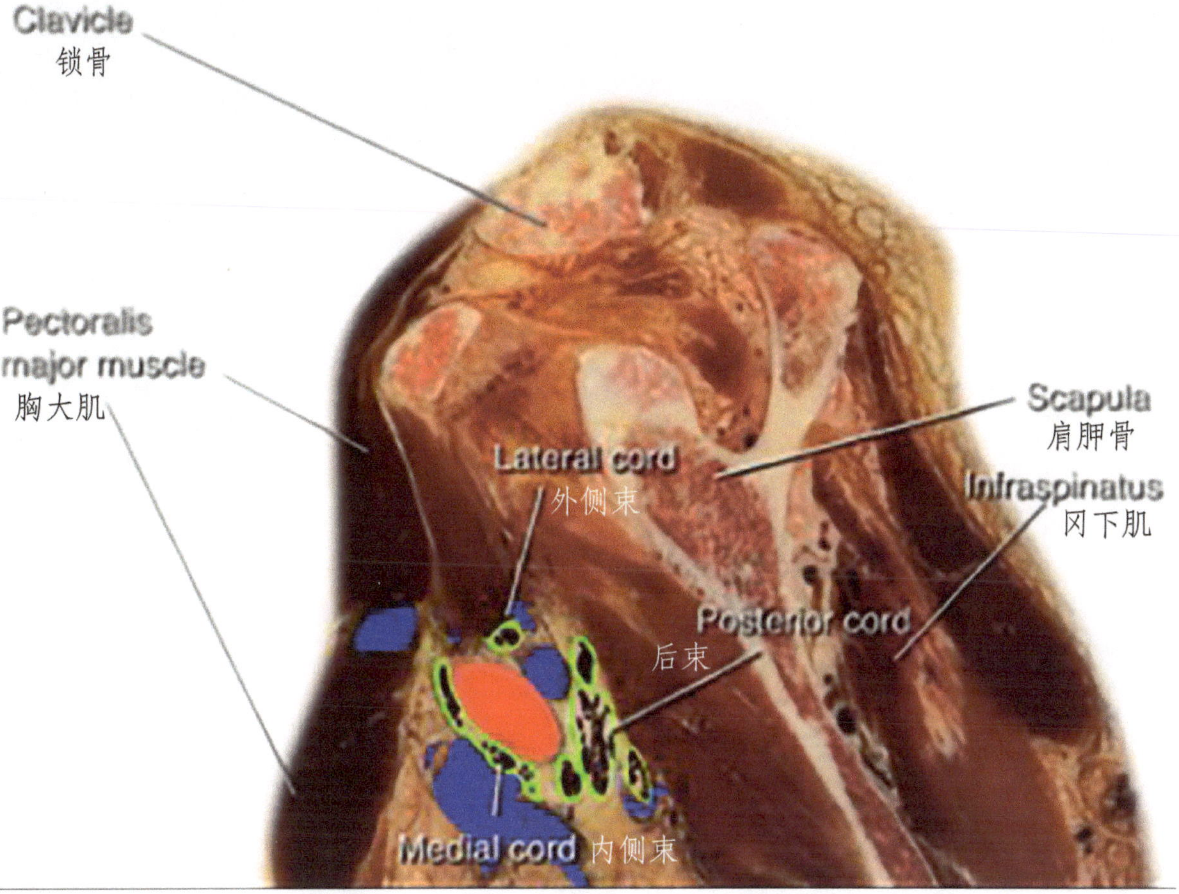

图2-7：经腋动脉第三段臂丛神经束的矢状位解剖：锁骨下区三角沟的远端区域。

请注意：在肋锁间隙（CCS）远端，臂丛神经围绕在腋动脉周围。

Photograph: Paul Bigeleisen, Nizar Moayeri, Gerbrand Groen. UMC Utrecht, The Netherlands

腋窝附近区域的横断面

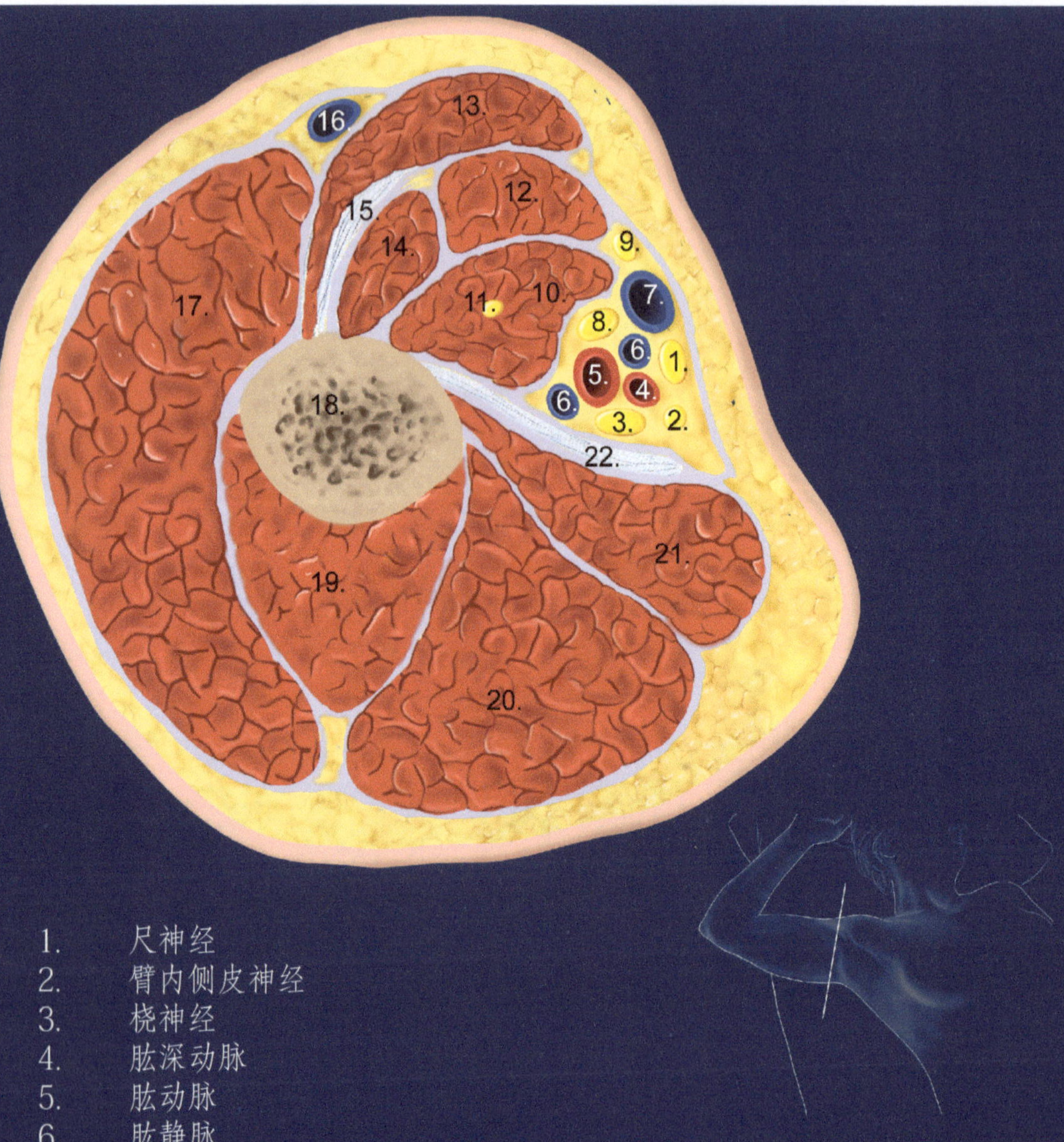

1. 尺神经
2. 臂内侧皮神经
3. 桡神经
4. 肱深动脉
5. 肱动脉
6. 肱静脉
7. 贵要静脉
8. 正中神经
9. 前臂内侧皮神经
10. 喙肱肌
11. 肌皮神经
12. 肱二头肌短头
13. 胸大肌
14. 肱二头肌长头
15. 胸大肌肌腱
16. 头静脉
17. 三角肌
18. 肱骨
19. 肱三头肌外侧头
20. 肱三头肌长头
21. 大圆肌
22. 背阔肌肌腱

图2-8：靠近腋窝的上臂横断面。

在腋窝处，肌皮神经（11）位于肱二头肌（12，14）和喙肱肌（13）之间，但在更近端，它位于喙肱肌内。前臂内侧皮神经（9）位于神经血管束的前部和浅部，通常位于贵要静脉的前外侧，而尺神经（1）位于肱动脉（5）和静脉（6）的前部和贵要静脉（7）的内侧下方。正中神经（8）位于肱动脉（5）的前外侧，而桡神经（3）和臂内侧皮神经（2）位于后内侧（解剖上不对，臂内侧皮神经在此部位应该已经穿出腋鞘了——见格雷氏解剖学及摩尔解剖学精要）。

显微解剖
近端锁骨下区域

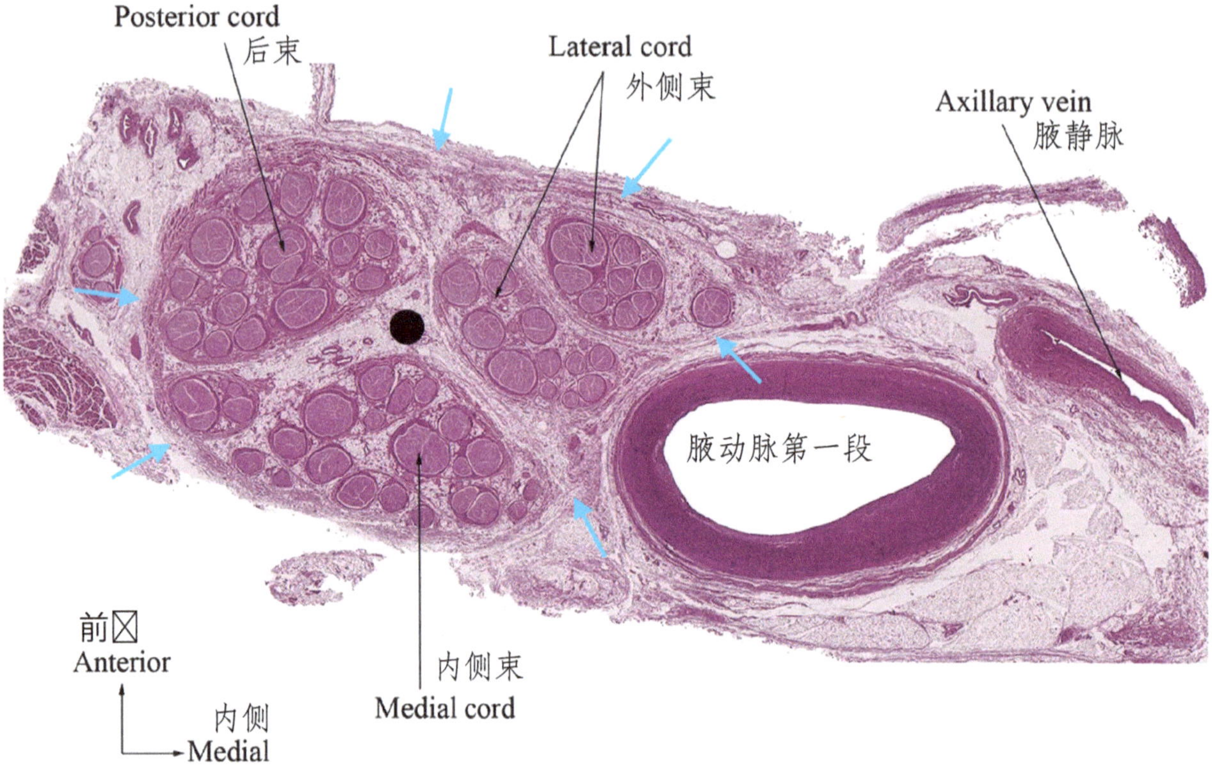

图2-9：右肋锁间隙（CCS）的组织切片。

苏木素和伊红染色显示臂丛神经束的解剖结构和关系（从尾侧向头侧视图）。

注：蓝色箭头代表神经周鞘（也称为神经鞘膜），尽管切片没有特别染色。

黑点（•）代表连续神经阻滞用于治疗与肘部、腕部和其他远端上肢手术相关的急性疼痛时，放置导管的理想位置（作者所示线上VC的黑点和箭头）。

Reprinted with permission from: Sala-Blanch X, Reina MA, Pangthipampai P, Karmakar MK. Anatomic basis for brachial plexus block at the costoclavicular space: a cadaver anatomic study. Reg Anesth Pain Med 2016; 41: 387 - 391.

近端锁骨下区域

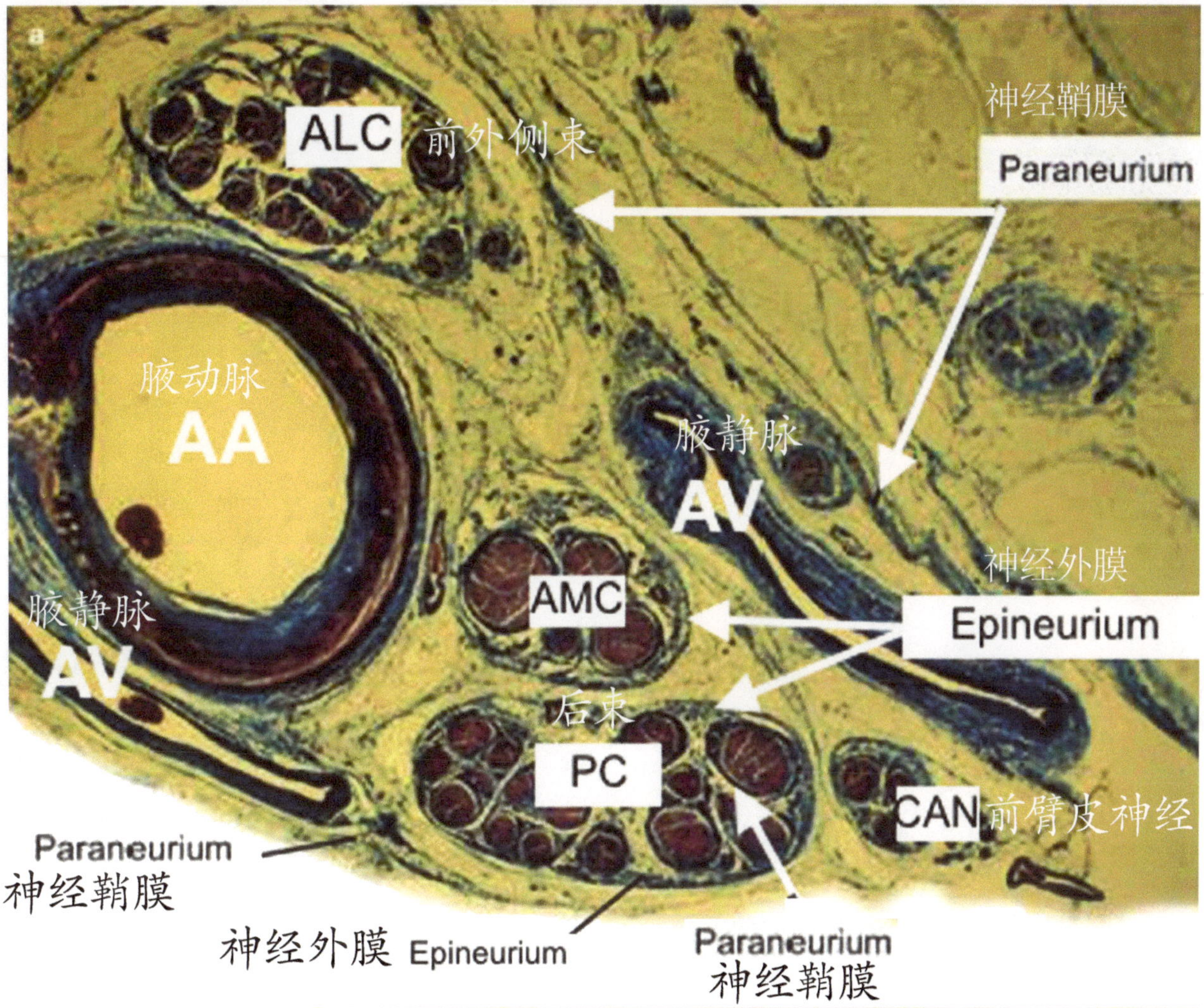

图2-10：近端锁骨下区域的臂丛神经束。

Masson's 三色染色组织切片显示臂丛神经束的尾颅视图，这些神经束排列在腋动脉（AA）和静脉的外侧，位于一个共同的神经周鞘中（又名神经鞘膜）。

Reprinted with permission from: Reina MA, Sala-Blanch X. Cross-sectional microscopic anatomy of the brachial plexus and paraneural sheaths. In: Reina MA, editor. Atlas of Functional Anatomy For Regional Anesthesia And Pain Medicine. New York: Springer Science and Business Media, 2015: 187. (Some Annotations by author)

近端锁骨下区域

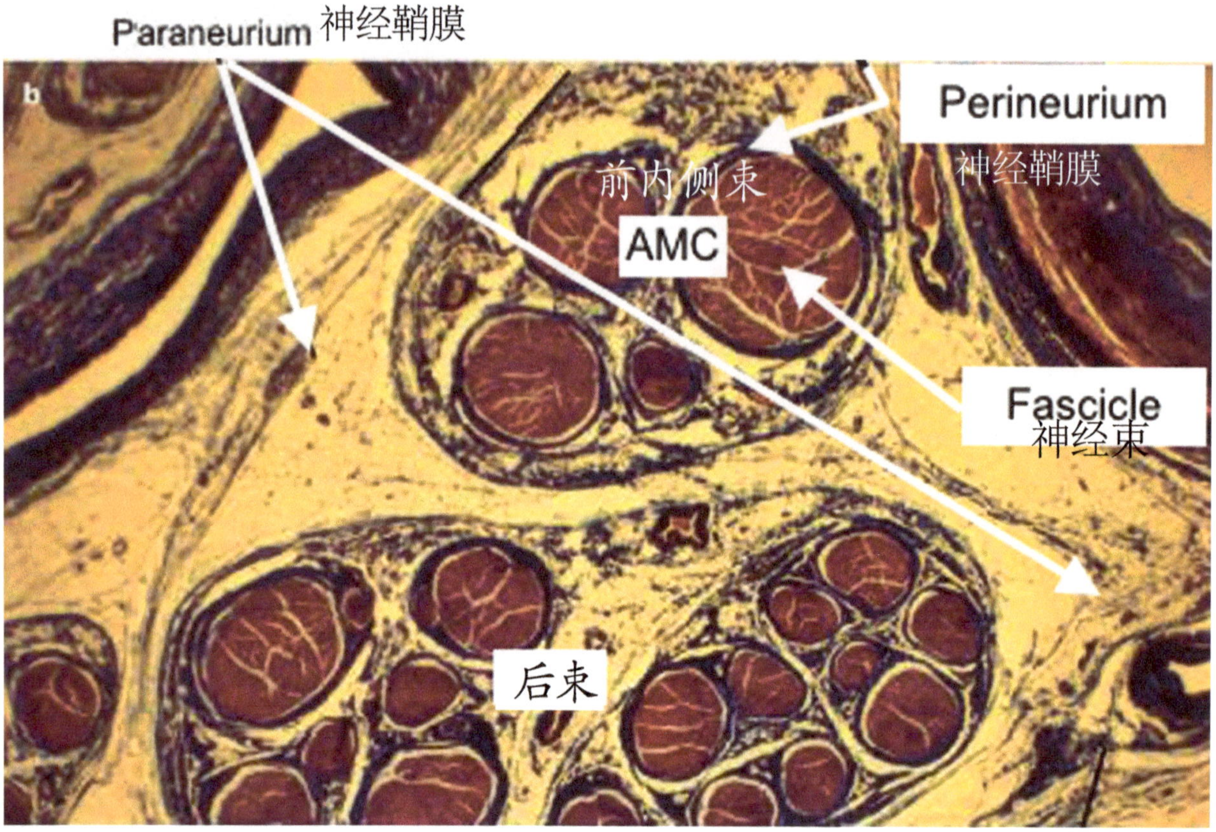

图2-11：近端锁骨下区域的臂丛神经束。

Masson's 三色染色组织切片显示臂丛神经束的尾颅视图，这些神经束排列在腋动脉（AA）和静脉的外侧，位于一个共同的神经周鞘中（又名神经鞘膜）。

Reprinted with permission from: Reina MA, Sala-Blanch X. Cross-sectional microscopic anatomy of the brachial plexus and paraneural sheaths. In: Reina MA, editor. Atlas of Functional Anatomy For Regional Anesthesia And Pain Medicine. New York: Springer Science and Business Media, 2015: 187. (Some Annotations by author)

神经周鞘（神经鞘膜）

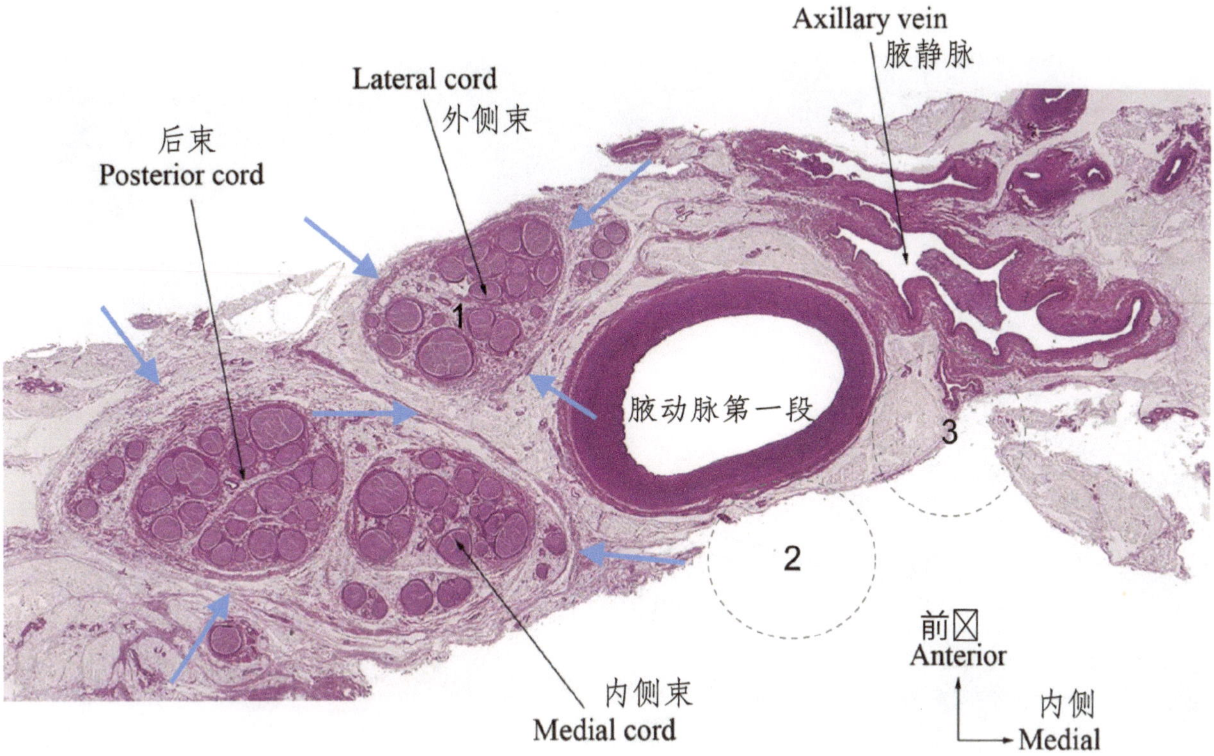

图2-12：右肋锁间隙（CCS）的组织切片。

苏木素和伊红染色显示臂丛神经束的解剖结构和关系（尾颅视图）。可以看出，外侧束现在位于其自身的周围神经鞘膜中，而内侧束和后束仍共用相同的周围神经鞘膜。

注：再次用蓝色箭头表示周围神经。外侧束（LC）开始围绕腋动脉向前内侧移动，到最后的前外侧位置。后束向动脉下方或后方移动，内侧束向内侧移动。

外侧束现在开始形成自己的周围神经鞘膜，不再与其他两条束位于同一周围神经鞘膜内。

再往远端，外侧束保持在腋动脉的外侧，而后束移到腋动脉的后面位置2，内侧束移到腋动脉的内侧位置3。每根神经束现在都有自己的周围神经鞘膜。

尺神经的显微解剖

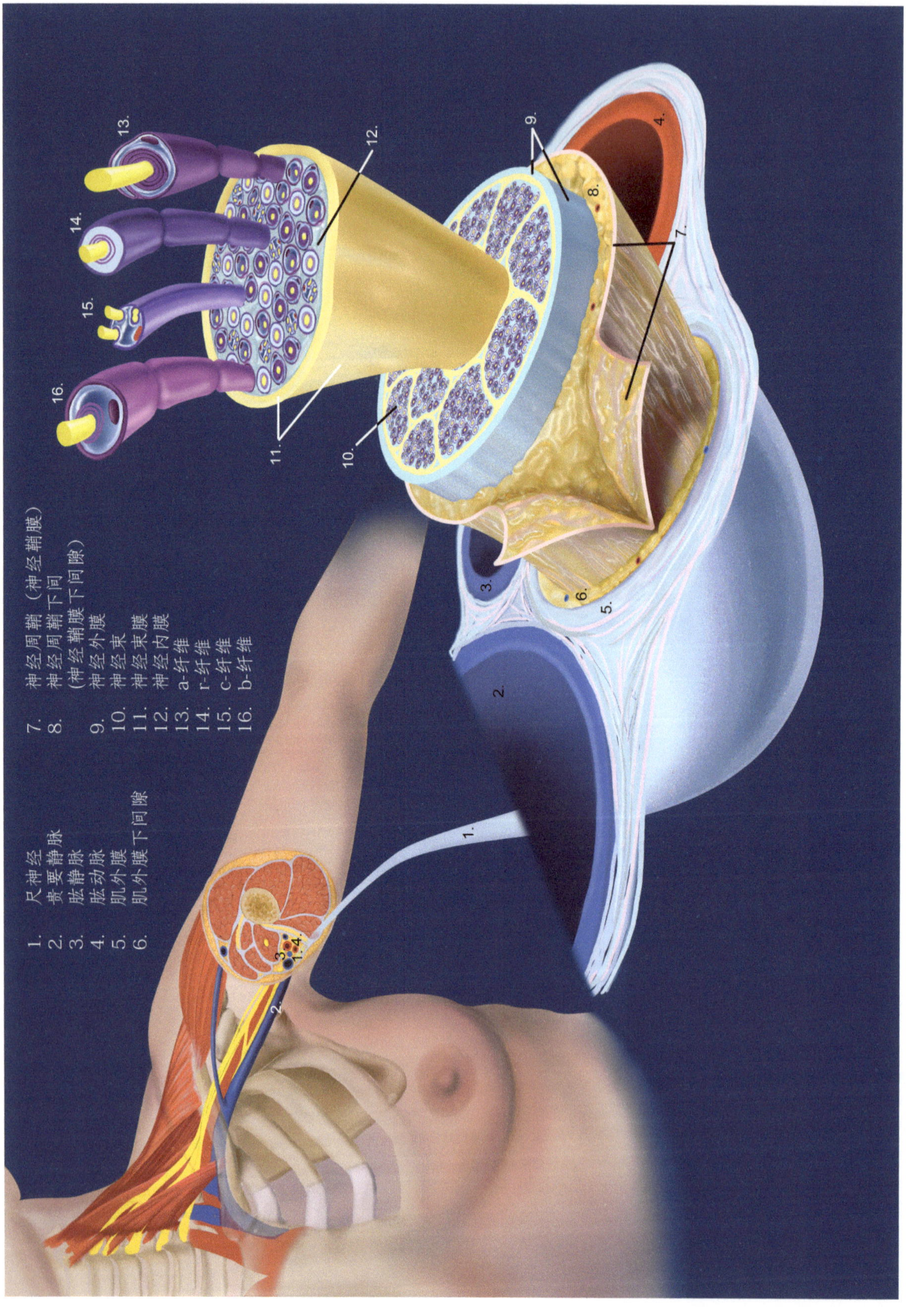

图2-13：尺神经的显微结构

- 尺神经（1）和腋窝内的所有周围神经一样，位于其自身的神经鞘膜（7）（又称神经周鞘）中。
- 在周围神经鞘膜（7）外面是肌下间隙（6），它被肌外膜（5）包围，肌外膜是包围神经、肌肉和血管（4）的筋膜。
- 在神经鞘膜（7）的深面是神经鞘膜下间隙（8），它是单次注射或连续神经阻滞的穿刺针和导管放置的理想空间。又称为神经阻滞的“甜点”。
- 下一层是神经外膜，它包裹着神经束。神经外膜被认为起源于椎旁筋膜（见图1-16、1-19和1-28b）。
- 每一个神经束都被它自己的神经束膜（11）所包围，神经束膜是硬脑膜的延续（见图1-16和1-19）。这是一个坚韧的组织，束内注射，不像根内注射，束内注射需要很高的注射压力。
- 神经束膜内有神经内膜和神经轴突（13-16）。
- 束内的液体是脑脊液，束外的间质液体是引流到淋巴结的淋巴液。

Ref: Boezaart AP. The Sweet Spot of the Nerve: Is the “paraneural sheath” named correctly, and does it matter? Reg Anesth Pain Med 2014;39:557-8.

超声解剖

近端锁骨下区域

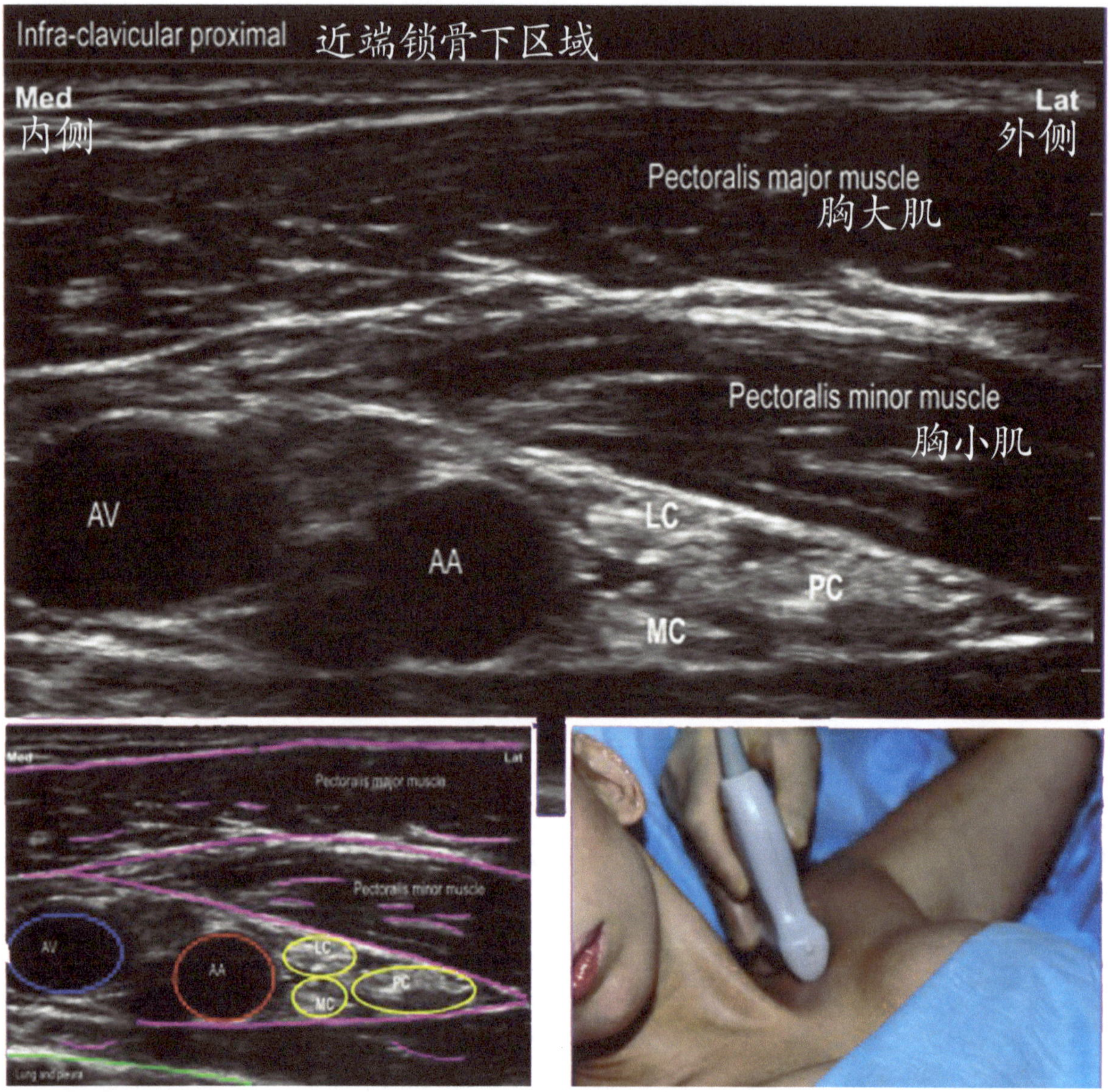

图2-14锁骨下近端臂丛神经的超声解剖。

AA　腋动脉
AV　腋静脉
Lat　外侧
LC　臂丛神经外侧束
MC　臂丛神经内侧束
Med　内侧
PC　臂丛神经后束

View Video at RAEducation.com
Acute Pain Medicine - Anatomy -
Sonoanatomy: Brachial Plexus Cords

远端锁骨下区域

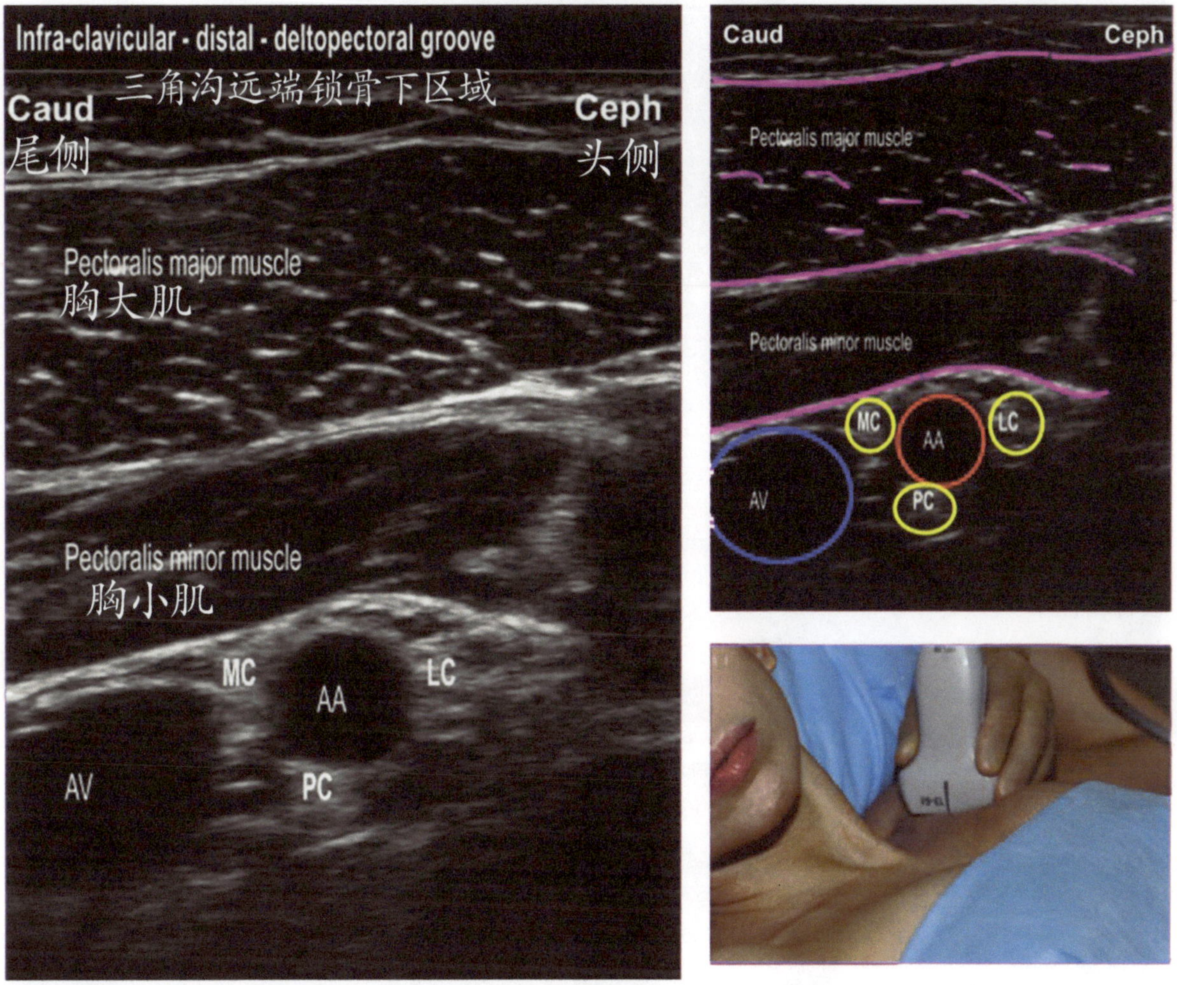

图2-15：经三角沟臂丛神经束的矢状位超声解剖。

AA　腋动脉
AV　腋静脉
Caud　尾侧
Ceph　头侧
LC　臂丛神经外侧束
MC　臂丛神经内侧束
PC　臂丛神经后束

胸大肌和胸小肌之间的筋膜

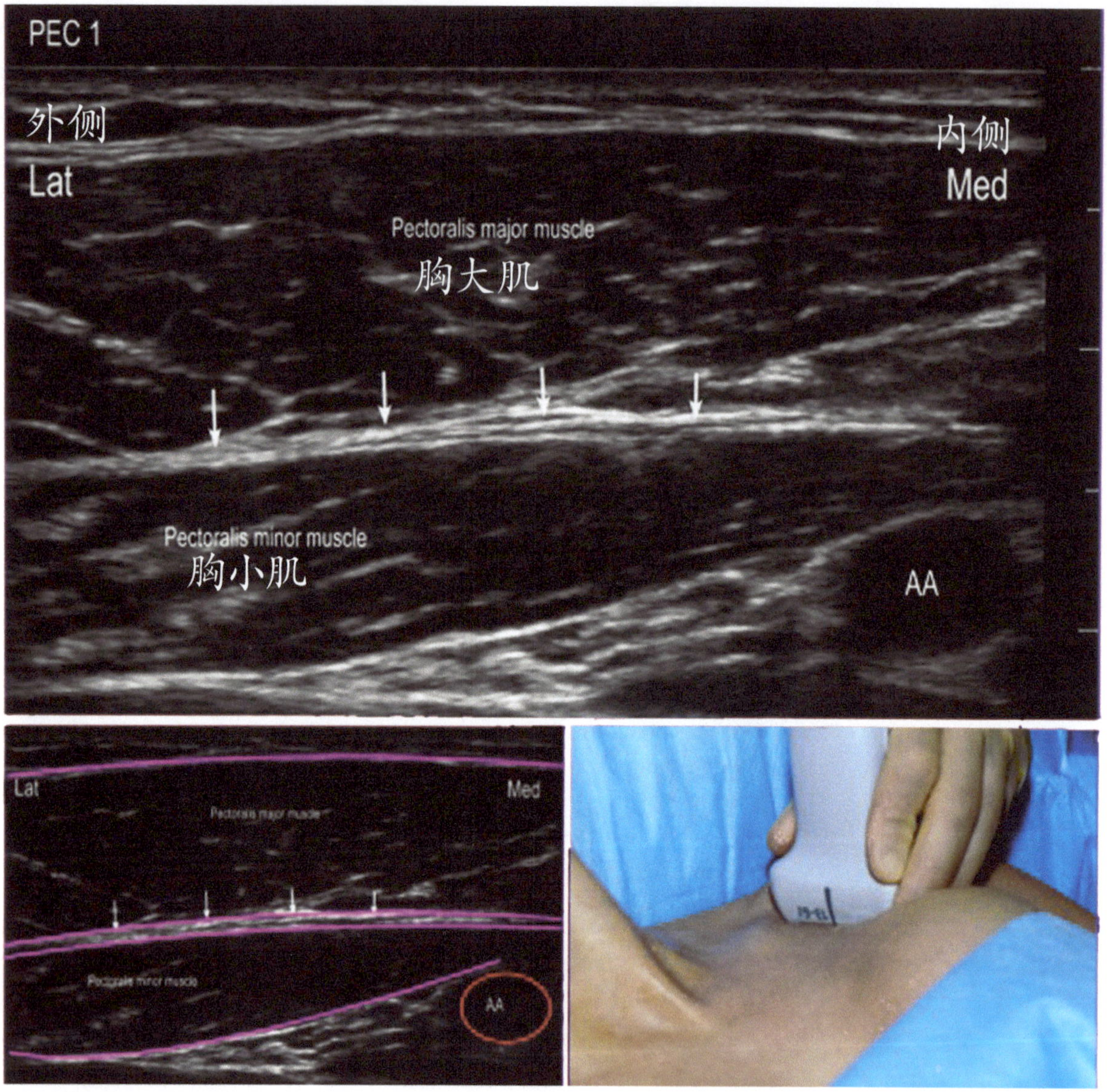

图2-16：胸大肌和胸小肌之间筋膜平面的超声解剖。

AA　　腋动脉
Lat　　外侧
Med　　内侧

箭头表示胸肌筋膜平面，胸内侧神经和胸外侧神经位于该平面内。

腋窝

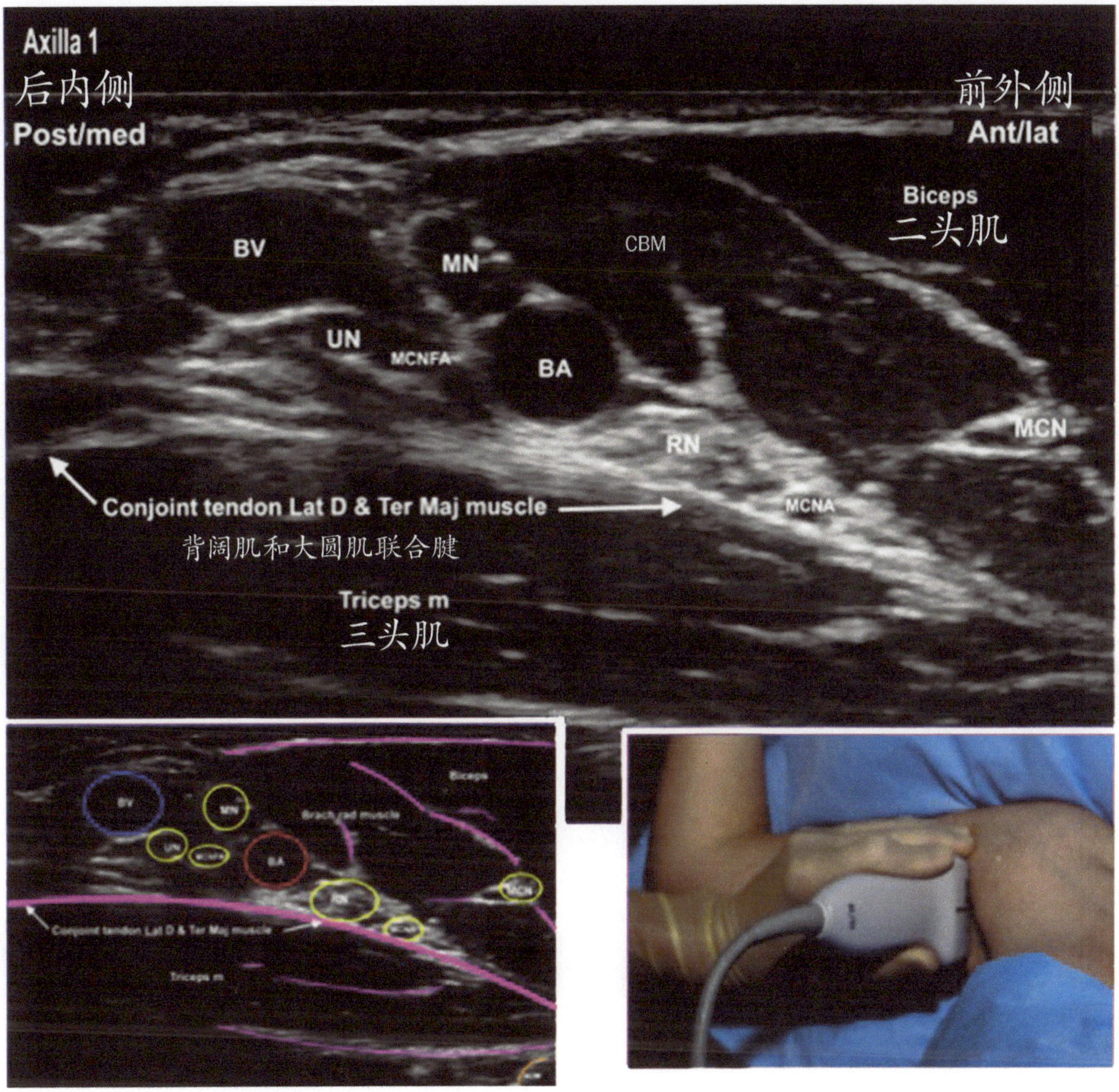

图2-17：腋窝神经的超声解剖。

Ant/lat	前外侧
BA	肱动脉
Biceps	肱二头肌
BV	肱静脉
CBM	喙肱肌
Lat D	背阔肌
MCN	肌皮神经
MCNA	臂内侧皮神经
MCNFA	前臂内侧皮神经
Post/med	后内侧
RN	桡神经
Ter Maj	大圆肌
Triceps m	肱三头肌
UN	尺神经

在RAEducation.com
急性疼痛医学-解剖学-超声解剖学：
腋窝神经上观看视频

肱骨中段

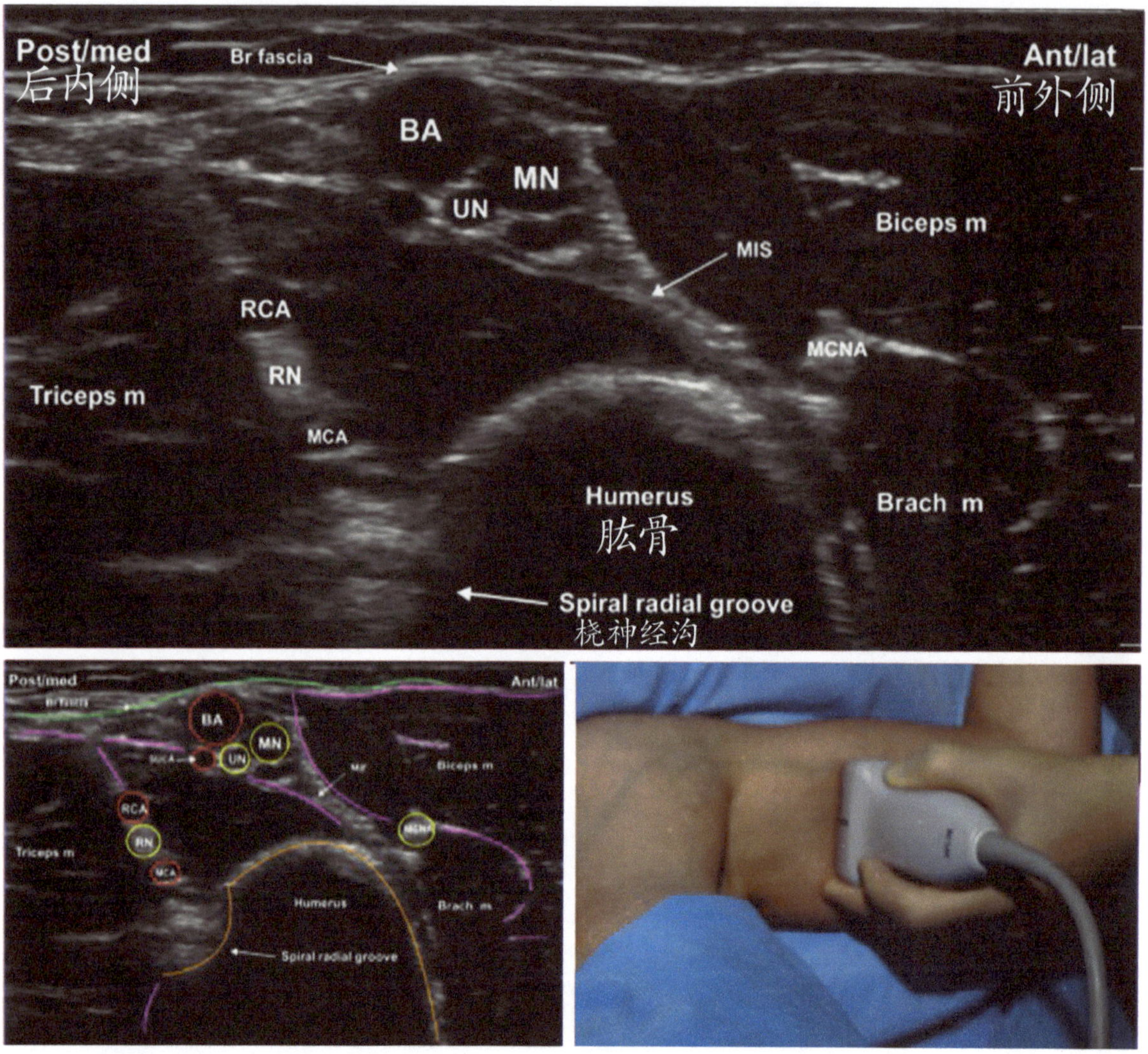

图2-18：桡神经通过螺旋状桡神经沟绕肱骨走行时的超声解剖。

Ant/lat	前外侧
BA	肱动脉
Biceps m	肱二头肌
Br fascia	肱筋膜
Brach m	肱肌
MCA	中副动脉
MCNA	臂内侧皮神经
MIS	内侧肌间隔
MN	正中神经
Post/med	后内侧
RCA	桡侧副动脉
RN	桡神经
Triceps m	肱三头肌
UN	尺神经

请注意：肘部以上的桡神经通常是一条孤立的神经，在肘部或肘部以下分为深支和浅支。

肘上（内侧）

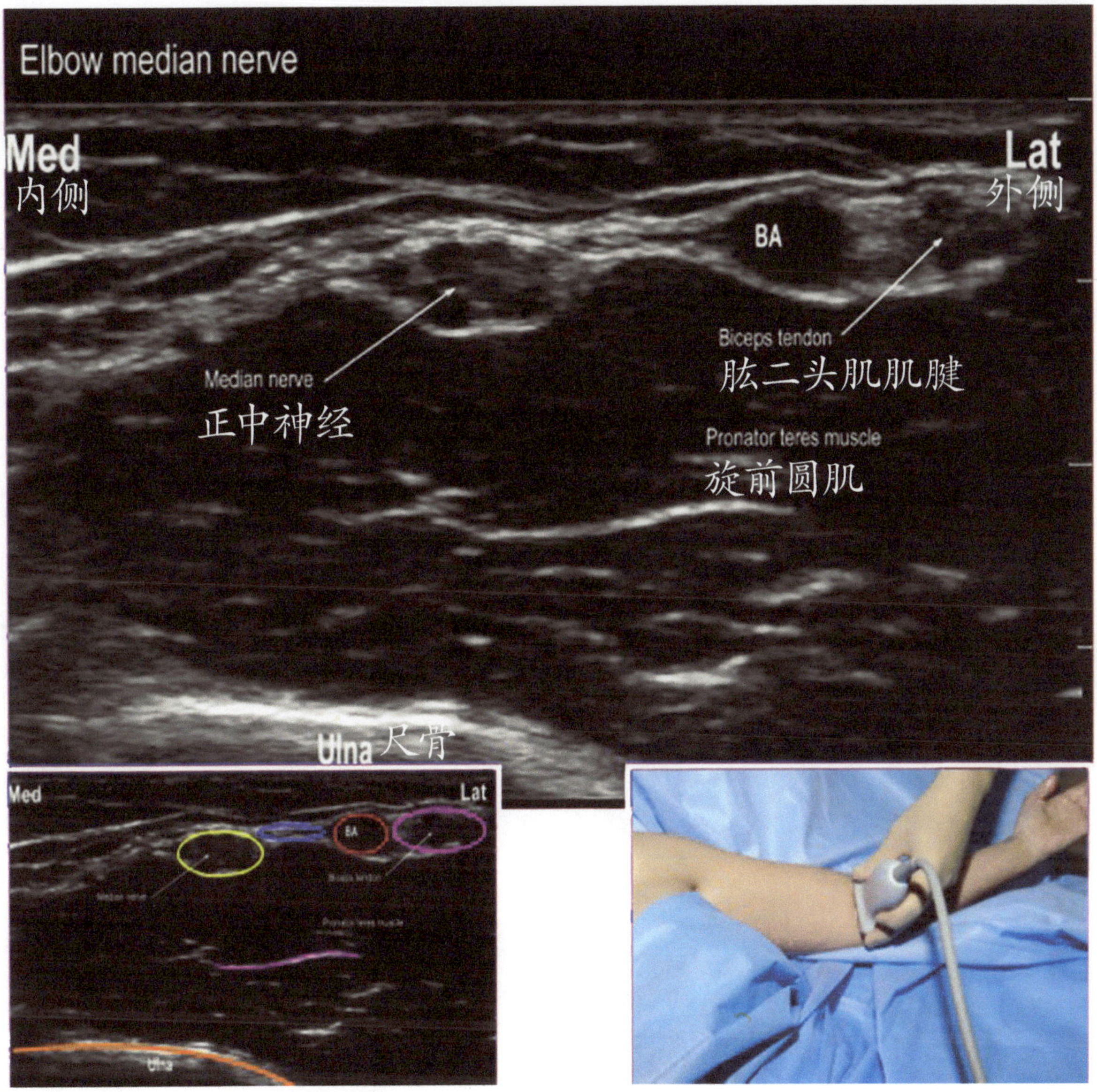

图2-19：肘部正中神经的超声解剖。

BA　肱动脉
Lat　外侧
Med　内侧

请注意：位于肱动脉（BA）和正中神经之间的肱静脉被超声探头的外部压力压迫。

肘上（外侧）

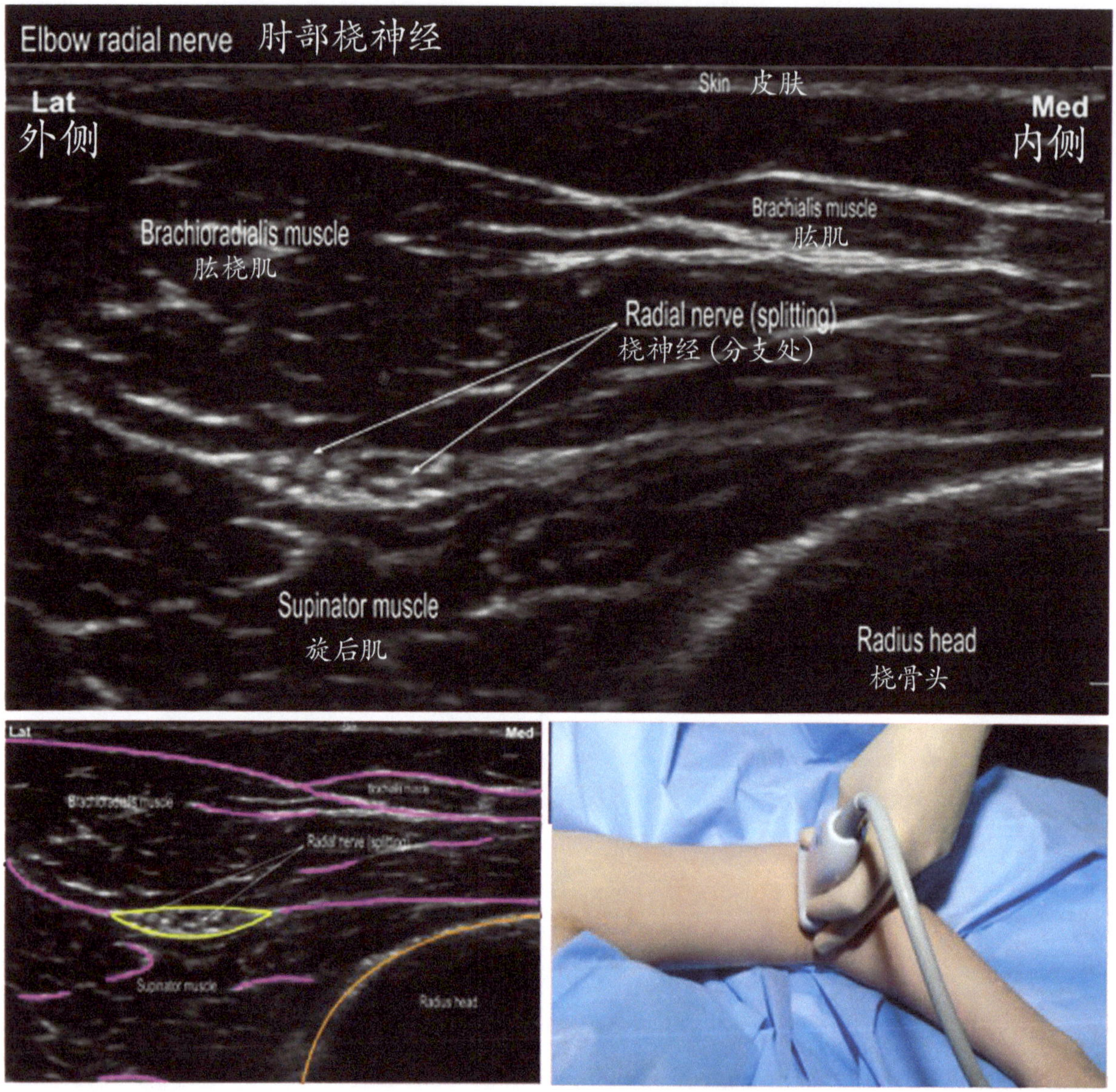

图2-20：肘部桡神经的超声解剖。

Lat　外侧
Med　内侧

请注意：在这张图片中，桡神经正在形成分支。每个分支都可以进一步向远端延伸走形。

肘上（后侧）

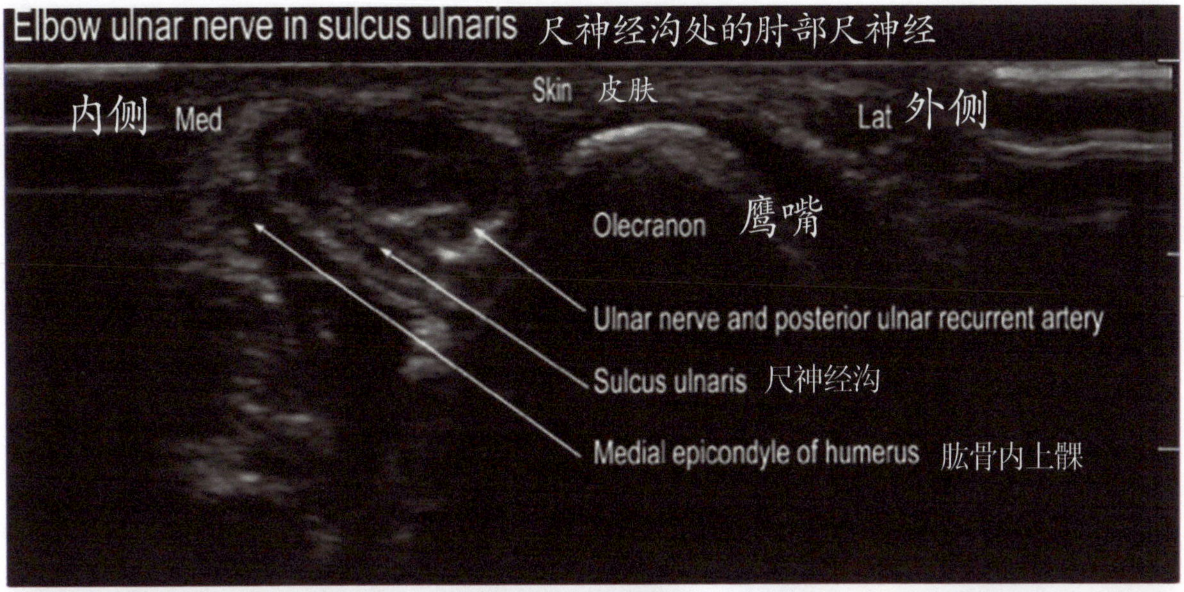

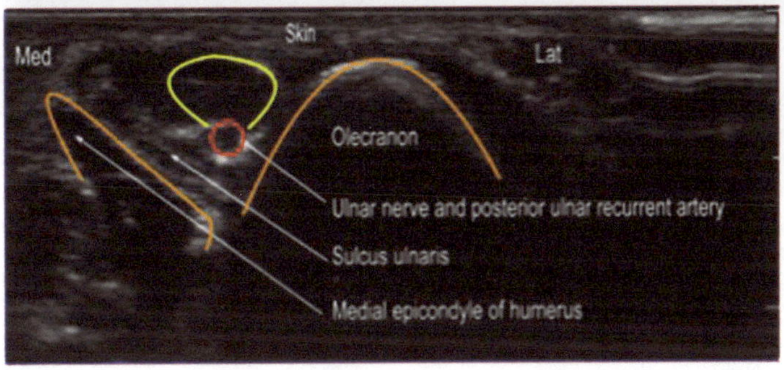

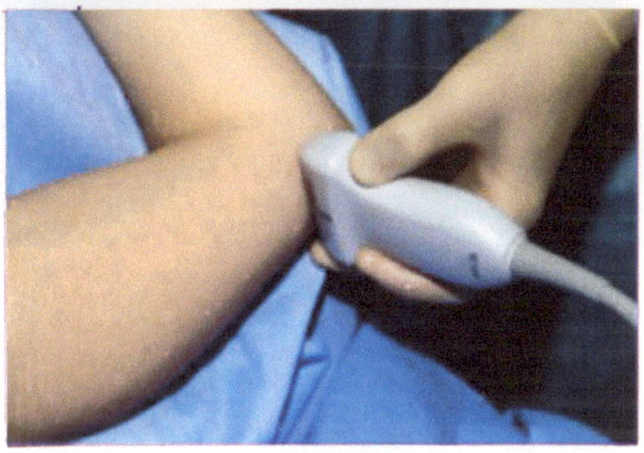

图2-21：肘部尺侧沟处尺神经和尺后返动脉的超声解剖。

Skin 皮肤
Olecranon 鹰嘴
Ulnar nerve and posterior ulnar recurrent artery 尺神经和尺后返动脉
Sulcus Ulnaris 尺神经沟
Medial epicondyle of humerus 肱骨内上髁

请注意：尺神经处于一个狭窄的间隙中，在这个水平上不适合进行安全的神经阻滞。

肘上 (近端)

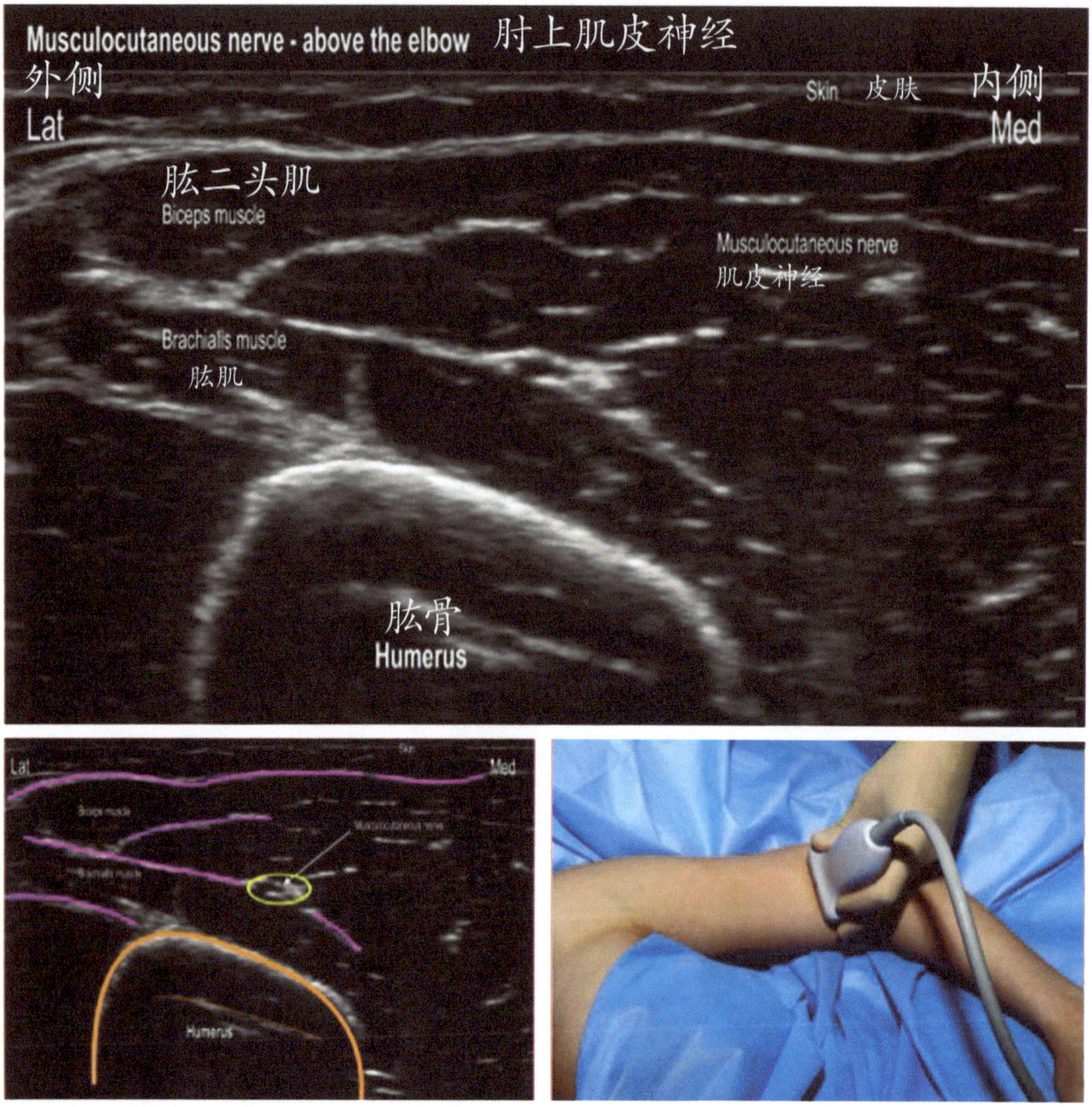

图2-22：肘部上方上臂远端肌皮神经的超声解剖。

腕部（掌侧）

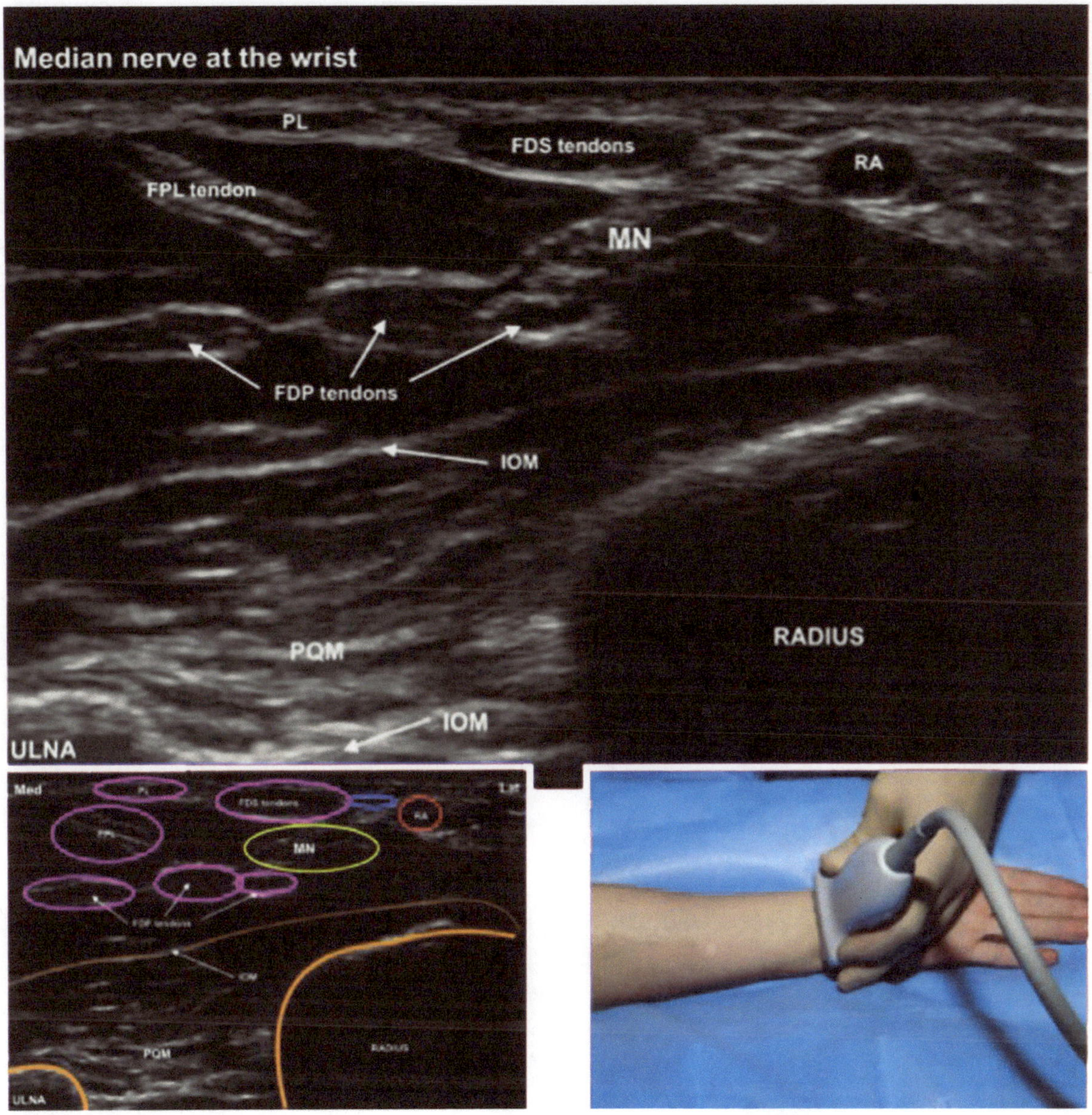

图2-23：腕部正中神经的超声解剖。

FDP	指深屈肌腱
FDS tend	指浅屈肌腱
FPL	拇长屈肌
IOM	骨间膜
MN	正中神经
PL	掌长肌
PQM	旋前方肌
RA	桡动脉
Radius	
Ulna	

如果正中神经进一步向远端走行，它会进入厚的腕横韧带或屈肌支持带下方。

腕部（背侧）

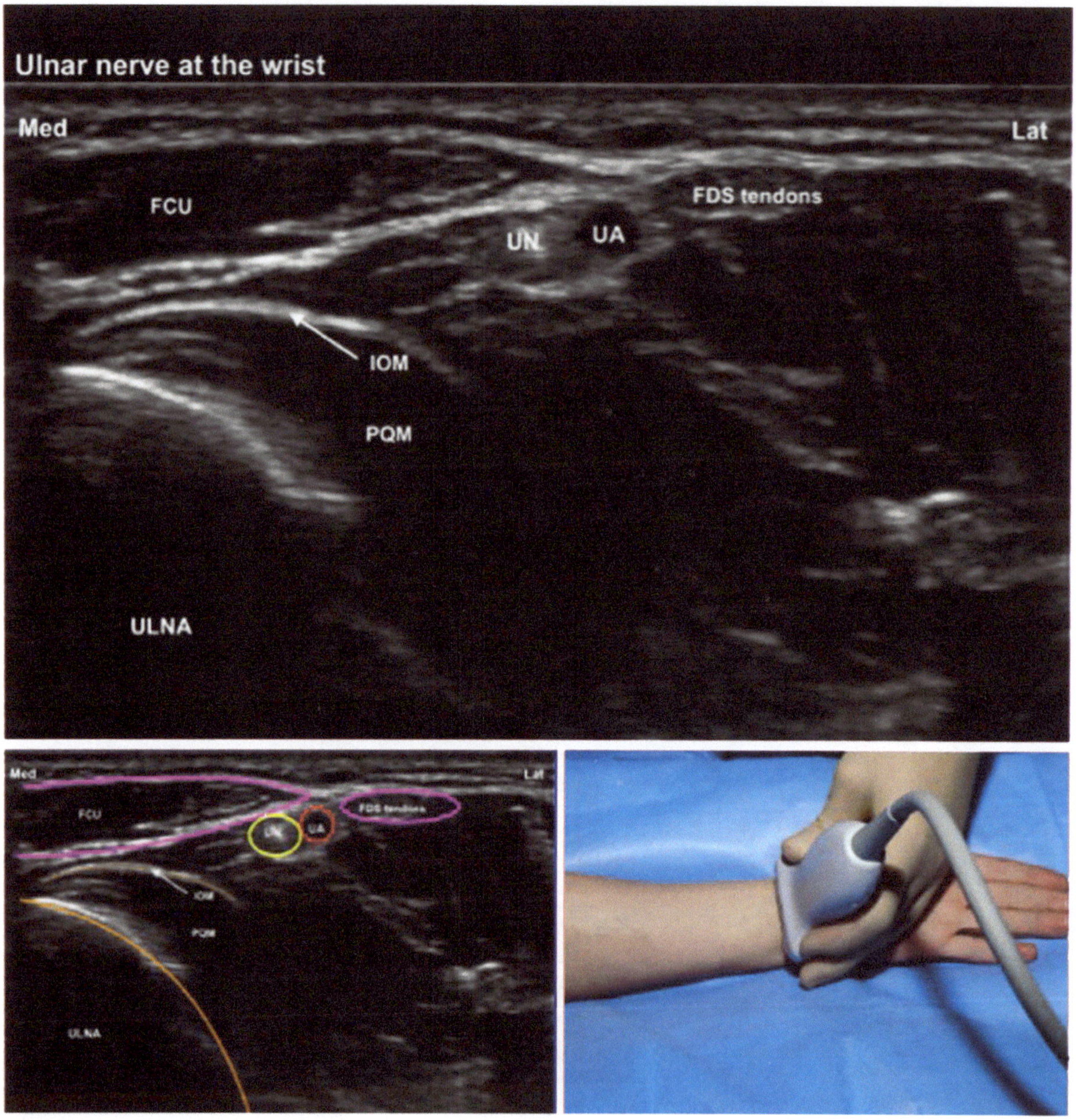

图2-24：腕部尺神经的超声解剖。

FCU 尺侧腕屈肌肌腱
FDS 指浅屈肌肌腱
IOM 骨间膜
Lat 外侧
Med 内侧
PQM 旋前方肌
UA 尺动脉
UN 尺神经

肩周的神经支配

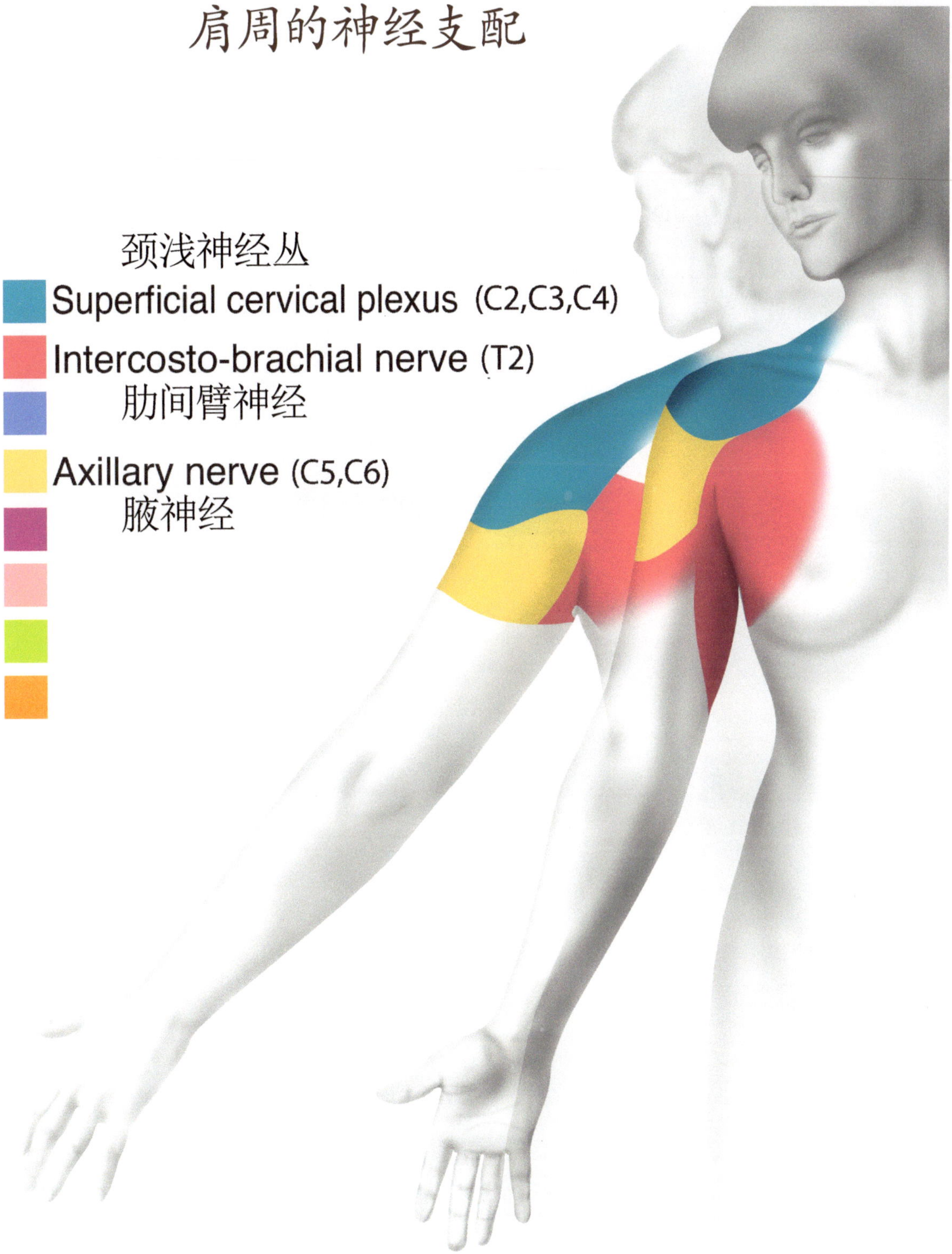

图2-25：颈浅丛、腋神经和肋间臂神经的支配区域（及其相应的皮肤支配区域的神经来源）。

桡神经的支配区域

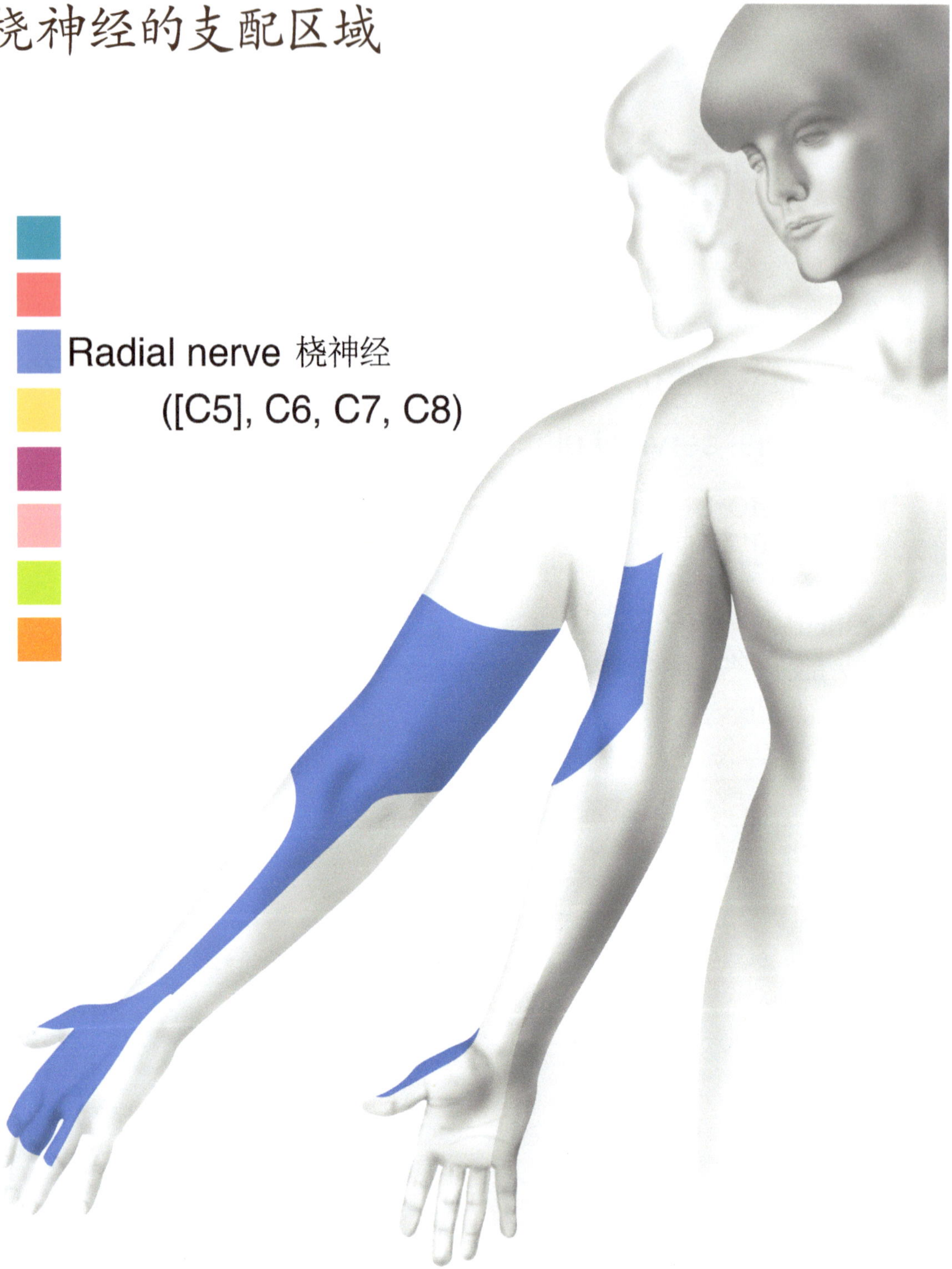

图2-26：桡神经的神经支配区域（及其相应的皮肤支配区域的神经起源）。

肌皮神经的支配区域

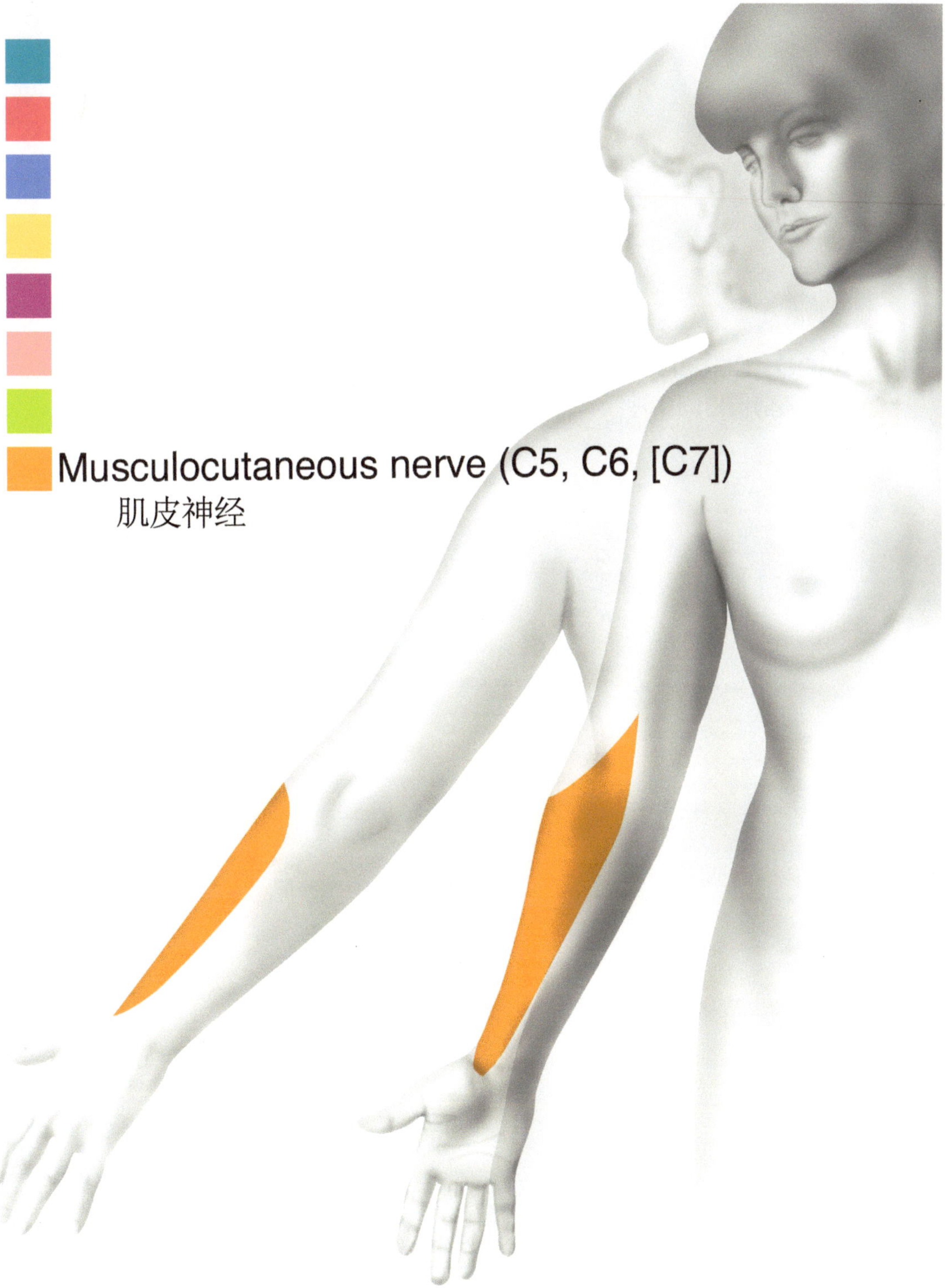

图2-27：肌皮神经的神经支配区域（及其相应的皮肤支配区域的神经起源）。

前臂内侧皮神经支配区域

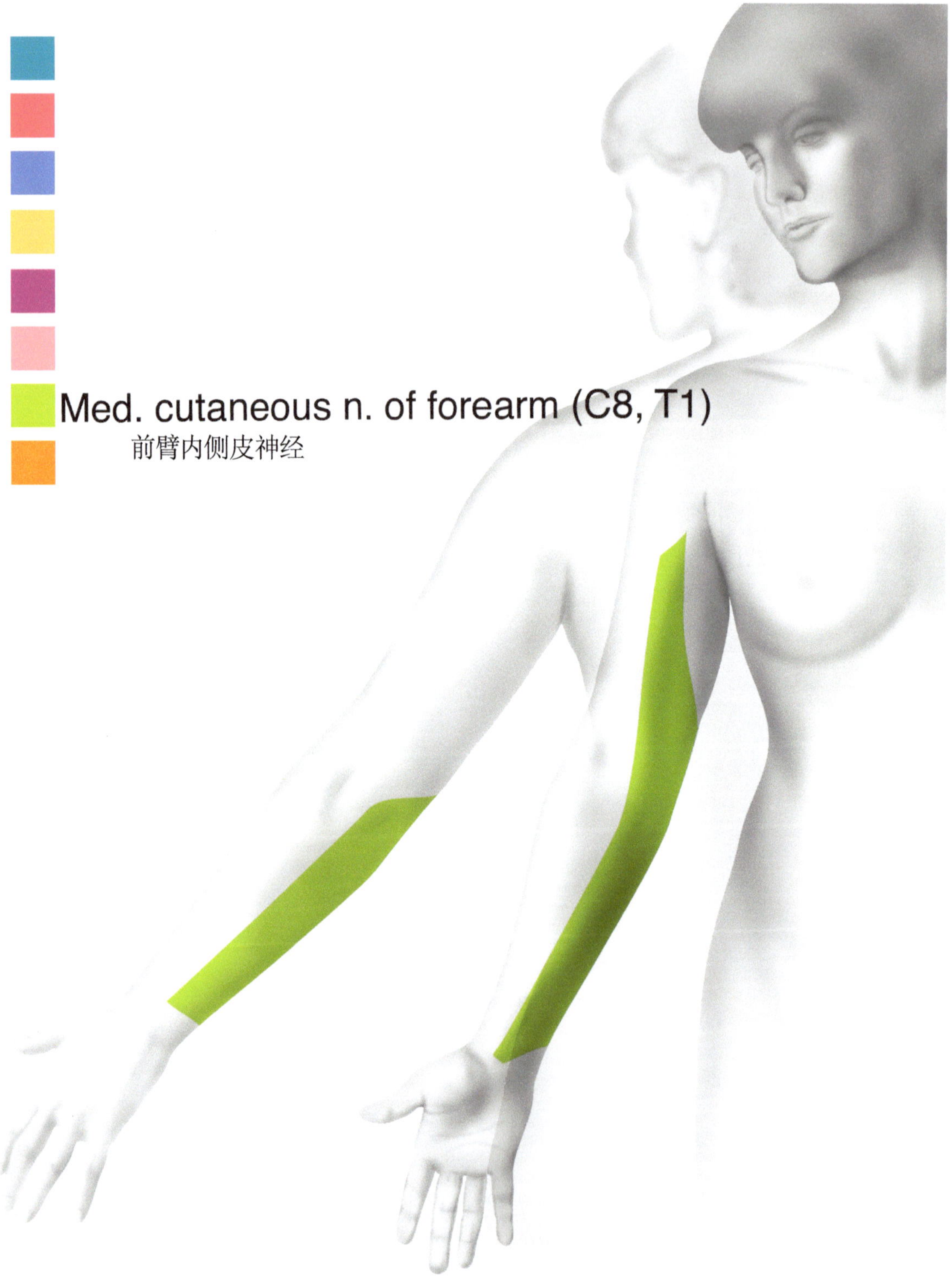

图2-28：前臂前臂内侧皮神经皮神经的神经支配区域（及其相应的皮肤支配区域的神经起源）。

正中神经和尺神经神经支配区域

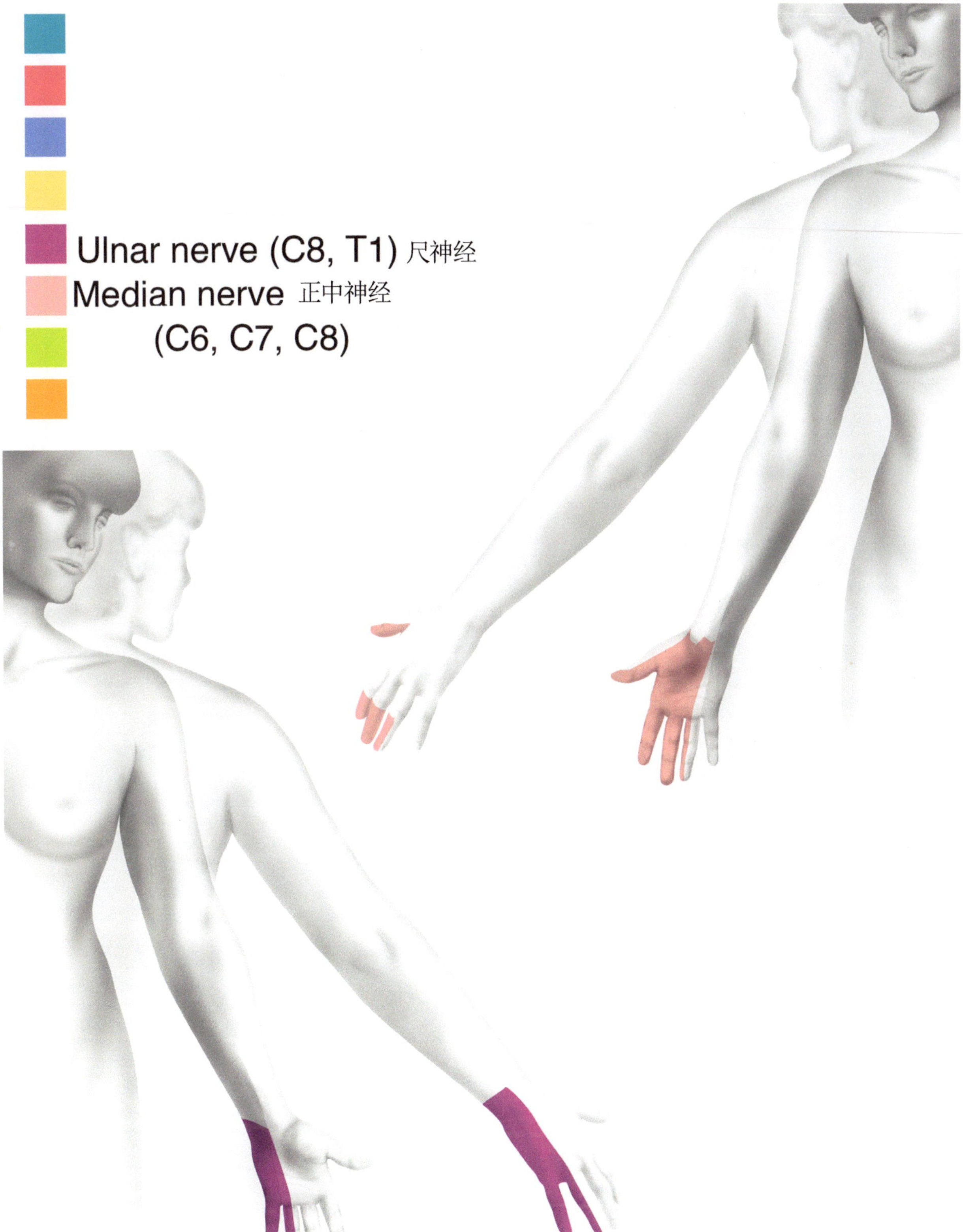

图2-29：右图显示正中神经的神经支配区域，左图显示尺神经的神经支配区域（两者都有相应的皮肤支配区域的神经起源）。

正中神经及肌皮神经的支配区域外侧束

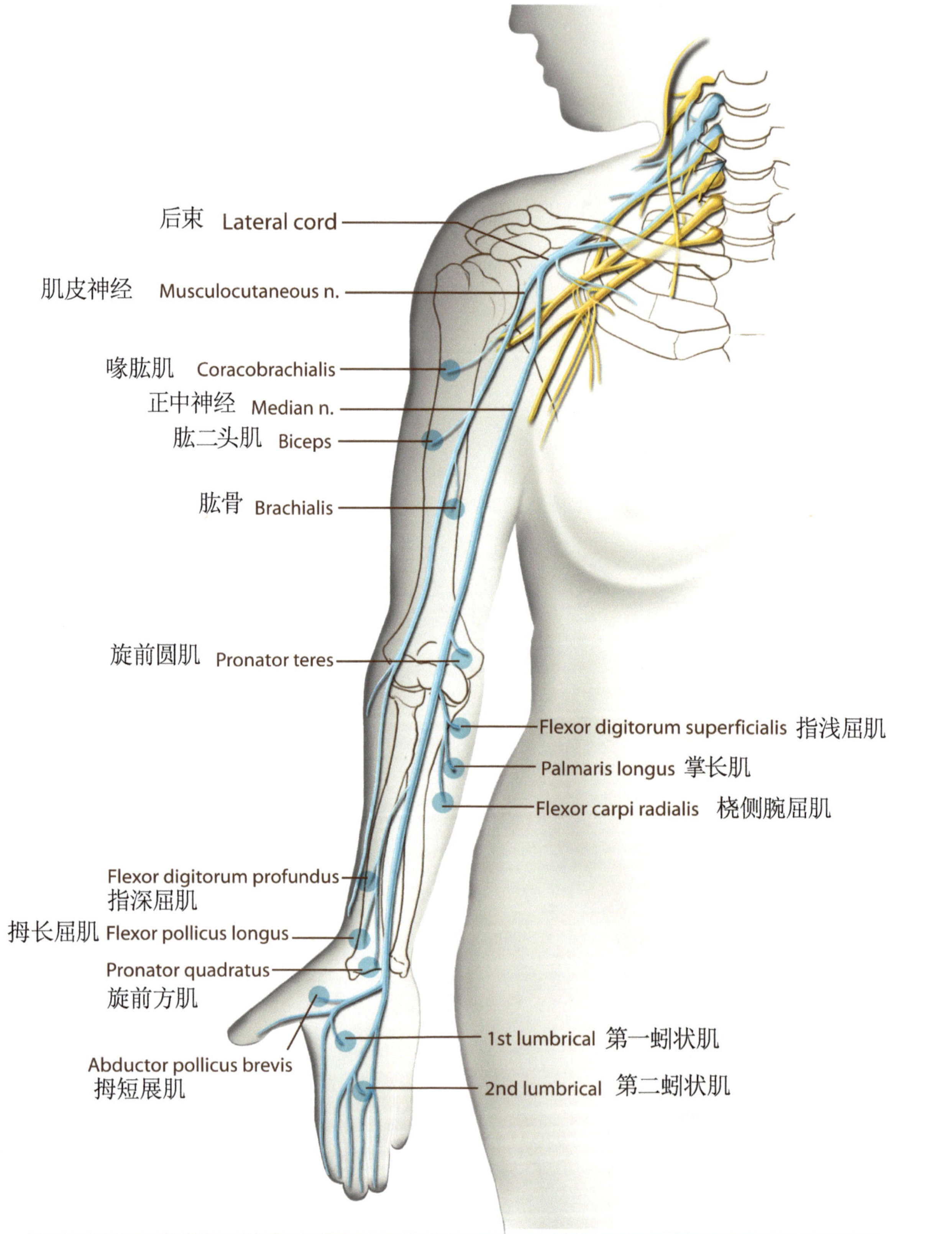

图2-30：肌皮神经和正中神经（外侧束）的功能解剖。

肌皮神经支配喙肱肌、肱二头肌和肱肌——所有上臂的屈肌。正中神经在上臂没有分支，在前臂，支配前臂旋前肌、内侧两指浅屈肌和外侧手指深屈肌。它最终为拇外展肌和第一、第二蚓状肌提供运动神经支配。因此，有人认为电刺激外侧束会导致肘部屈曲、前臂旋前和手部屈曲。这样做的最终效果是，第五个手指，即小指，将向被刺激的神经束（即外侧束）方向发生偏转。

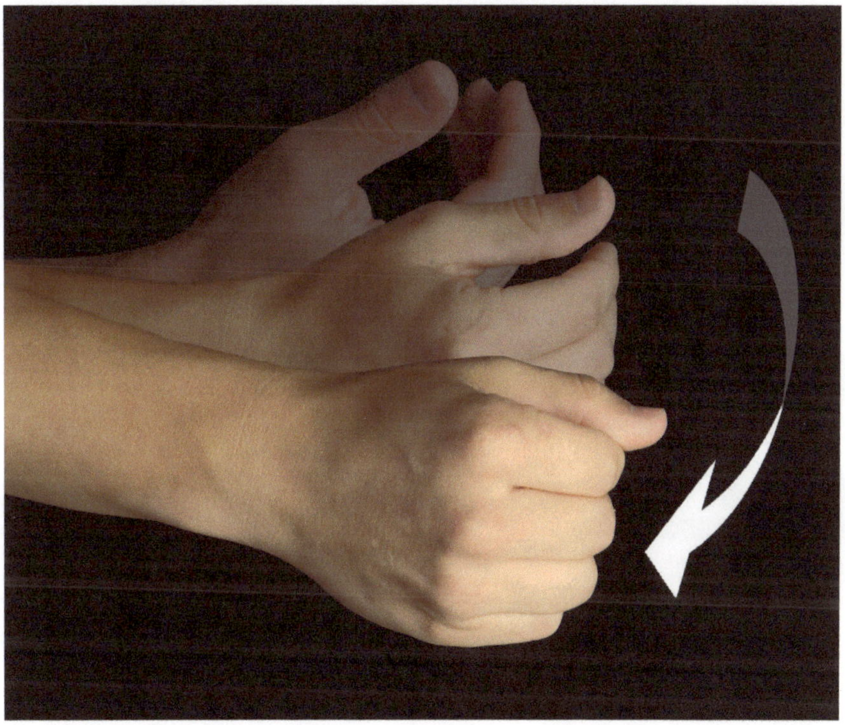

图2-31：臂丛神经束-外侧束的功能解剖。

在RAEducation.com
急性疼痛医学-解剖学-功能解剖学：
上肢上观看视频

Ref: Borene SC, Edwards JN, Boezaart AP. At the cords, the pinkie towards: Interpreting infraclavicular motor responses to neuro-stimulation. Reg Anesth Pain Med 2004;29:125-129.

腋神经和桡神经的肌肉支配 - 后束

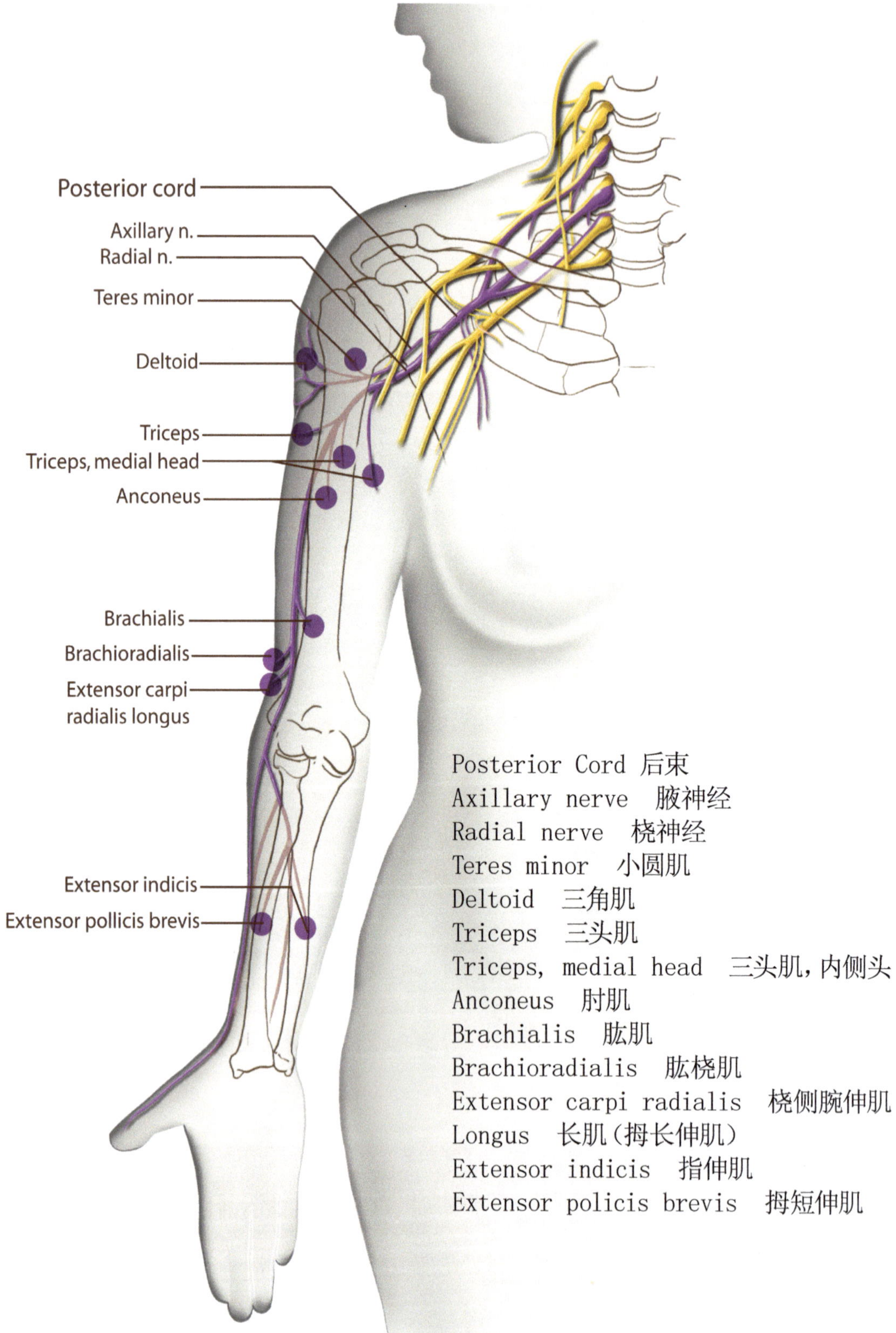

图2-32：腋神经和桡神经（后束）的功能解剖。

腋神经为三角肌提供运动神经支配，而桡神经为上臂、前臂、手腕和手指的伸肌提供神经支配。因此，有人认为电刺激后束会导致肘部、手腕和手指的伸展。当刺激后束时，由于肘和手指的伸展，小指向后移动。现在应该很明显，第五个手指，或小指，向被刺激的后束方向移动。

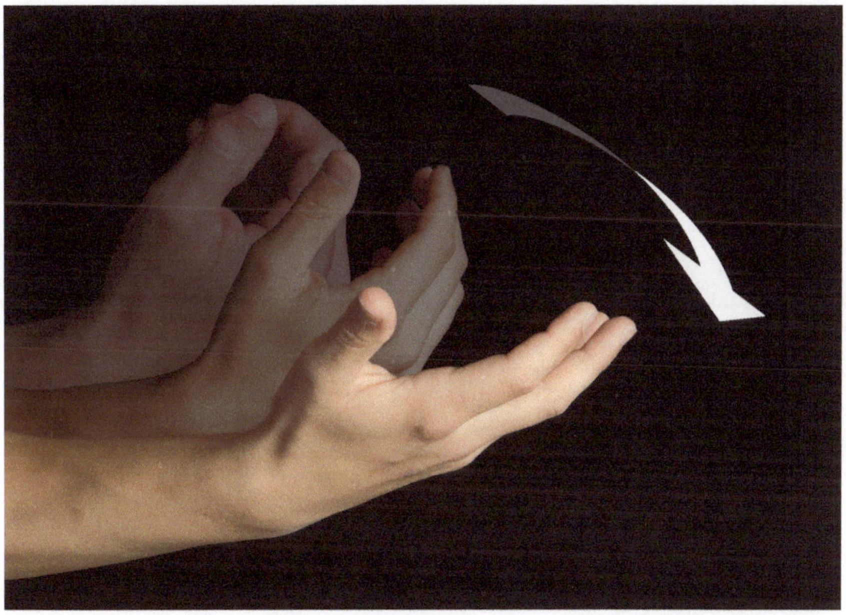

图2-33：臂丛神经束-后束的功能解剖。

Ref: Borene SC, Edwards JN, Boezaart AP. At the cords, the pinkie towards: Interpreting infraclavicular motor responses to neurostimulation. Reg Anesth Pain Med 2004;29:125-129.

尺神经的肌肉支配

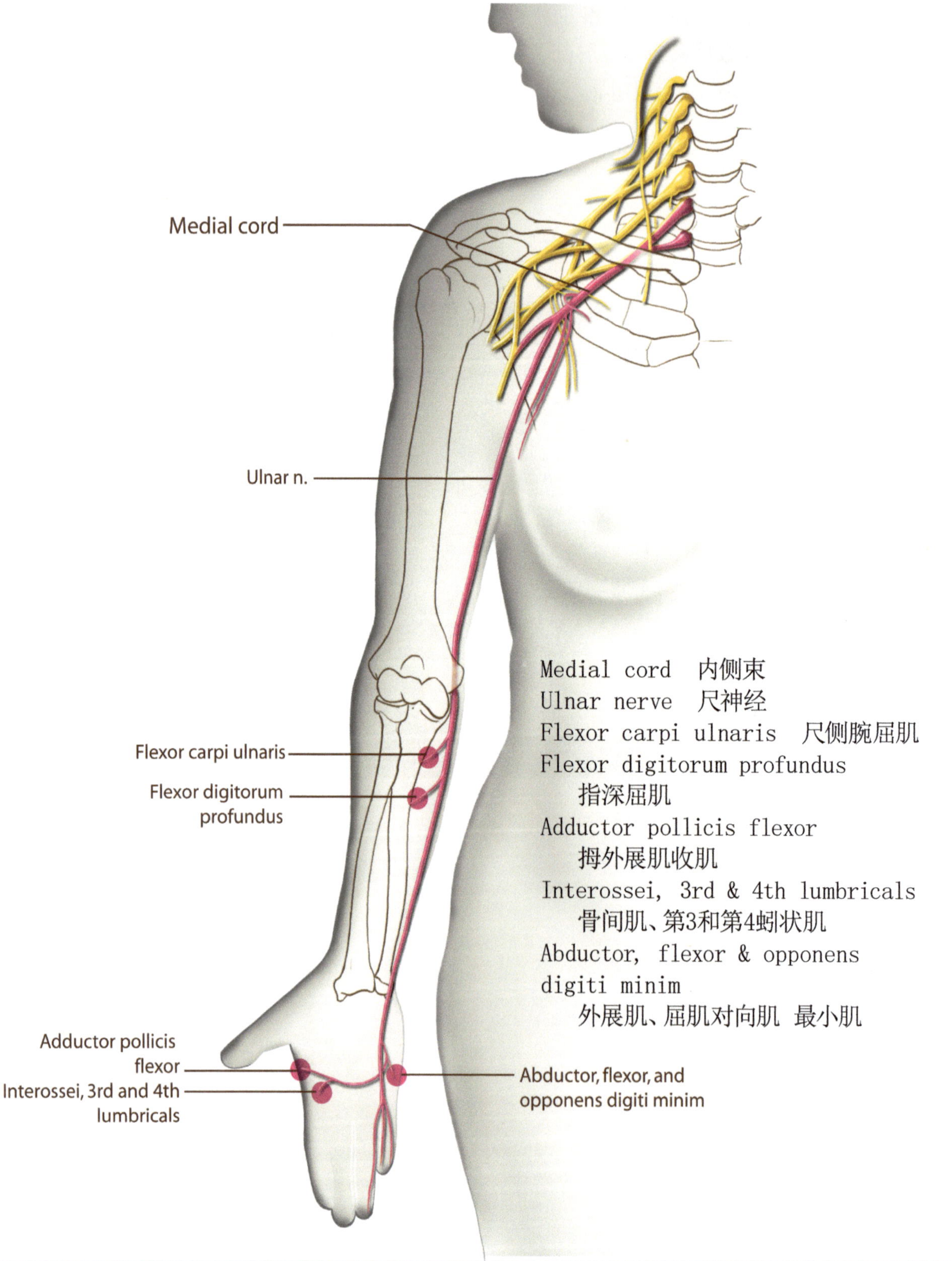

图2-34：尺神经（内侧束）的功能解剖。

尺神经为前臂深屈肌、第五指的外展肌、屈肌和对掌肌、拇外展肌和第三、第四蚓状肌提供运动神经支配。正中神经在上臂没有分支。它支配前臂旋前肌、内侧两指浅屈肌和外侧手指深屈肌。它也支配拇指外展肌和第一和第二蚓状肌。因此，有人认为电刺激内侧束会导致手指屈曲，手腕屈曲和尺偏。当手臂处于解剖位置时，当内侧束受到刺激时，第五个手指向内侧移动。这是因为手指弯曲和手腕尺偏。

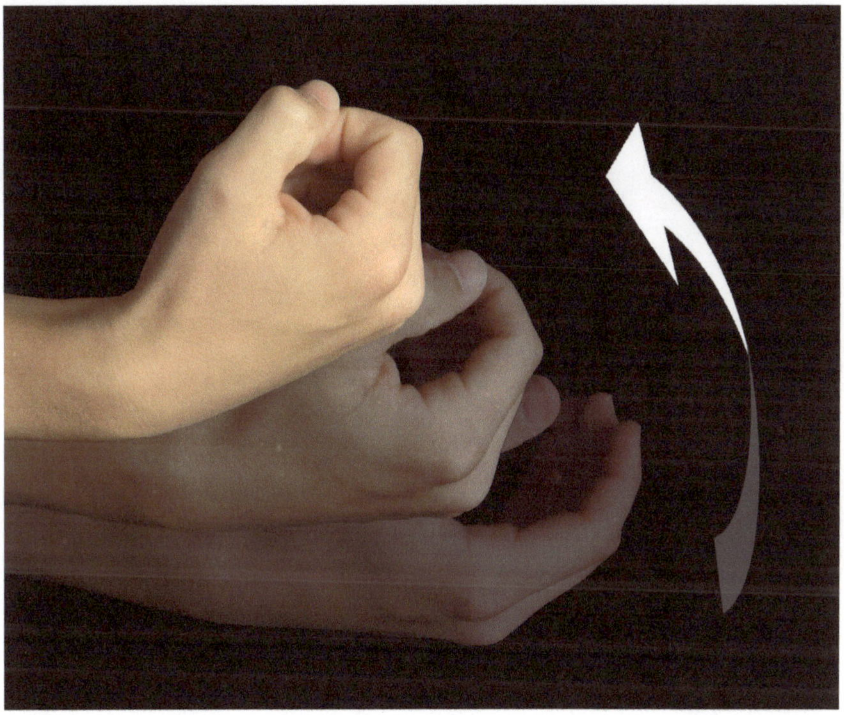

图2-35：臂丛神经束的功能解剖-内侧束引起手指和手腕的弯曲。

Ref: Borene SC, Edwards JN, Boezaart AP. At the cords, the pinkie towards: Interpreting infraclavicular motor responses to neuro-stimulatio). Reg Anesth Pain Med 2004;29:125-129.

有关视频和更多信息，请访问
RAEDucation.com

进一步了解电刺激的效果：

1. C5/6神经根
2. 臂丛神经上干
3. 颈部副神经
4. 肩胛背神经
5. 肩胛提肌的神经
6. 膈神经
7. 肩胛上神经
8. 桡神经
9. 尺神经
10. 正中神经
11. 肌皮神经

References:

Borene SC, Edwards JN, Boezaart AP. At the cords, the pinkie towards: Interpreting infraclavicular motor responses to neurostimulation. Reg Anesth Pain Med 2004;29:125-129.

Boezaart AP, Franco CD. Blocks above the clavicle. In: Boezaart AP, Ed. Anesthesia and orthopaedic surgery. New York: McGraw-Hill, 2006: 291-309.

Boysenberg AT, Raw R, Boezaart AP. Surface mapping of peripheral nerves in children with a nerve stimulator. Paediatr Anaest 2002;12:398-403.

Leis AA, Trapani VC. Atlas of Electromyography. Cambridge, UK: Oxford University Press 2000: 95-105.

第三章
股前区神经

翻译：

王勇　冉菊红

审阅：

万里　彭勇刚

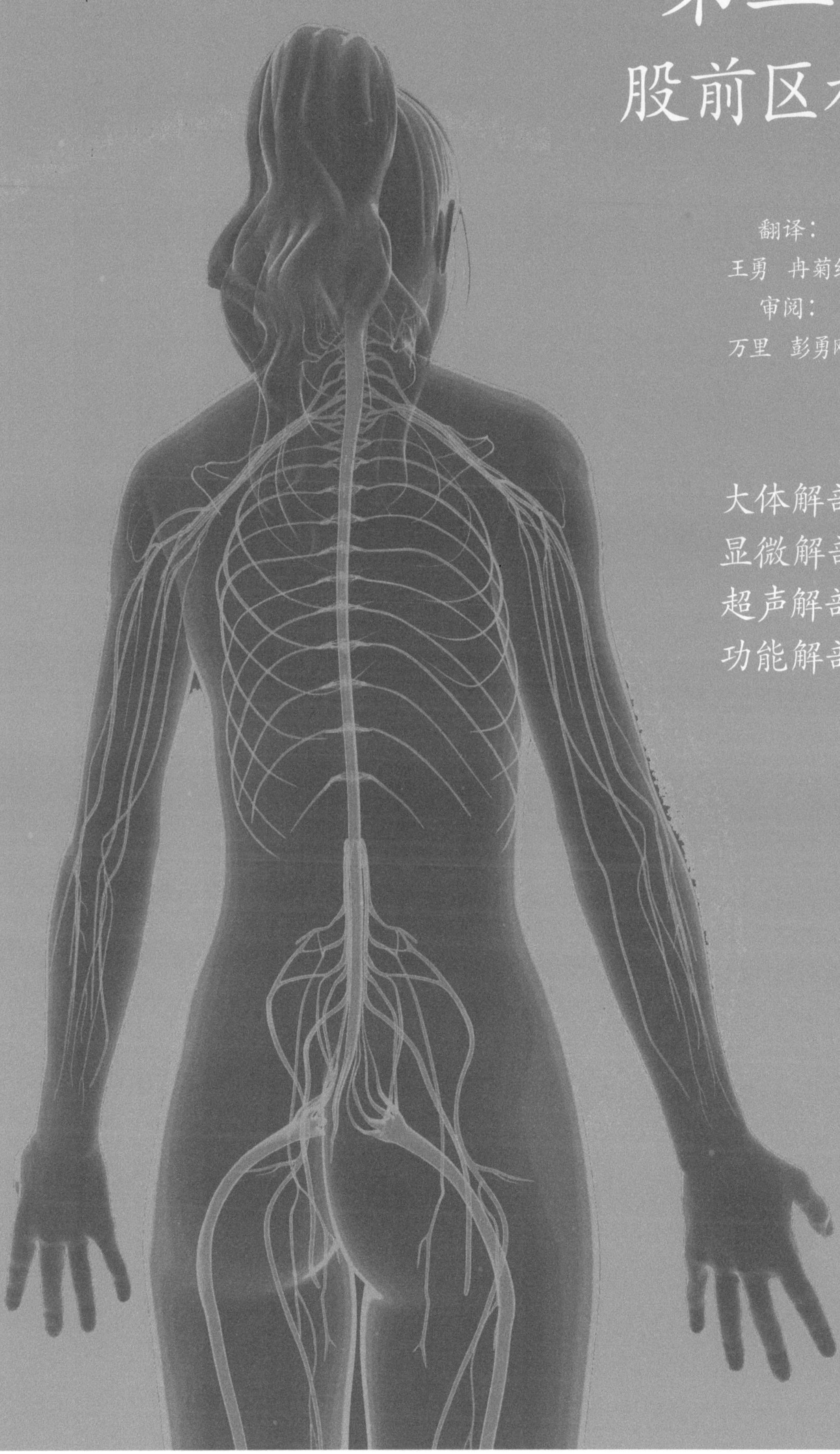

大体解剖

显微解剖

超声解剖

功能解剖

大体解剖

腰骶神经丛

神经

1. 肋下神经
2. 髂腹下神经
3. 髂腹股沟神经
4. 股外侧皮神经
5. 生殖股神经股支
6. 生殖股神经生殖支
7. 股神经
8. 坐骨神经
    a. 腓总神经
    b. 胫神经
9. 股后皮神经
10. 股神经缝匠肌支
11. 股神经隐神经支
12. 闭孔神经
13. 阴部神经
14. 交感干
15. 腰骶干

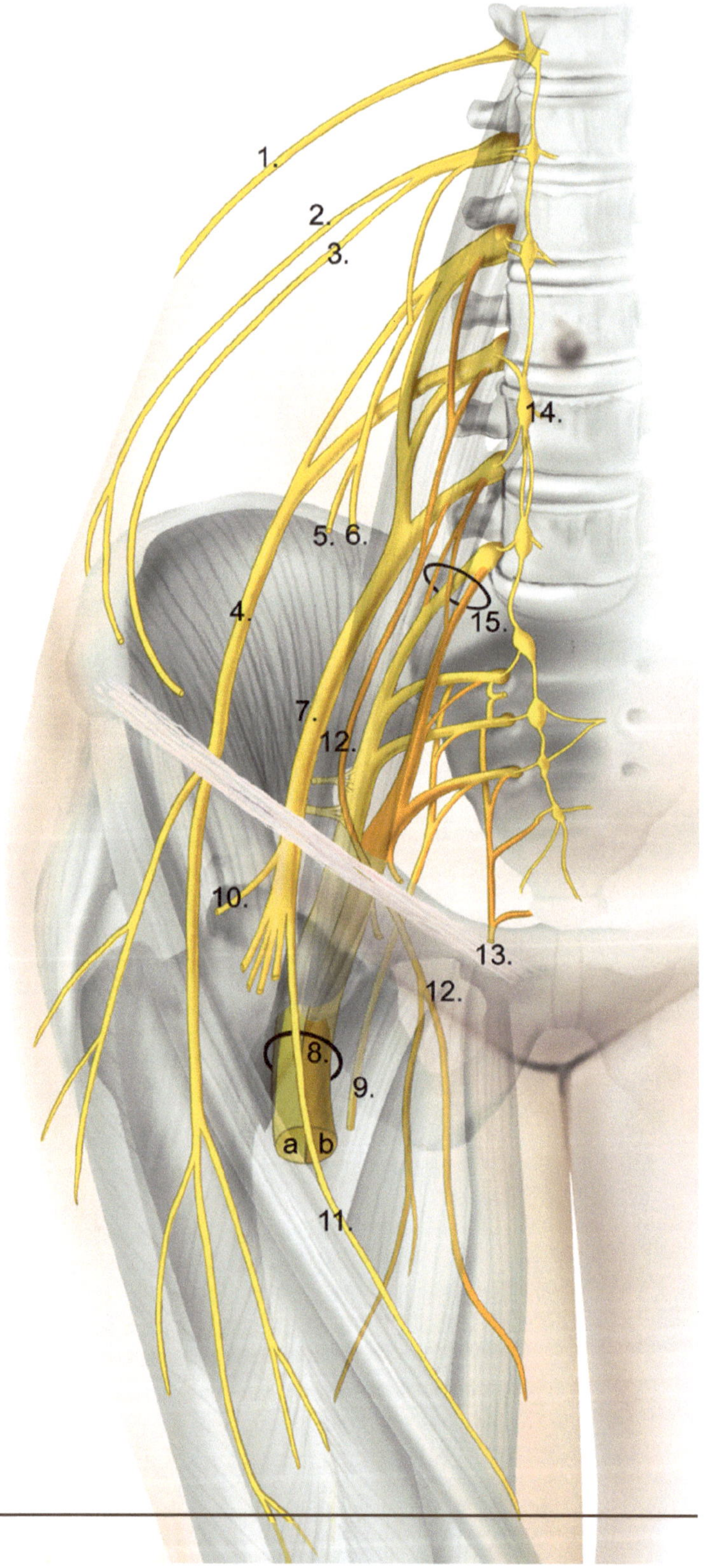

图3-1：腰骶丛及其神经示意图

肋下神经(1)及髂腹股沟和髂腹下神经 (2, 3)分别来源于第12胸神经(T12)和第一腰神经 (L1)。

股外侧皮神经(4)和生殖股神经来源于第1和第2腰神经的前支(L1 和 L2)，而股神经(7)来源于第2、第3和第4腰神经的前支（L2, L3, L4）

L4脊神经前支发出部分分支参与形成腰骶干，L4的下半干，L5、S1-3脊神经前支共同形成坐骨神经。

阴部神经也来源于这些神经根。

下肢前区神经解剖-骨盆视图

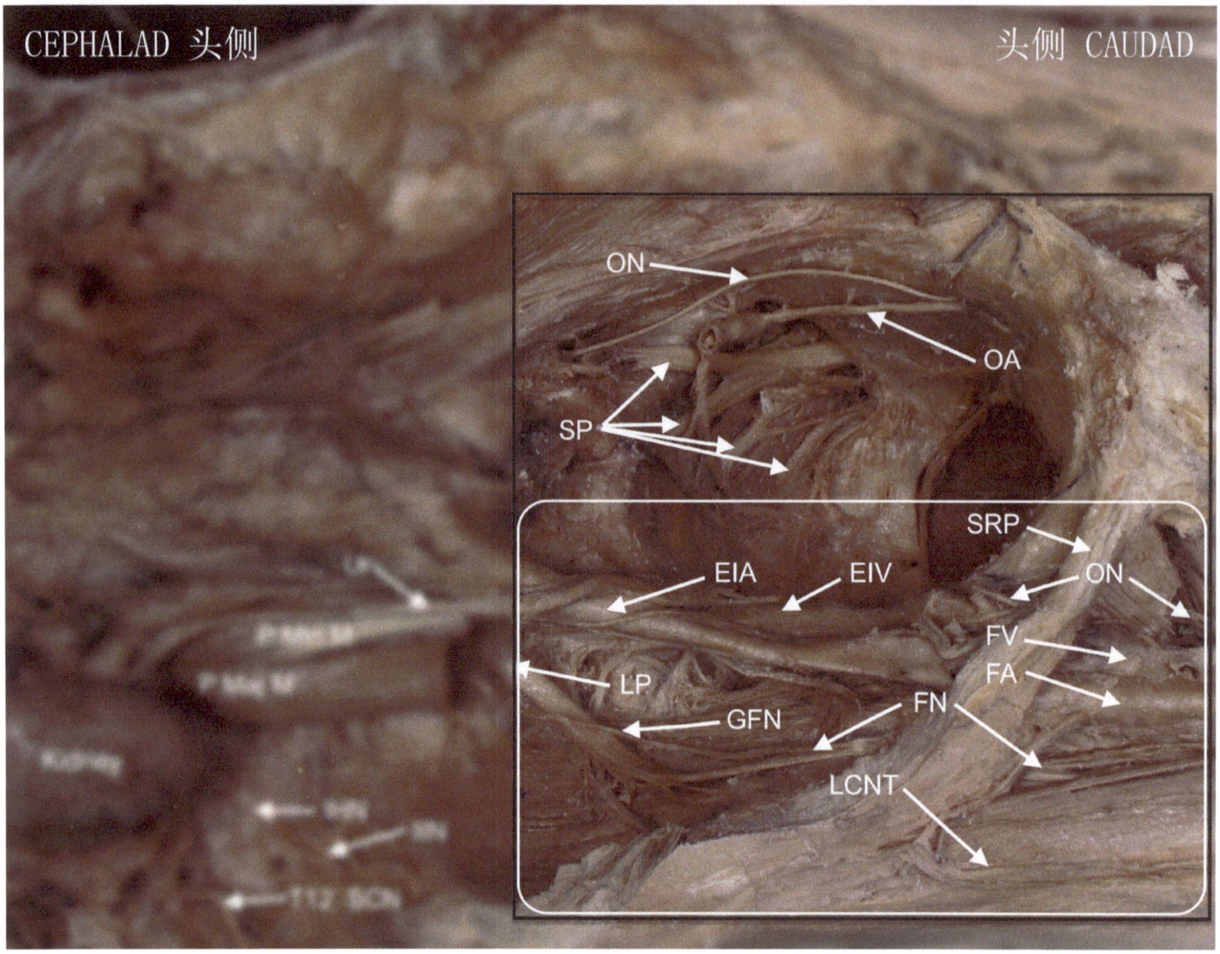

图3-2：股神经、闭孔神经和股外侧皮神经的解剖（腹侧观）

EIA	髂外动脉	LCNT	股外侧皮神经
EIV	髂外静脉	LP	腰丛
FA	股动脉	OA	闭孔动脉
FN	股神经	ON	闭孔神经
FV	股静脉	SP	骶丛
GFN	生殖股神经	SRP	耻骨上支

股前区解剖

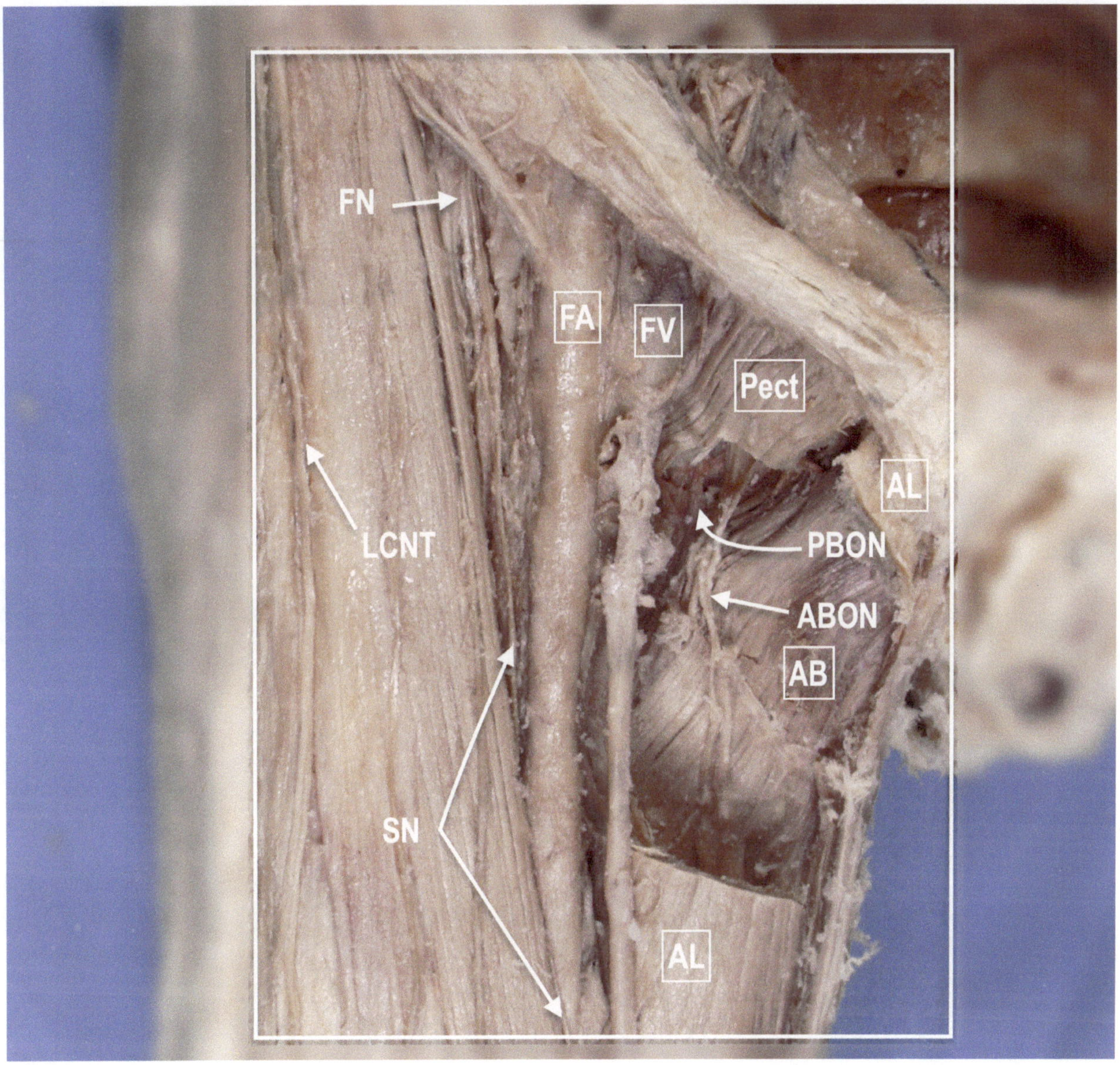

图3-3：股上部解剖（前面观）。图中显示股神经和闭孔神经

AB	短收肌
ABON	闭孔神经前支
AL	长收肌（部分切除）
FA	股动脉
FN	股神经
FV	股静脉
LCNT	股外侧皮神经
PBON	闭孔神经后支
Pect	耻骨肌
SN	隐神经

闭孔神经从闭孔穿出，分为前支（ABON）和后支（PBON）。闭孔神经前支在短收肌前方下行，同时后支在短收肌及大收肌之间下行。

经股前区上端的横断面图

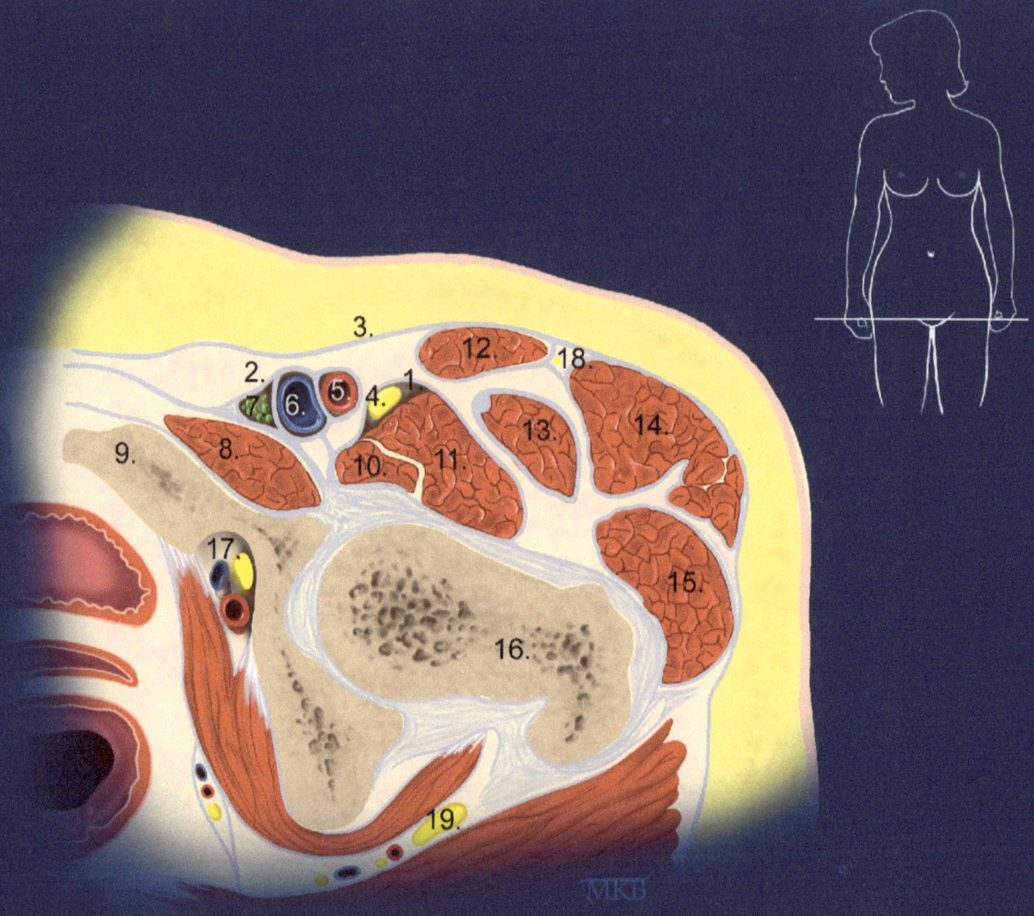

1. 髂筋膜
2. 股鞘
3. 阔筋膜
4. 股神经
5. 股动脉
6. 股静脉
7. 股管淋巴管
8. 耻骨肌
9. 耻骨结节
10. 腰大肌
11. 髂肌
12. 缝匠肌
13. 股直肌
14. 阔筋膜张肌
15. 臀中肌
16. 股骨头
17. 闭孔静脉、动脉、神经
18. 股外侧皮神经
19. 坐骨神经

图3-4：腹股沟水平横断面示意图

股神经的体表解剖

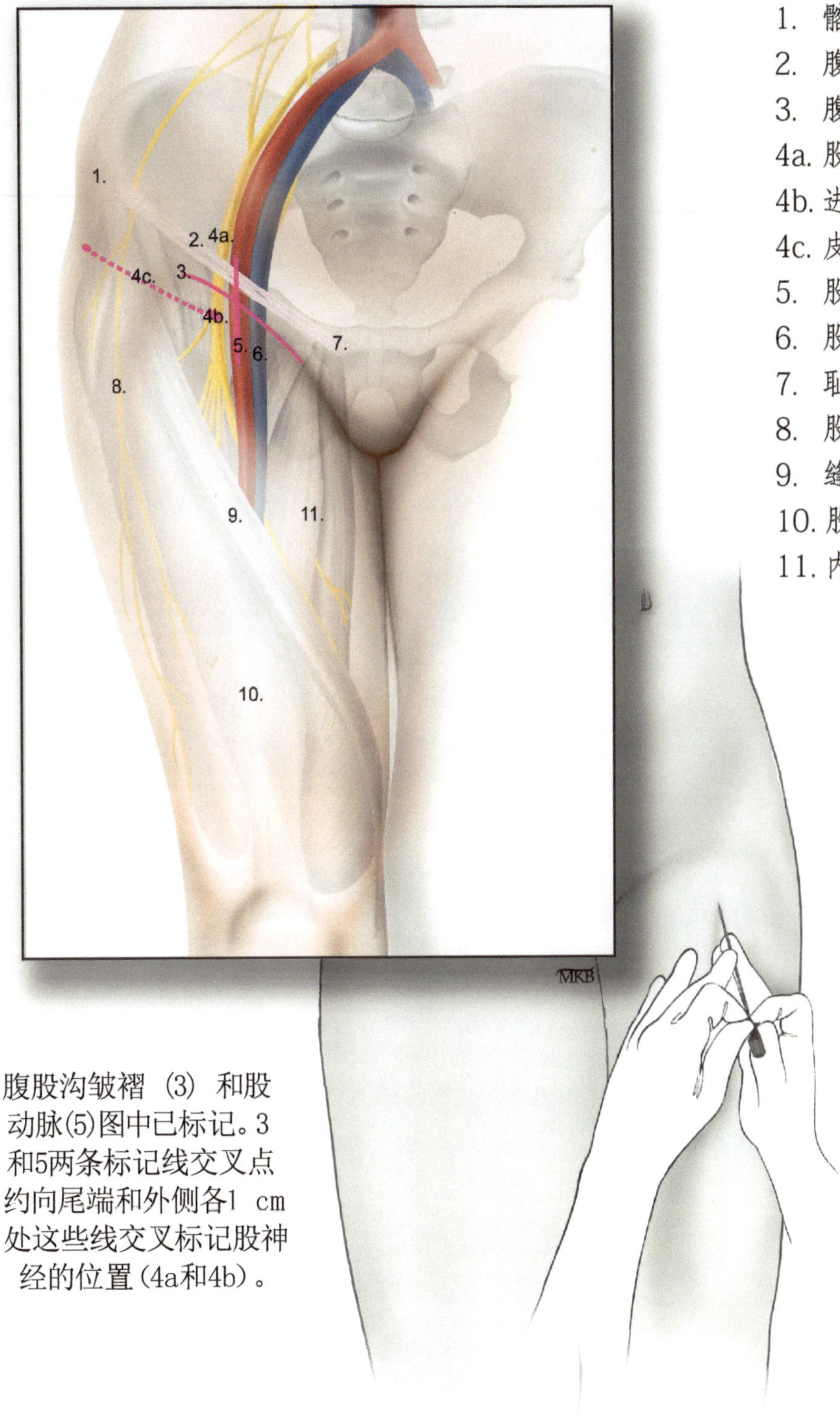

1. 髂前上棘
2. 腹股沟韧带
3. 腹股沟皱褶

4a. 股神经
4b. 进针点
4c. 皮下隧道穿行位置

5. 股动脉
6. 股静脉
7. 耻骨结节
8. 股外侧皮神经
9. 缝匠肌
10. 股四头肌
11. 内收肌群

腹股沟皱褶（3）和股动脉(5)图中已标记。3和5两条标记线交叉点约向尾端和外侧各1 cm处这些线交叉标记股神经的位置（4a和4b）。

图 3-5股神经的体表解剖

本书所涉及的任何阻滞的适应症和操作技术请参考标准教科书

显微解剖

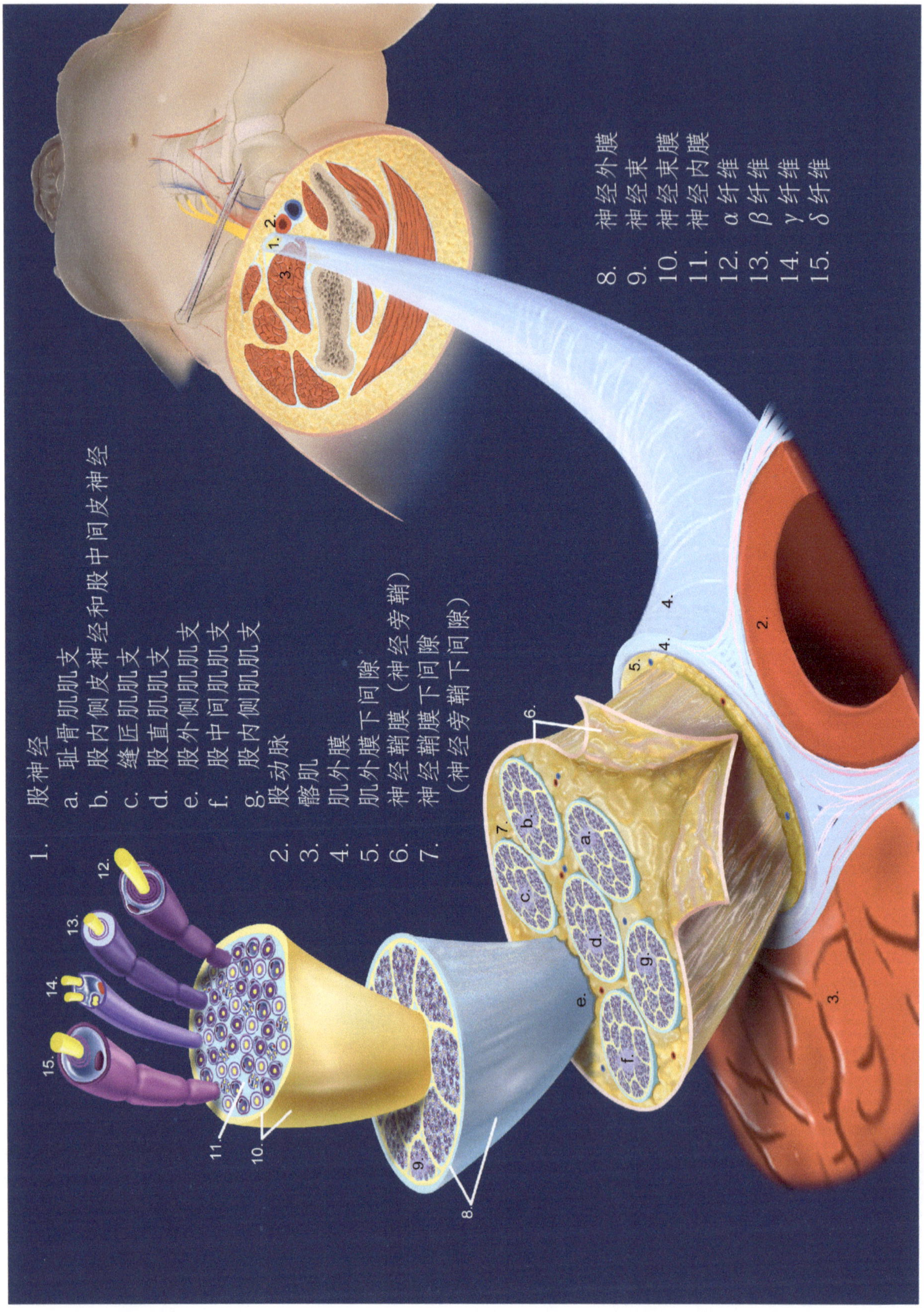

图3-6: 股神经的微观结构

请注意：

股神经各分支被包绕在一个共同的神经鞘膜内（6）；又称为神经旁鞘。

股神经有八个分支（图中显示七个）：耻骨肌肌支（通常分出较早，于腹股沟韧带上方或下方分出）、股内侧皮神经和股中间皮神经、缝匠肌肌支、股直肌肌支、股外侧肌肌支、股中间肌肌支和股内侧肌肌支。
神经鞘膜外的腔隙是肌外膜下间隙(5)，此腔隙被肌外膜包绕(4)，肌外膜为包绕神经、肌肉、血管的一层筋膜。

神经鞘膜（神经旁鞘）(6)的深部是神经鞘膜下间隙 (7)，此腔隙是连续神经阻滞置管时针尖到达的理想位置。

再下一层是包裹每个神经分支的神经外膜 (8)，它包裹每个分支的神经束，通常认为是椎旁筋膜的延续。

相应地，每一神经束被神经束膜 (10)包裹，神经束膜起源于硬脊膜。

神经束膜内是神经内膜和神经轴突 (12-15)。

神经纤维束内的液体是脑脊液，而神经纤维束外的组织液是淋巴液。

References:
Reina MA, Navarro RA, Mateos EMD. Ultrastructure of myelinated and unmyelinated axons. In: Reina MA, Ed. Atlas of Functional Anatomy For Regional Anesthesia And Pain Medicine. New York: Springer, 2015; 3-126.
Andrerson HL, Anderson SL, Tranun-Jensen J. Injecting inside the paraneural sheath or the sciatic nerve: Direct comparison among ultrasound imaging, macroscopic anatomy and histologic analysis. Reg Anesth Pain Med 2012;37:410-4.
Karmakar MK, Shariat AN, Pangthipampai P, Chen J. High-definition ultrasound imaging defines the paraneural sheath and the fascial compartments surrounding the sciatic nerve at the popliteal fossa. Reg Anesth Pain Med 2013;38:447-51.
Millesi H, Zoch G, Rath T. The gliding apparatus of peripheral nerve and its clinical significance. Ann Chir Main Memb Super 1990;9:87-97.
Boezaart AP. The sweet spot of the nerve: Is the "paraneural sheath" named correctly, and does it matter? Reg Anesth Pain Med 2014;39:557-8.

超声影像解剖

股神经近端

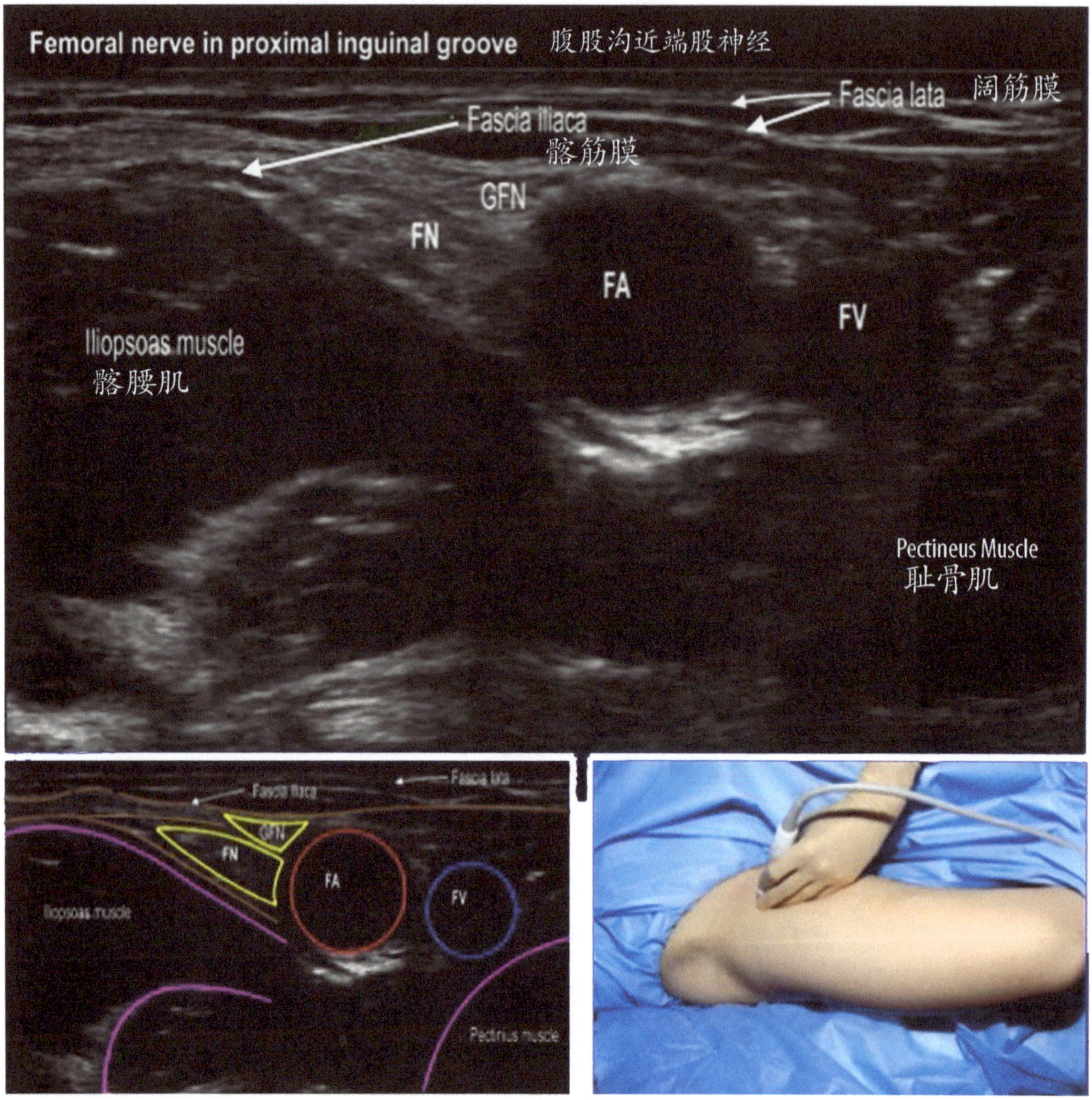

图3-7: 腹股沟皱褶处股神经的超声影像解剖

FA	股动脉
FN	股神经
FV	股静脉
GFN	生殖股神经股支

图像的左侧对应模特的外侧

查看RAEducation.com
急性疼痛医学-解剖学-超声解剖学：
股神经

股神经远端

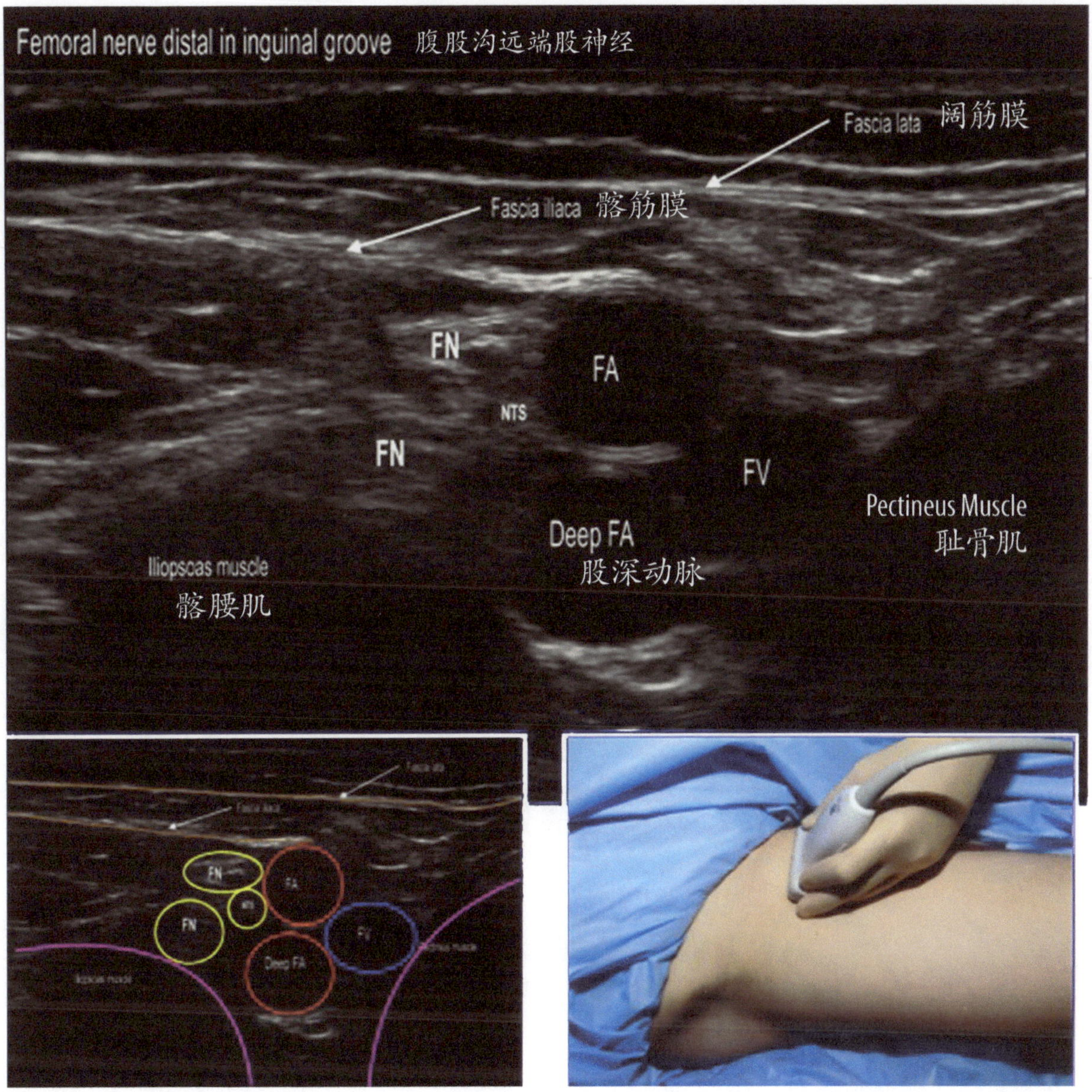

图3-8: 腹股沟皱褶下方股神经远端的超声影像视图

FA　　股动脉
FN　　股神经
FV　　股静脉
NTS　　缝匠肌肌支

图像的左侧对应模特的外侧

近端闭孔神经

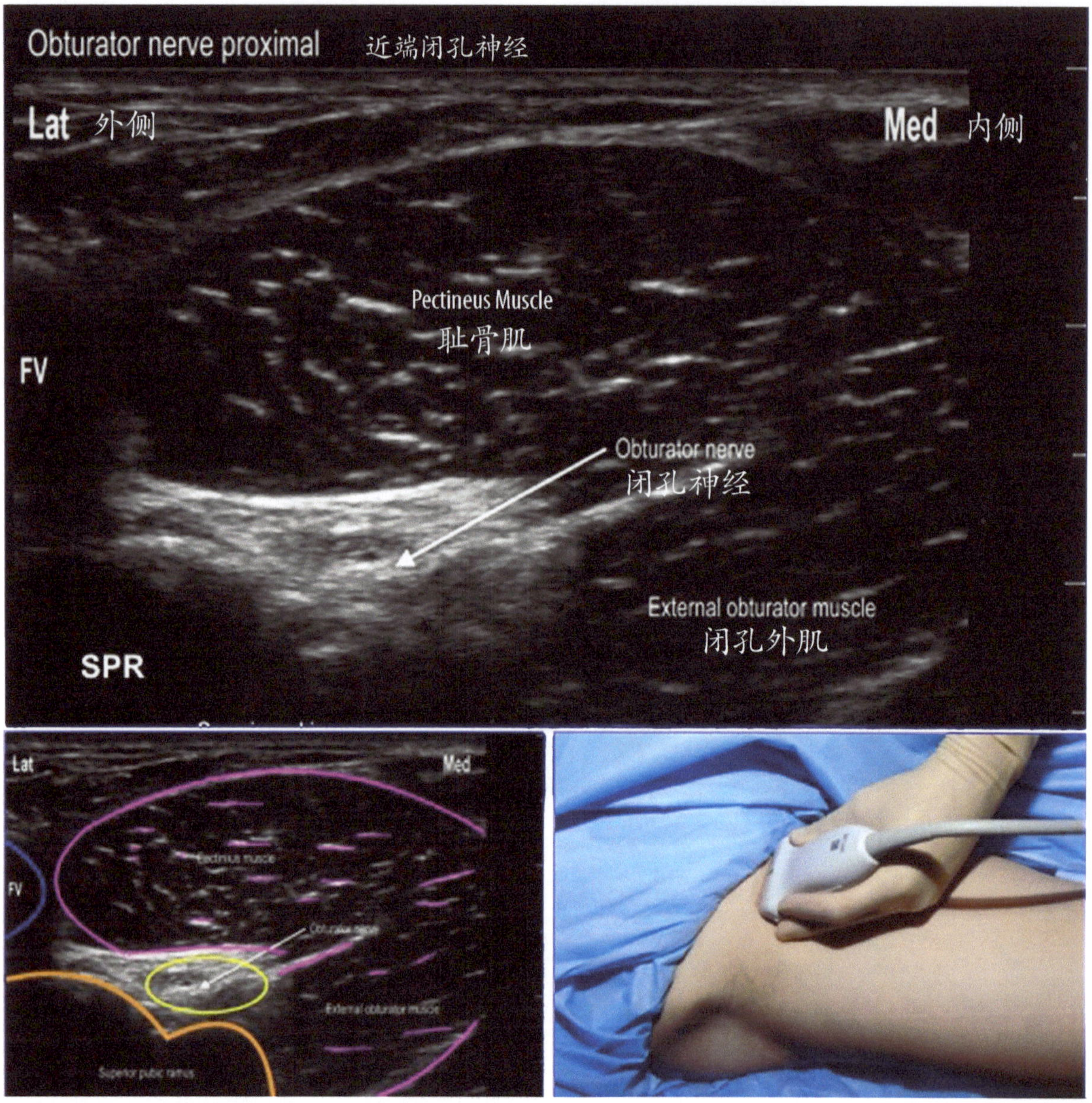

图3-9: 闭孔神经的超声解剖

FV	股静脉
Lat	外侧
Med	内侧
SPR	耻骨上支

观看RAEducation.com
疼痛医学-解剖学-超声解剖学：
闭孔神经

远端闭孔神经

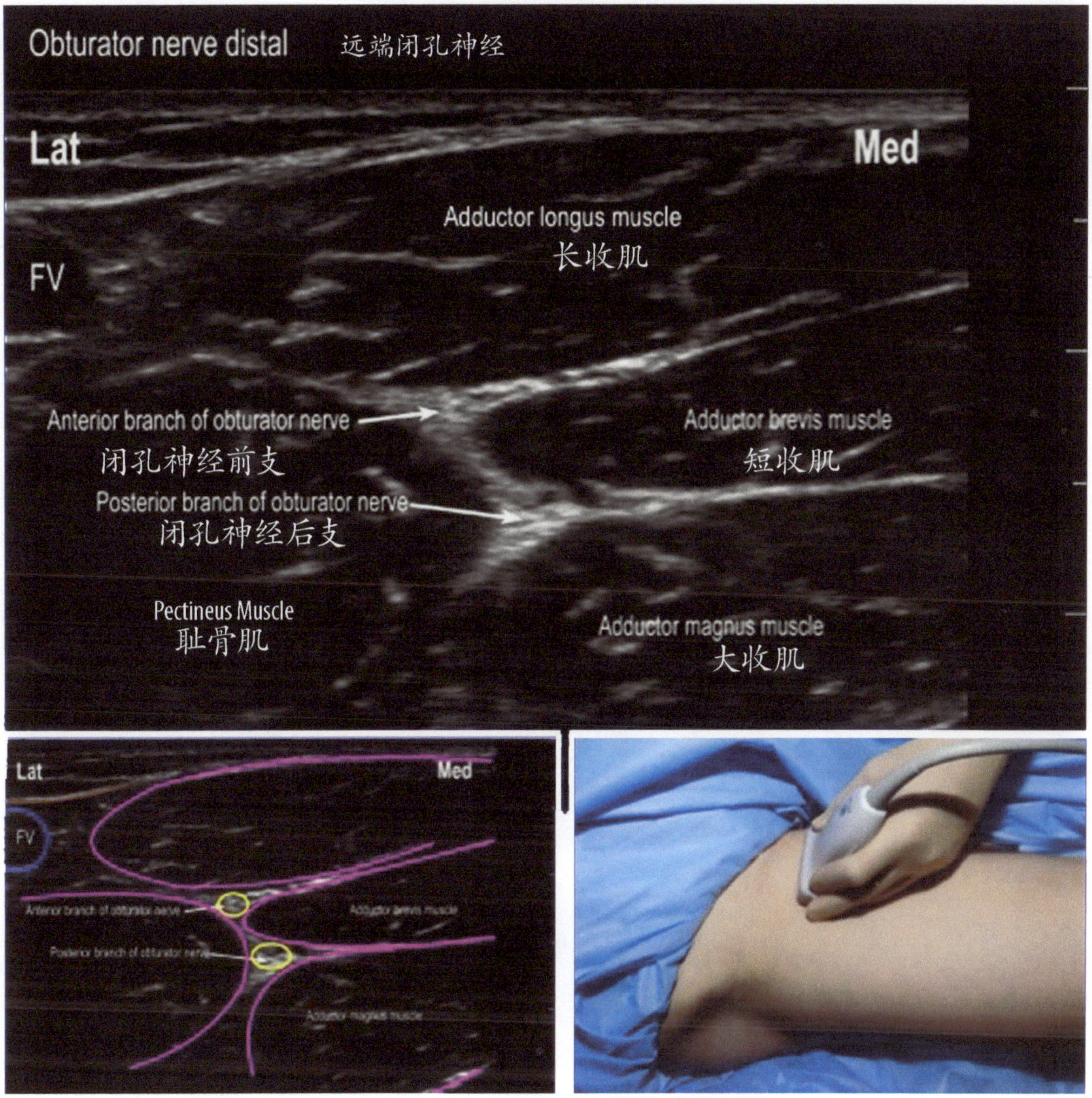

图3-10: 闭孔神经前支和后支的超声解剖

FV	股静脉
Lat	外侧
Med	内侧

股外侧皮神经

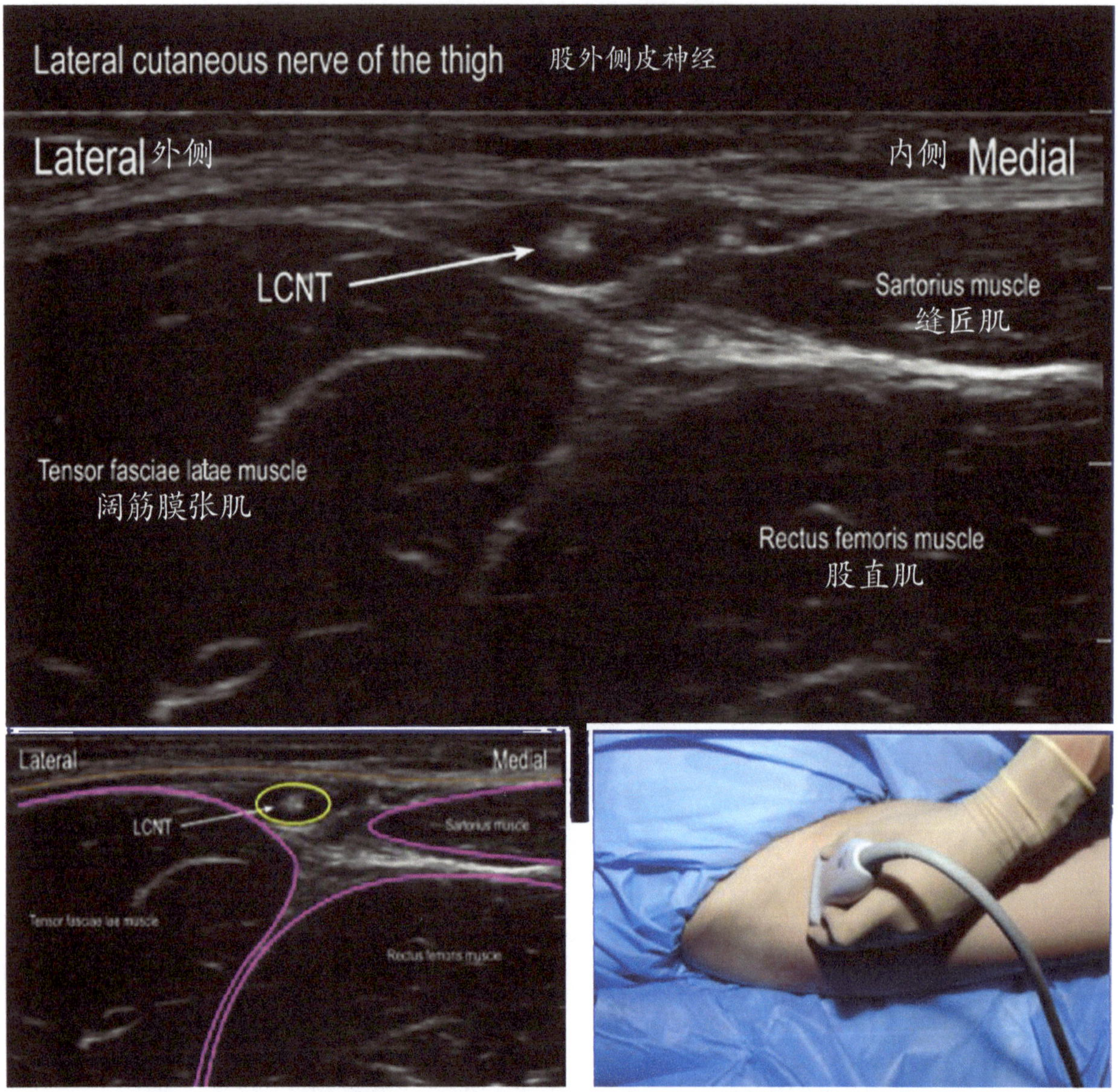

图3-11:股外侧皮神经的超声解剖

LCNT 股外侧皮神经

观看RAEducation.com
疼痛医学-解剖学-超声解剖学：
股外侧皮神经

隐神经

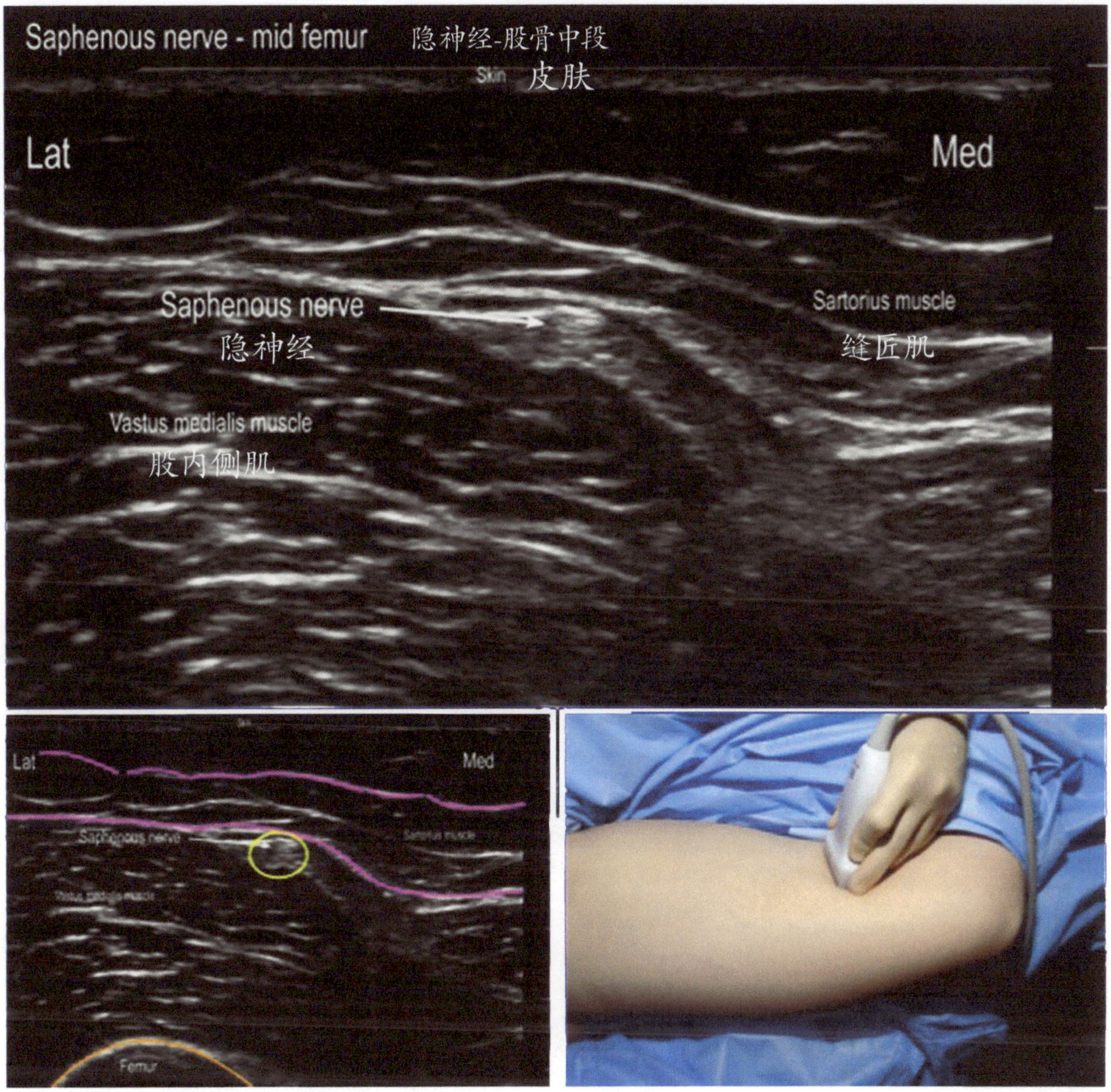

图3-12：股部隐神经超声解剖

Lat	外侧
Med	内侧

请注意：图中标注的“隐神经”很可能是隐神经髌上支，在这同一筋膜层，髌骨支通常更靠内侧。

收肌管

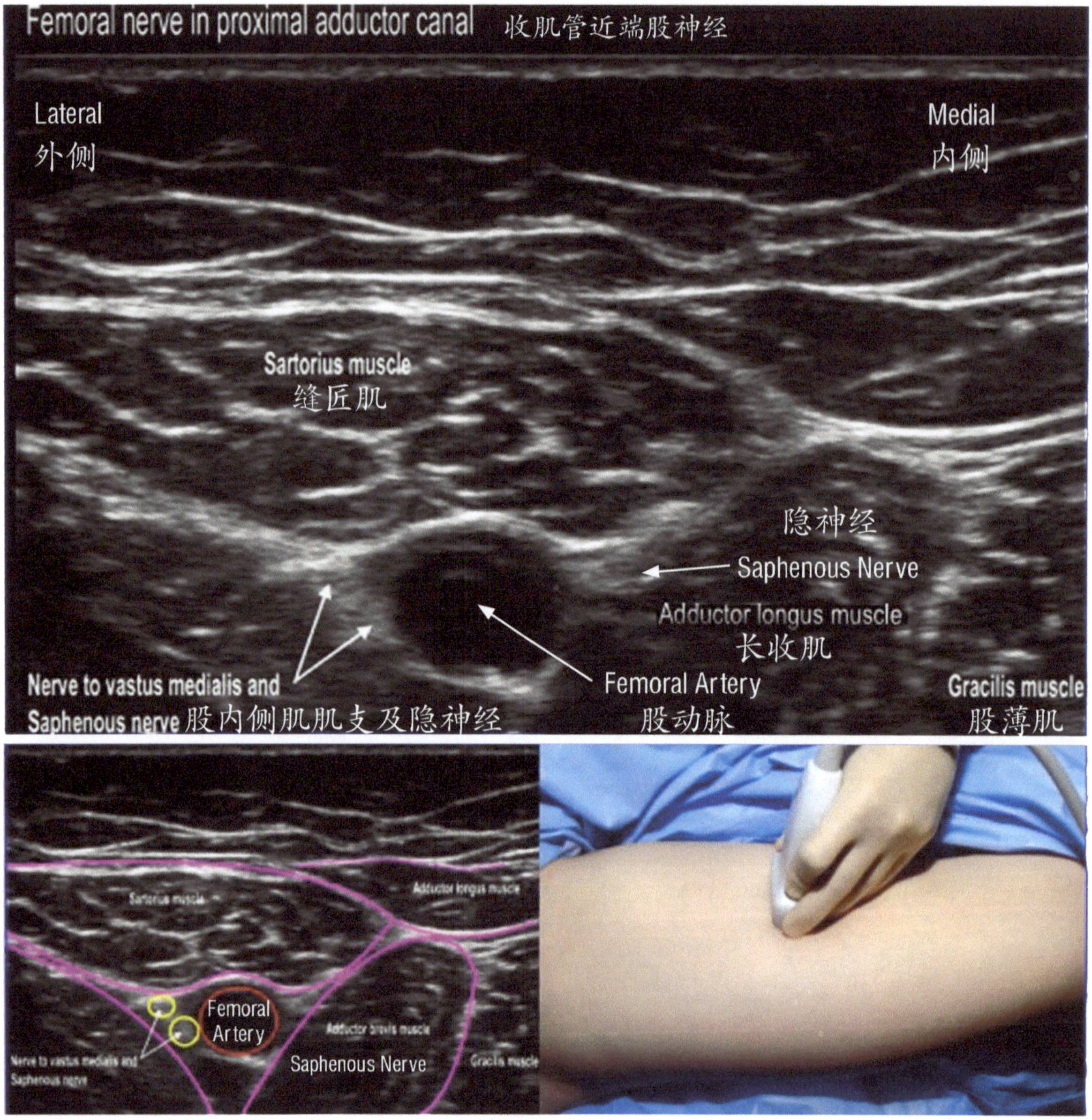

图 3-13:收肌管远端超声解剖。图像的左侧为前方

请注意：股静脉位于股动脉的后内侧，通常被压扁。隐神经最初位于动脉内侧，但在更远的地方是位于外侧。

观看RAEducation.com
疼痛医学-解剖学-超声解剖学：
收肌管

Ref: Boezaart AP, Parvataneni HK. Adductor canal block may just be an (unreliable) indirect femoral nerve block. Reg Anesth Pain Med 2014;39:556. • Chen J, Lesse J, Hadzic A, ReissW, Resta-Flarer F. Adductor canal block can result in motor block of the quadriceps muscle. Reg Anesth Pain Med 2014;39:170－1 • Davies JJ, Bond TS, Swenson JD. Adductor canal block more than just the saphenous nerve. Reg Anesth Pain Med 2009;34:618－9 • Veal C, Auyong DB, Hanson NA, Allen CJ, Strodtbeck W. Delayed quadriceps weakness after continuous adductor canal block for total knee arthroplasty: a case report. Acta Anaesth Scan 2013;58:362-4.

下肢皮区（皮节）

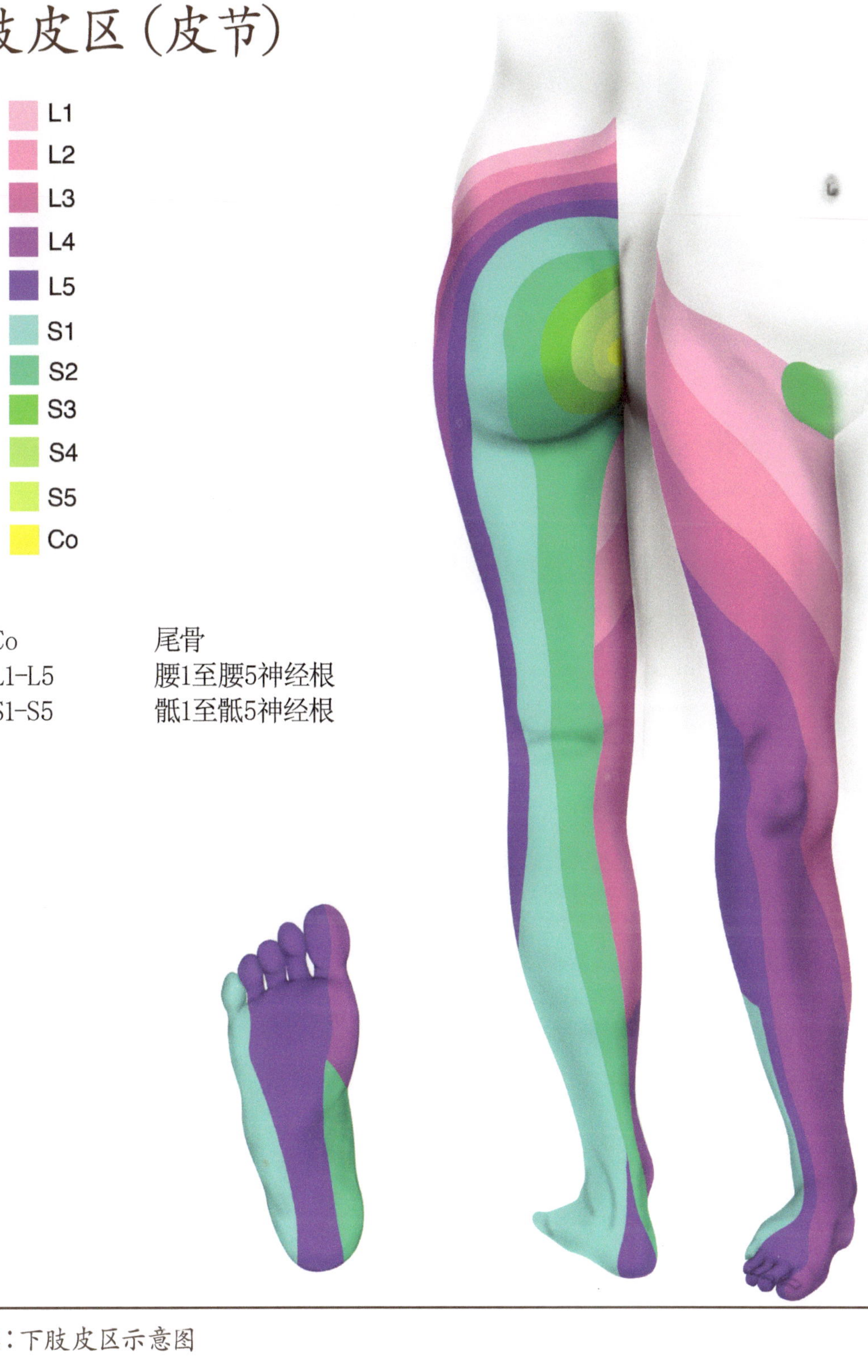

Co	尾骨
L1-L5	腰1至腰5神经根
S1-S5	骶1至骶5神经根

图3-14：下肢皮区示意图

因为相邻的皮区间有大量重叠，所以这些皮区的划分界限并不像图示那样明显

下肢骨骼的神经支配区域

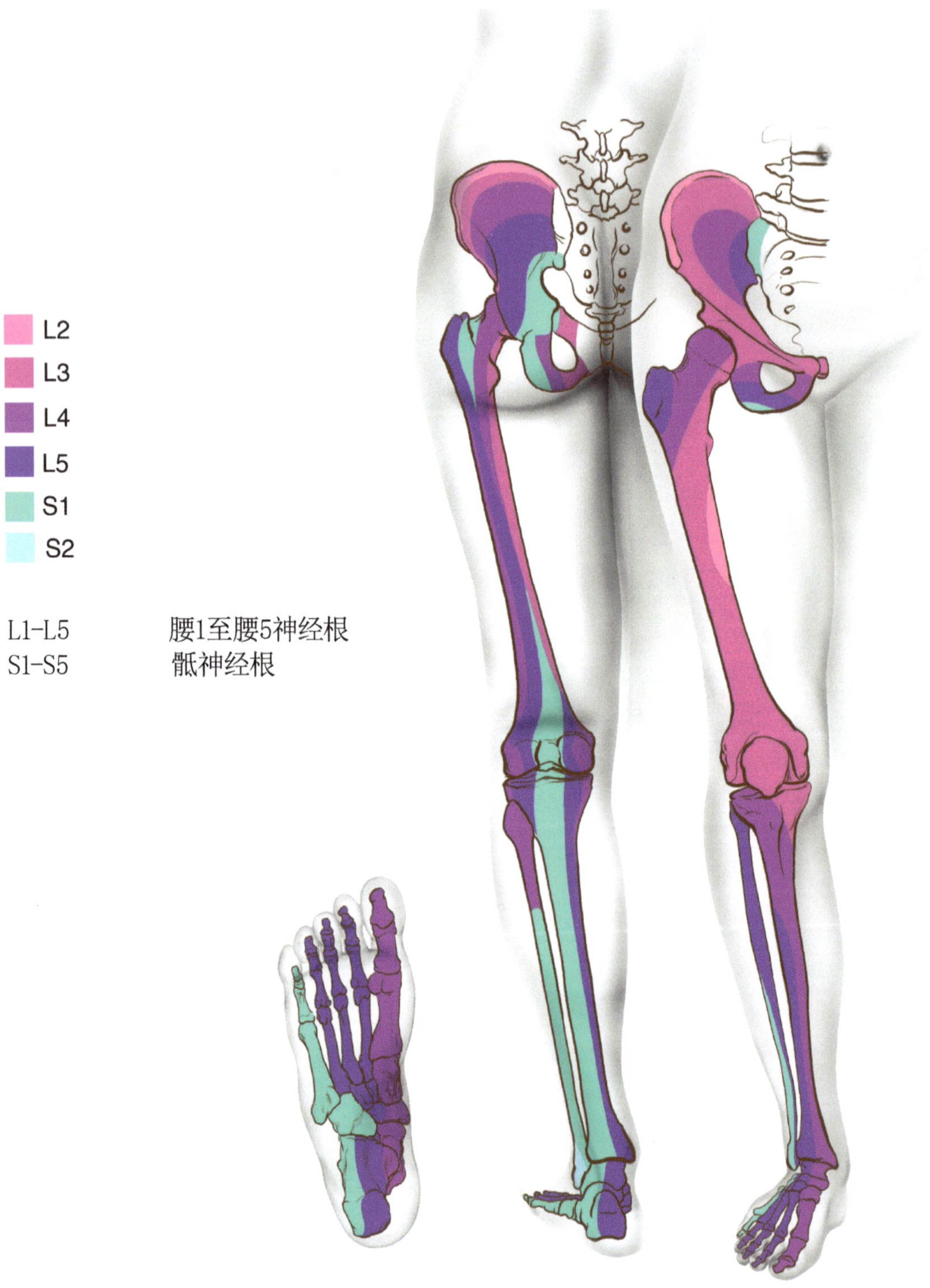

L1-L5　　　　腰1至腰5神经根
S1-S5　　　　骶神经根

图3-15：下肢骨骼的神经支配区域示意图

因为相邻骨骼的神经支配区域间有大量重叠，所以这些骨骼的神经支配区域的划分界限并不像图示那样明显

下肢神经分布

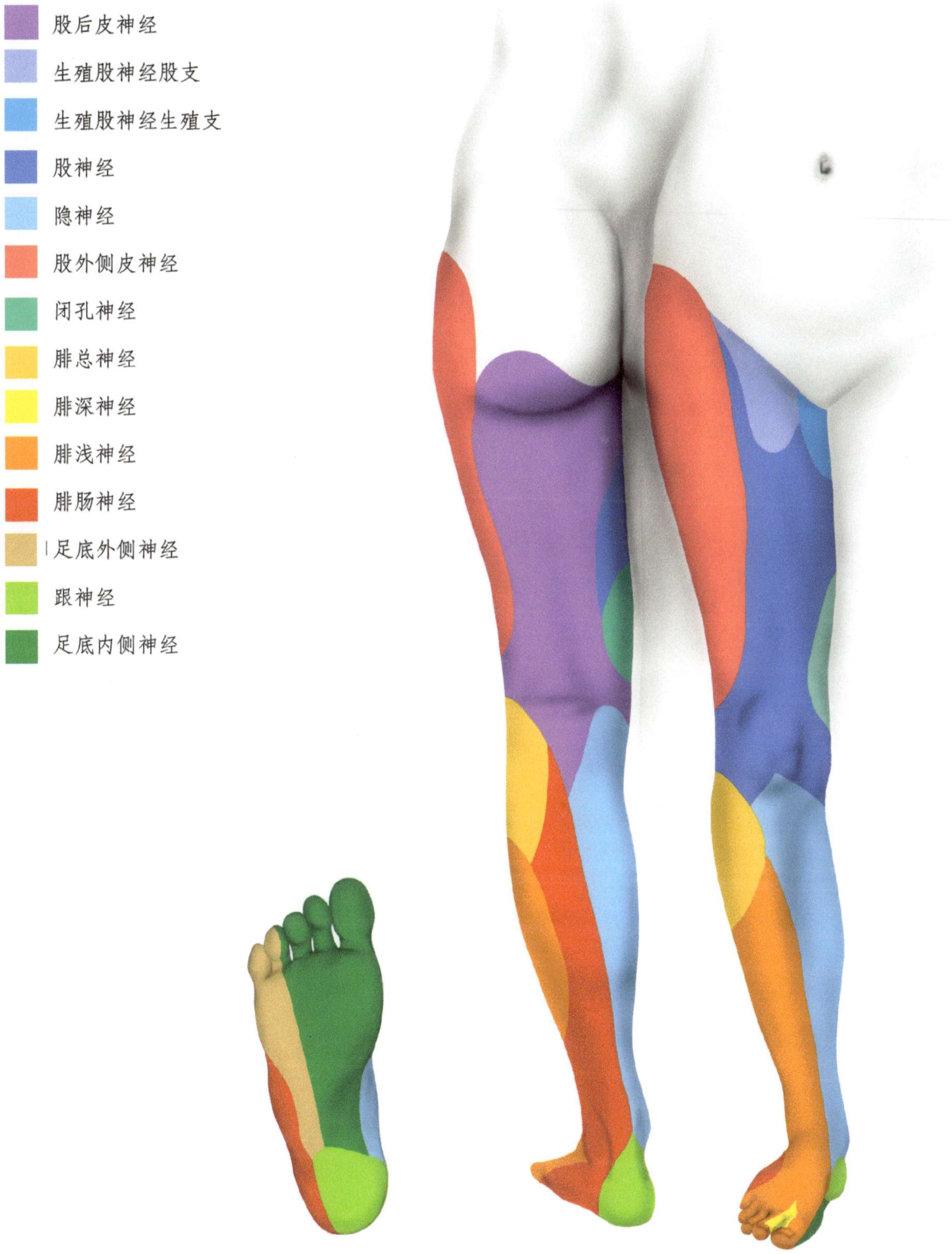

图3-16：下肢神经分布示意图

因为相邻的神经分布间有大量重叠，所以下肢神经分布并不像图示那样明显

股神经及隐神经的皮区

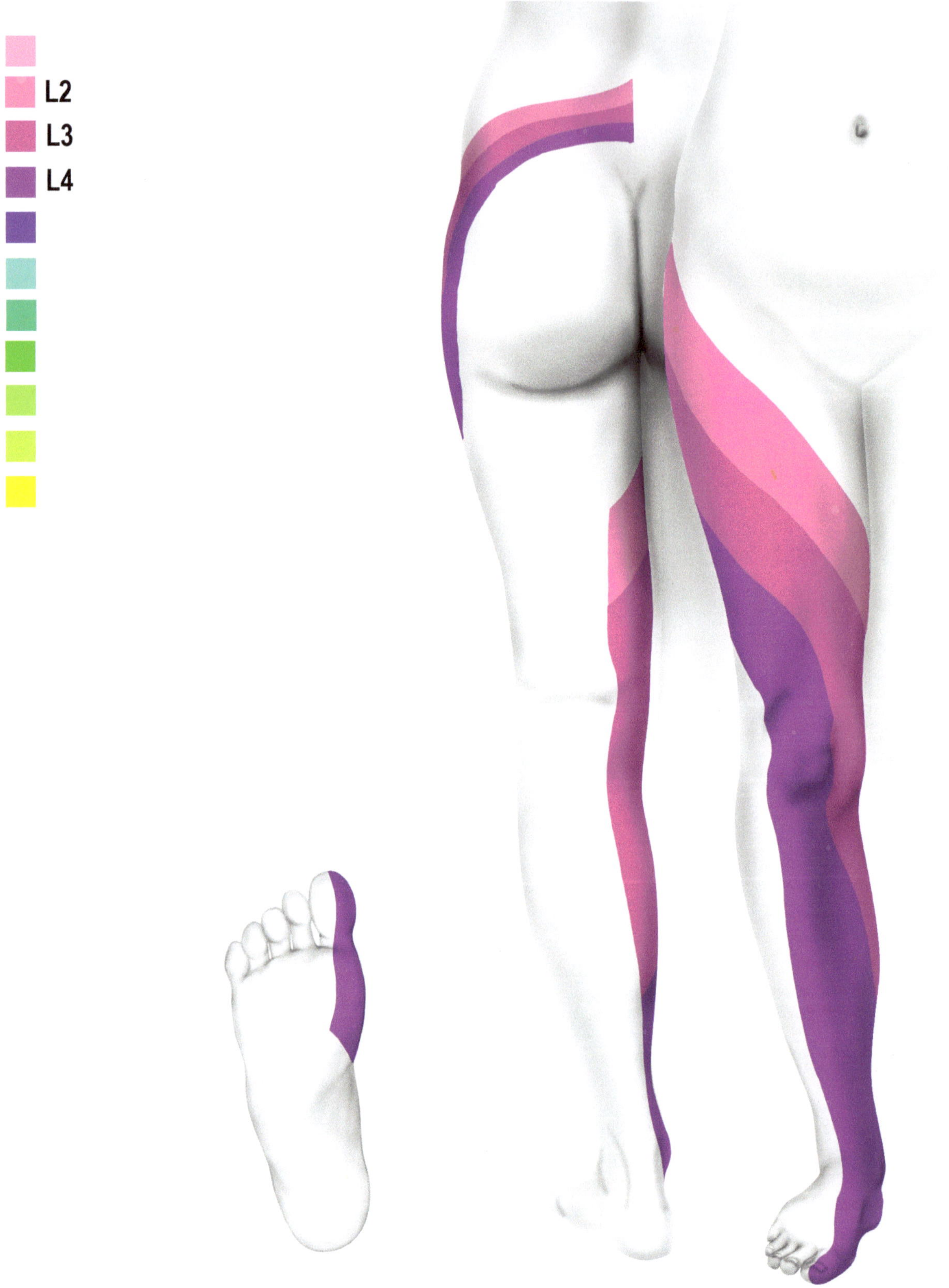

图3-17：股神经及其分支的皮区示意图

股神经及隐神经支配的骨骼区域

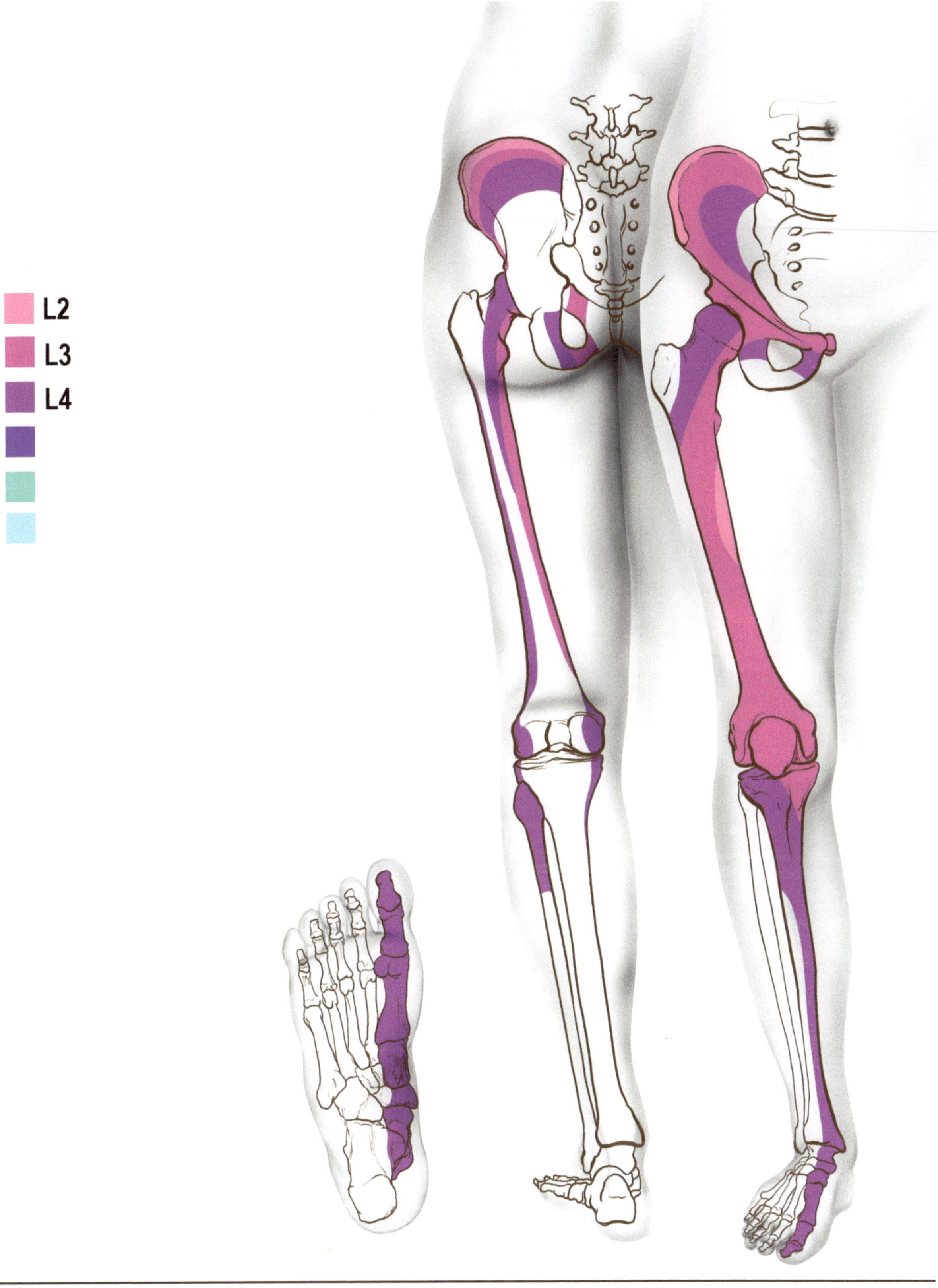

图3-18：股神经及其分支支配的下肢骨骼区域示意图

股神经及隐神经的神经分布

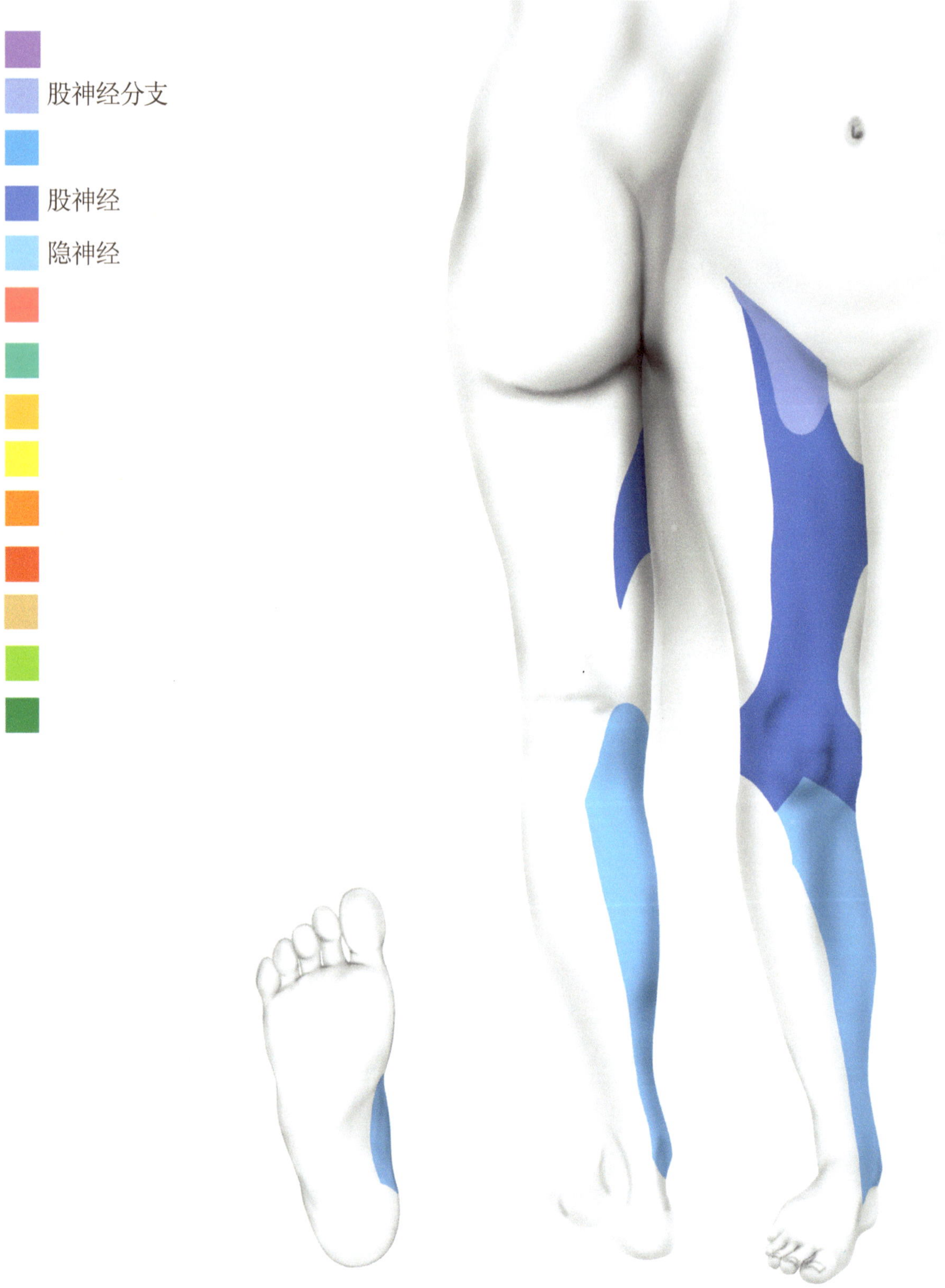

图3-19：股神经及其分支支配的神经分布示意图

闭孔神经的神经分布

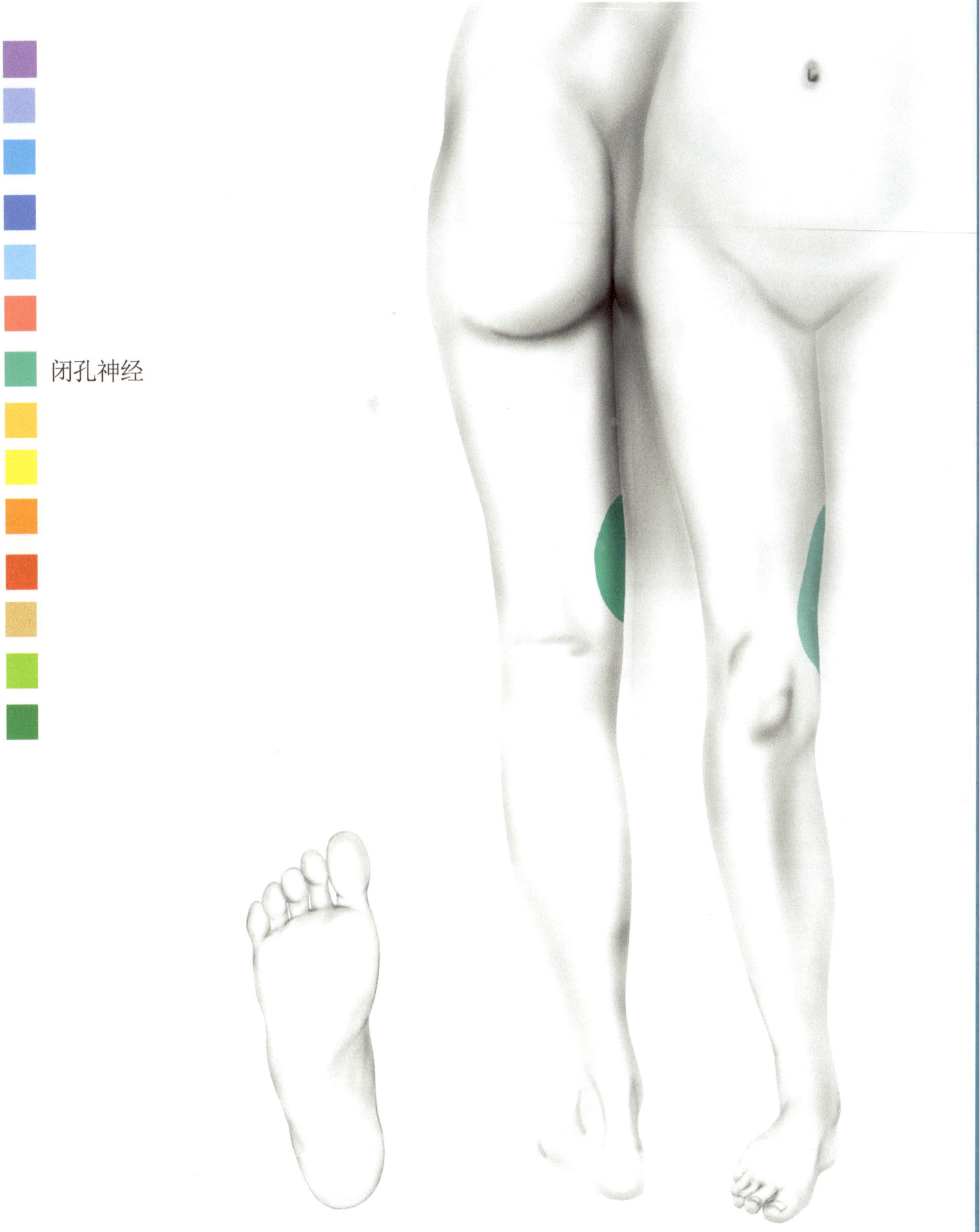

图3-20:闭孔神经支配的下肢神经分布示意图

股外侧皮神经的神经分布

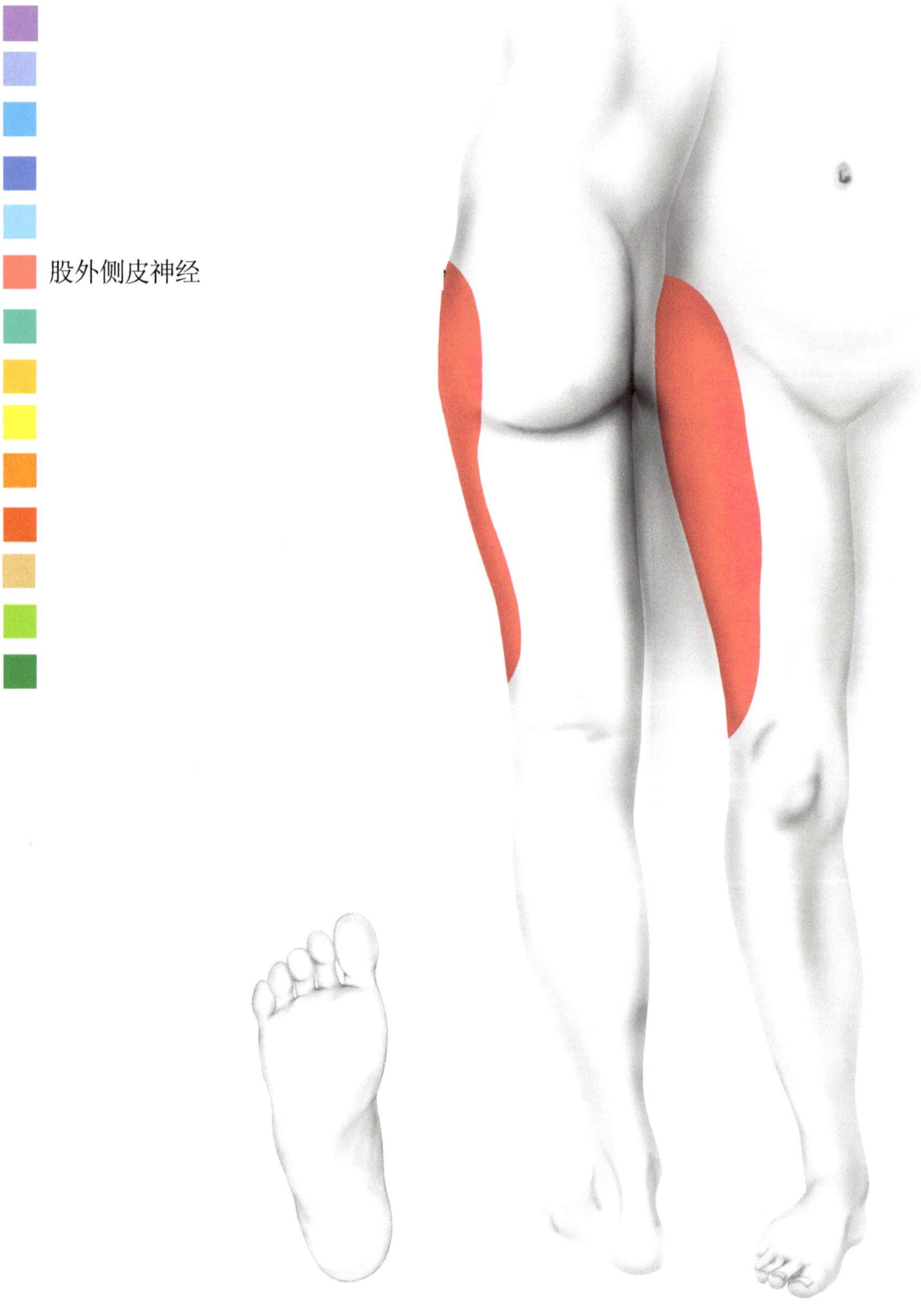

图3-21:股外侧皮神经支配的下肢神经分布示意图

第四章
股后区神经

翻译：
张加强 仲吉英 郑向明
审阅：
周雁 彭勇刚

大体解剖
显微解剖
超声解剖
功能解剖

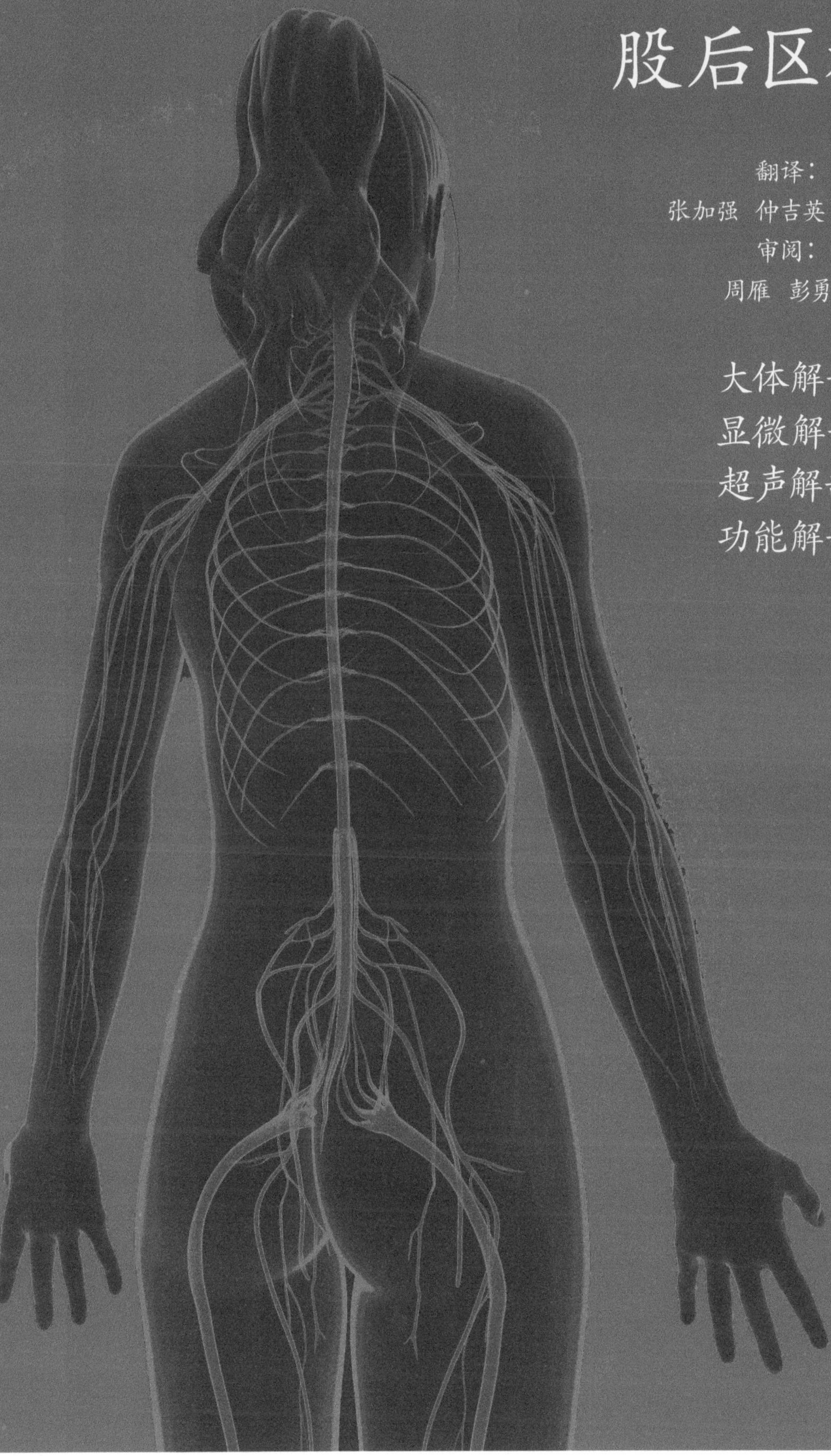

大体解剖

腰骶神经丛

神经

1. 肋下神经
2. 髂腹下神经
3. 髂腹股沟神经
4. 股外侧皮神经
5. 生殖股神经股支
6. 生殖股神经生殖支
7. 股神经
8. 坐骨神经
   a. 腓总神经
   b. 胫神经
9. 股后皮神经
10. 支配缝匠肌的神经
11. 股神经隐支
12. 闭孔神经
13. 阴部神经
14. 交感干
15. 腰骶干

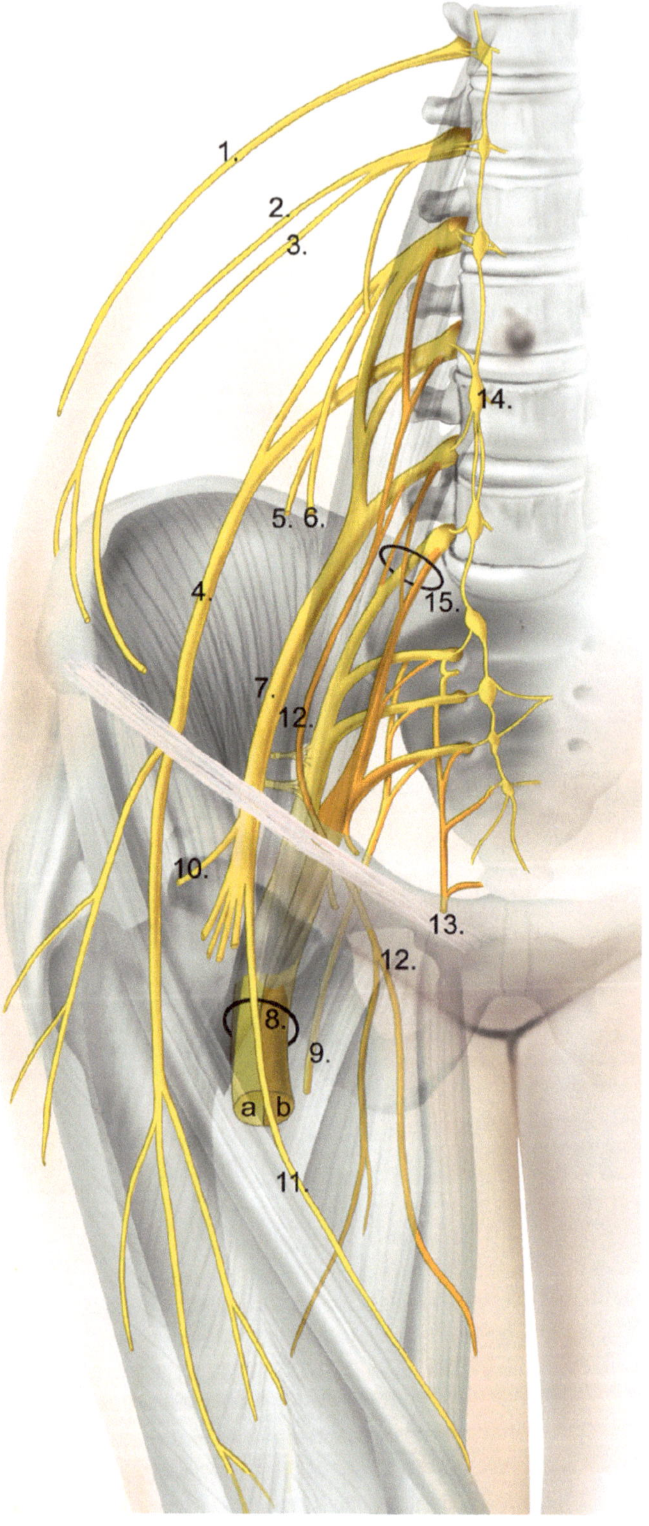

图4-1 腰骶丛神经图示。

备注：
肋下神经（1）、髂腹股沟神经（2）和髂腹下神经（3）分别来自于胸12和腰1脊神经。
股外侧皮神经（4）、生殖股神经股支（5）和生殖支（6）来自于腰2、3，
股神经（7）来自腰2、3、4。
第5腰椎脊神经根在第5腰椎水平发出分支参与形成腰骶干（15）。
闭孔神经（12）来源于腰2、3、4前支，坐骨神经来源于腰5和骶1、2、3的脊神经前支
阴部神经应来源于骶2-4神经前支和部分副交感神经

骨盆骶丛解剖

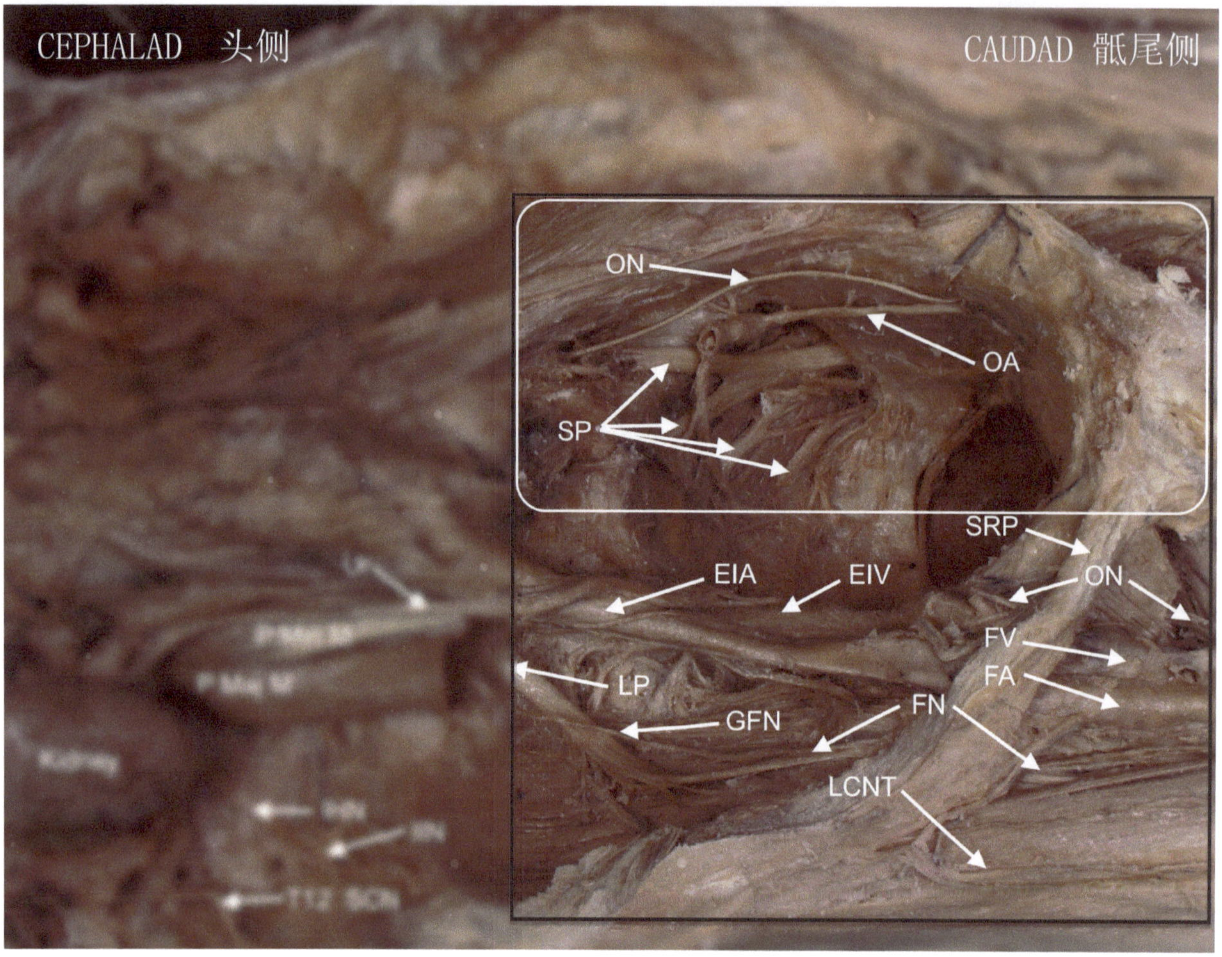

图4-2: 骶丛(SP)解剖结构：从腹侧面观。

EIA	髂外动脉	LCNT	股外侧皮神经
EIV	髂外静脉	LP	腰丛
FA	股动脉	OA	闭孔动脉
FN	股神经	ON	闭孔神经
FV	股静脉	SP	骶丛
GFN	生殖股神经	SRP	耻骨上支

坐骨神经解剖

AMM 大收肌
BFM 股二头肌
CPN 腓总神经
GM 股薄肌
GminM 臀小肌
GmaxM 臀大肌
IGN 臀下神经
IT 坐骨结节
ITT 髂胫束
PCNT 股后皮神经
Piriformis muscle(removed) 梨状肌(移除)
PN 阴部神经
QFM 股方肌
SN 坐骨神经
STM 半腱肌
SMM 半膜肌
TN 胫神经
VL 股外侧肌

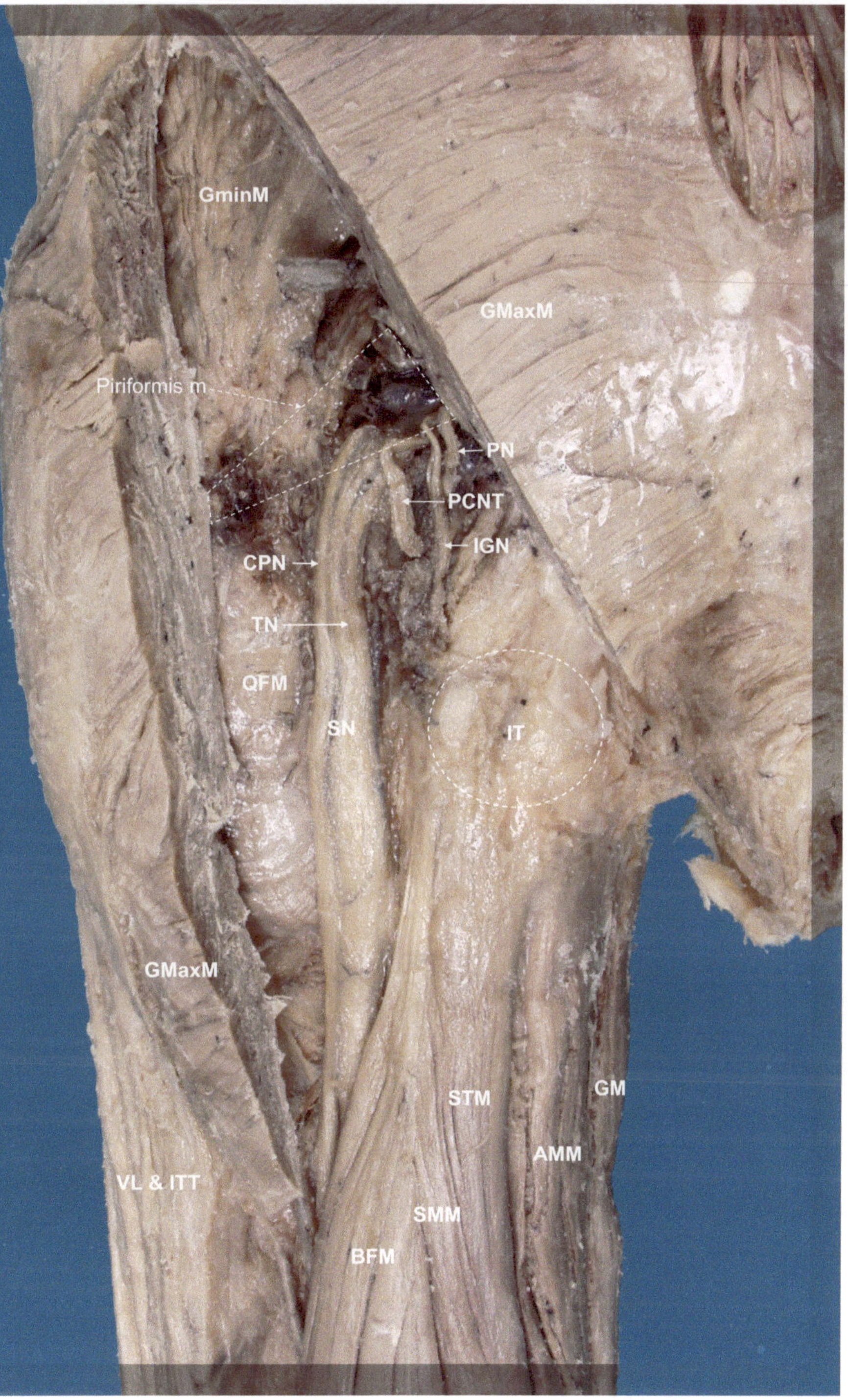

图4-3:坐骨神经解剖

腘窝解剖

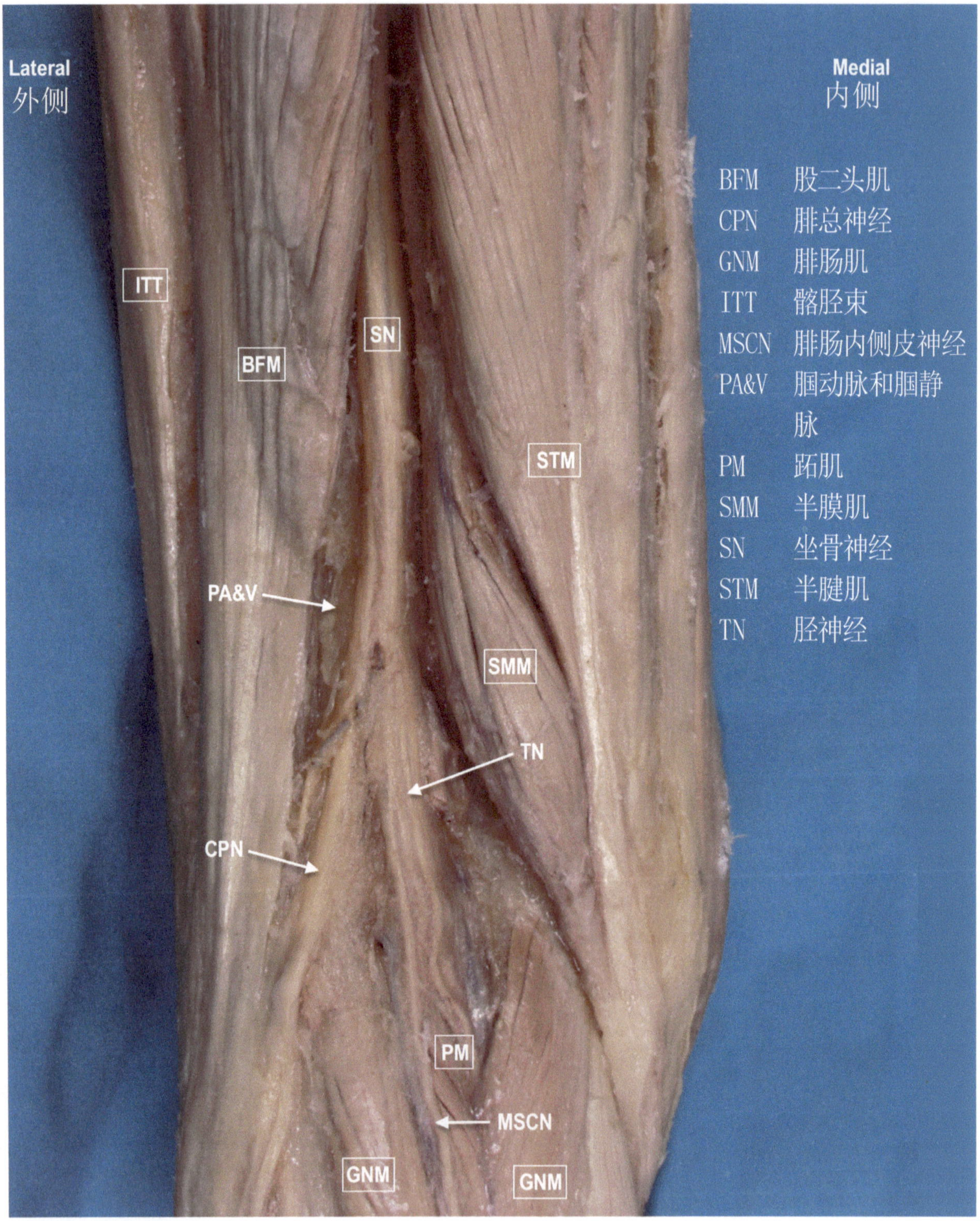

图4-4:腘窝解剖结构。

该视图通常是经腘窝进行腘神经阻滞的部位。注意坐骨神经两个分支，胫神经和腓总神经。

臀下区解剖横截面

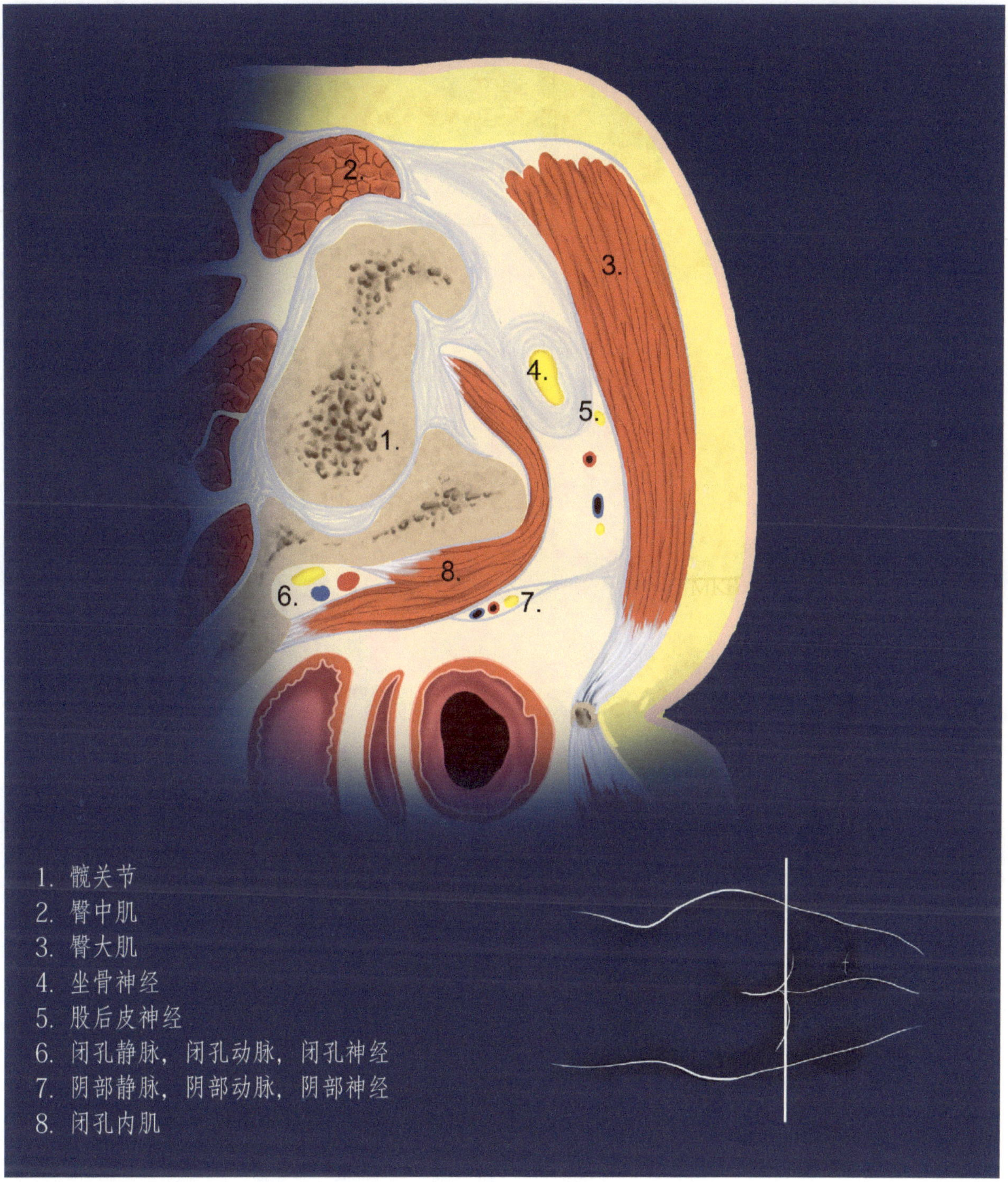

图4-5：臀下区坐骨神经的横断截面图。

备注：股后皮神经(5)在此水平与坐骨神经(4)
分离。

腘窝水平解剖横断截面解剖

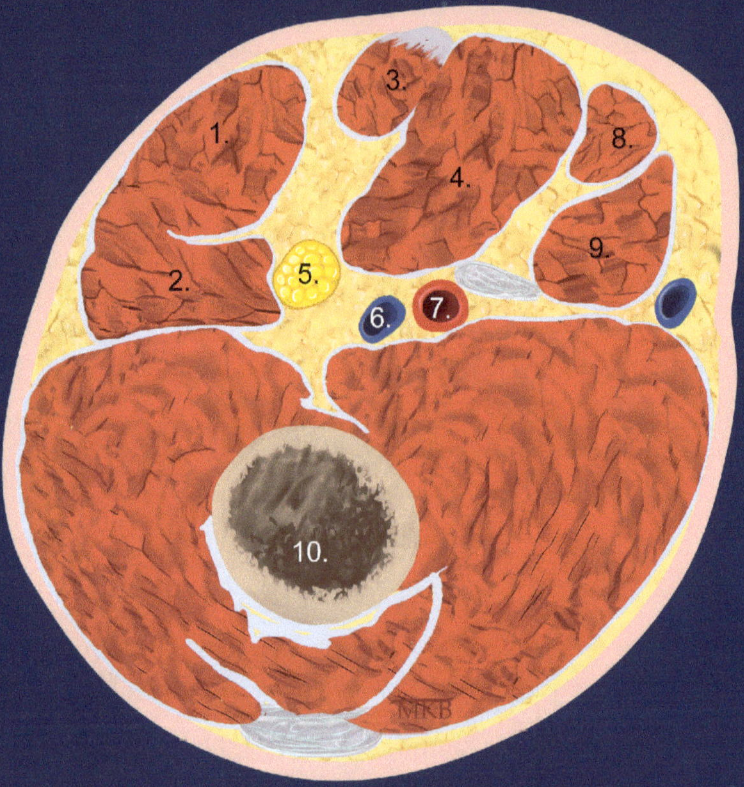

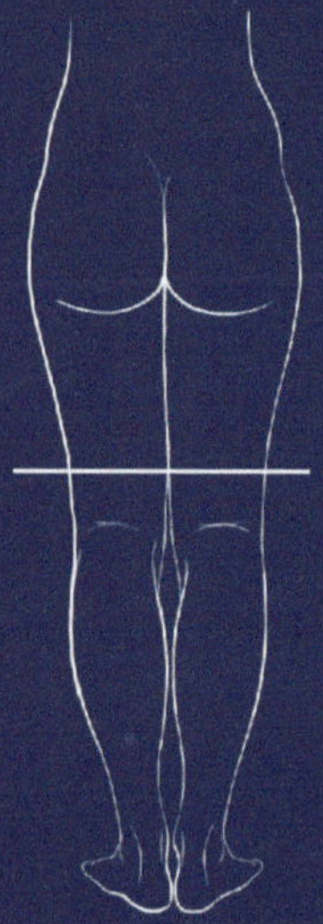

1. 股二头肌长头
2. 股二头肌短头
3. 半腱肌
4. 半膜肌
5. 坐骨神经
6. 腘静脉
7. 腘动脉
8. 股薄肌
9. 缝匠肌
10. 股骨

图4-6：腘窝水平坐骨神经的横断截面解剖。

臀下区坐骨神经阻滞体表标记

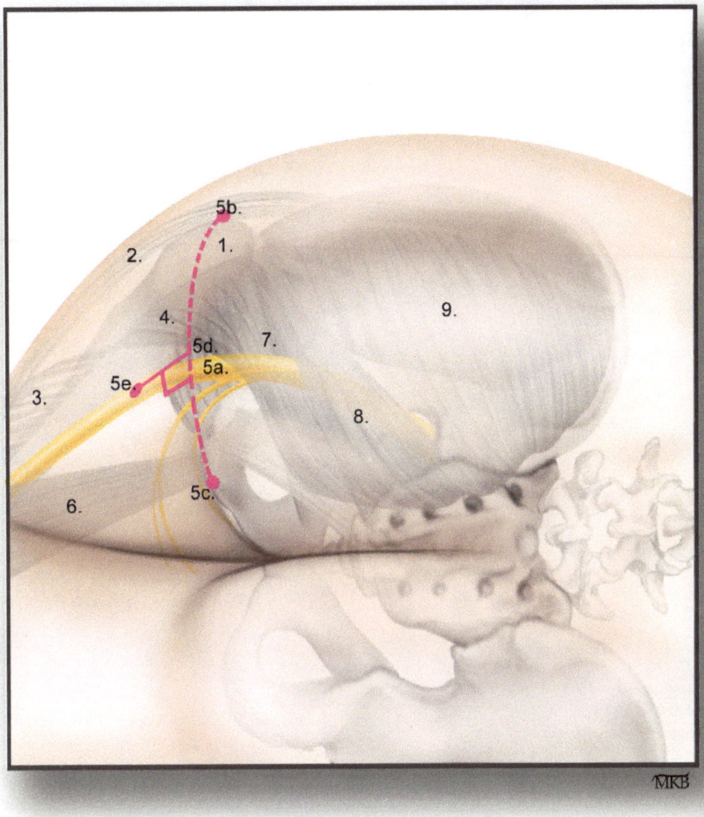

1. 股骨大转子
2. 髂胫束
3. 股外侧肌
4. 臀大肌
5. 坐骨神经
6. 与股骨大转子的连线
7. 坐骨结节
8. 连线中点
9. 进针点
10. 股二头肌
11. 闭孔内肌
12. 梨状肌
13. 臀中肌

连线段(5b)是股骨大转子(1)
和坐骨结节(5c)间的连线。
连线中点(5d)
和过连线中点做垂线(5e)
就是坐骨神经的大致位置。
坐骨神经大概位于
臀下皮肤摺痕至腹
股沟距离的43%处。

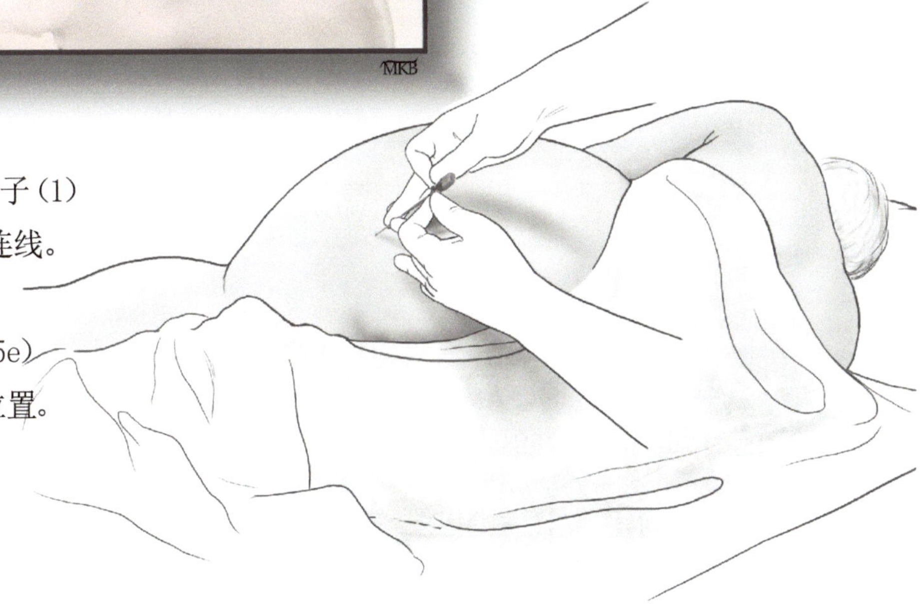

图4-7：臀下区域坐骨神经的体表解剖

书中任何有关适应症和神经阻滞技术的实施请参阅标准教科书。

Ref: Crabtree EC, Beck M, Lopp BR, Nosovitch M, Edwards JN, Boezaart AP. A method to estimate the depth of the sciatic nerve during subgluteal block by using thigh diameter as a guide. Reg Anesth Pain Med 2006;31:358-62.

近端坐骨神经近端入路

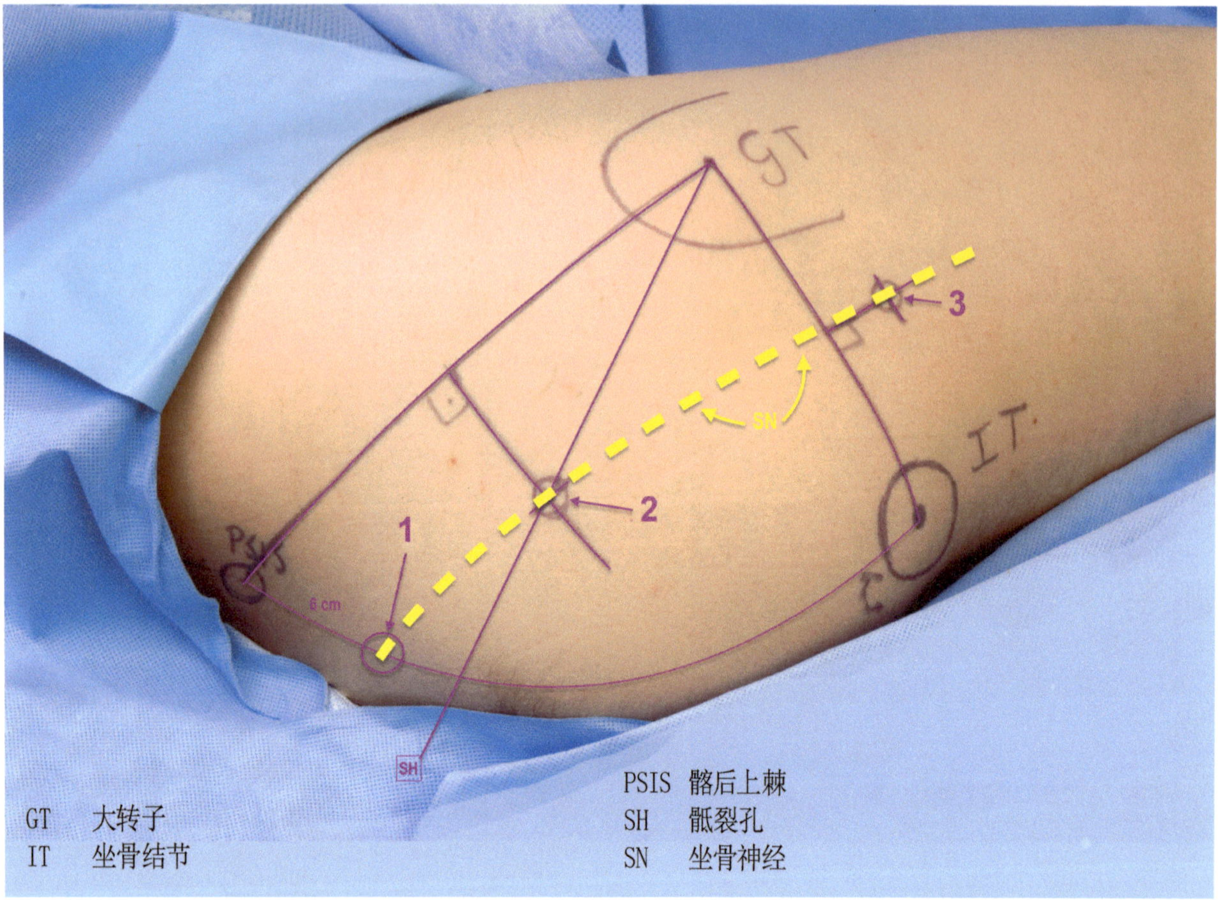

图4-8：坐骨神经在骶骨旁，经臀肌（Labat，Winnie入路）和臀下区域的体表解剖。

图中1，2和3均是坐骨神经位点。
位点1：坐骨神经位于髂后上棘和坐骨结节的连线上，距离髂后上棘6cm，并由此从坐骨大孔穿出。
位点2：从大转子到髂后上棘画一连线，并过连线中点做垂线。参照“Labet”方法，坐骨神经位于连线的沿垂线6cm处。参照“Winnie”方法，再连接大转子和骶裂孔，与其垂线相交，交点就是坐骨神经经臀肌入路入路的神经位点，即位点2。
位点3：连接大转子和坐骨结节，并过连线中点做垂线，坐骨神经在臀下区域位于该垂线上。

坐骨神经经腘窝入路

1. 股二头肌长头
2. 半腱肌
3. 腘动脉
4. 腘静脉
5. 胫神经
6. 腓总神经
7. 腓肠外侧皮神经
8. 腓肠内侧皮神经
9. 腓肠肌
10. 跖肌
11. 半膜肌
12. 股薄肌

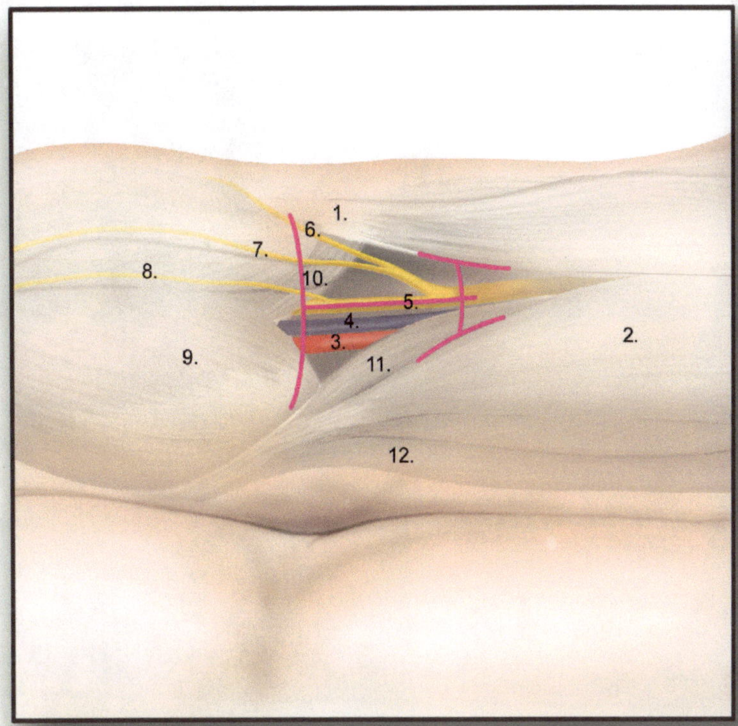

沿腘窝摺痕画一条线(10)，分别画
两条线勾勒股二头肌(1)的内缘和半腱肌和半膜肌(11)的外侧缘。与腘窝皱褶平行，向头侧7-9cm处画一条线连接两条肌肉边10是腘窝皱褶的线，这里说的是向头侧7-9厘米处的平行线，需要一个新的标记序号，坐骨神经的体表投影就位于这两条平行线中点的连线上(5)。

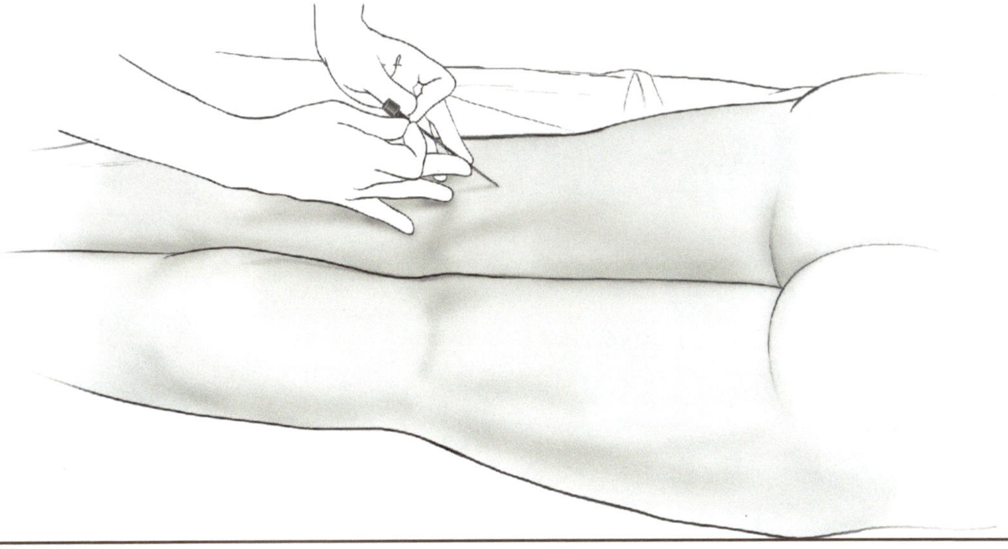

图4-9：坐骨神经在腘窝水平的体表解剖。

显微解剖

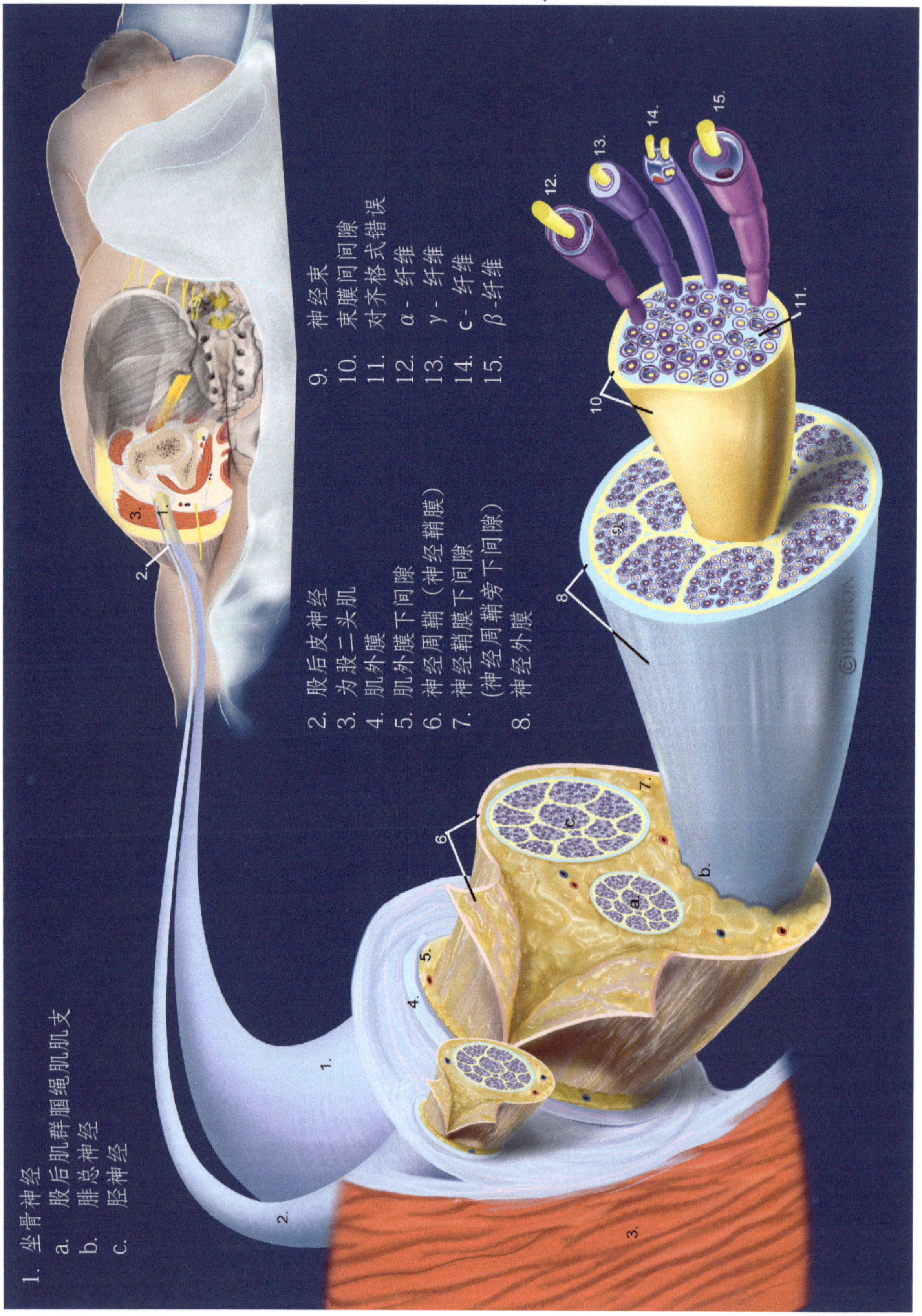

图4-16：坐骨神经的显微结构

备注：

坐骨神经分支包裹在神经鞘膜中（6）（也称为神经周鞘）。

坐骨神经有三个分支：图中没有1a1b1c，只有abc

神经鞘膜外是肌外膜下间隙（5），由肌外膜（4）环绕形成。肌外膜是指包绕神经、肌肉和血管的筋膜。在超声引导下将药液注入该间隙可在此处注药只能呈现典型的一侧扩散，根本形成不了面包圈征。

神经鞘膜，即神经周鞘的深面（6），删除，是神经鞘膜元字删除下间隙（7），该间隙是神经阻滞进针和置管的理想间隙—神经阻滞的最佳注射点在此处注射药物可呈现典型的面包圈征。

下一层是神经外膜，神经外膜下包裹着神经束（10），神经束内包裹着每一条神经纤维。（8），删除。

反过来，每支条神经束都由自身的神经束膜包裹（10）。

神经轴索和神经内膜存在于神经束膜内（12–15）。

Ref: Boezaart AP. The sweet spot of the nerve: Is the "paraneural sheath" named correctly, and does it matter? Reg Anesth Pain Med 2014;39:557-8.
Ref: Reina MA, Navarro RA, Mateos EMD. Ultrastructure of myelinated and unmyelinated axons. In: Reina MA, Ed. Atlas of Functional Anatomy For Regional Anesthesia And Pain Medicine. New York: Springer, 2015; 3-126.

神经删除周围组织

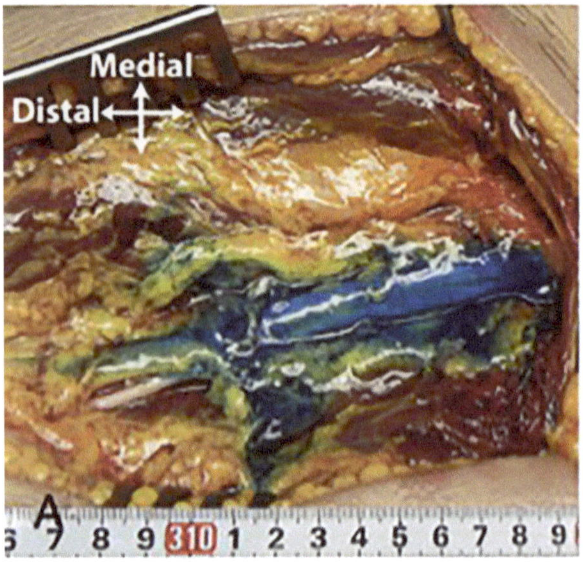

A.将注射液注入到坐骨神经和胫神经周围，透明、发亮的神经周鞘(AKA神经鞘膜)呈现出膨胀状态，并沿胫神经扩散。靠近分支处的蓝色条带是注射部位。

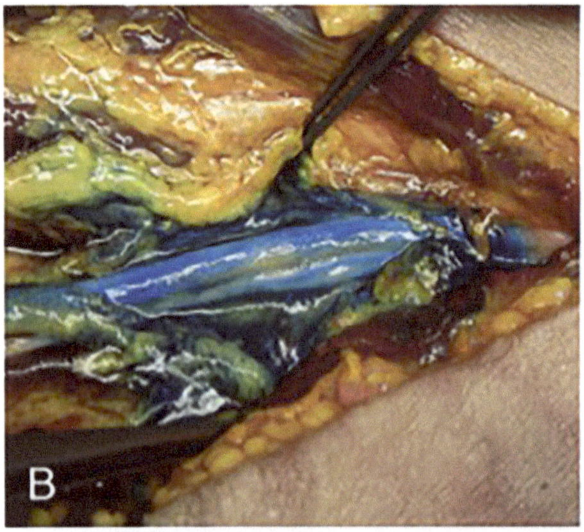

B.切开神经鞘膜并用两把钳子牵开。坐骨神经裸露，注射液使神经外膜着色。

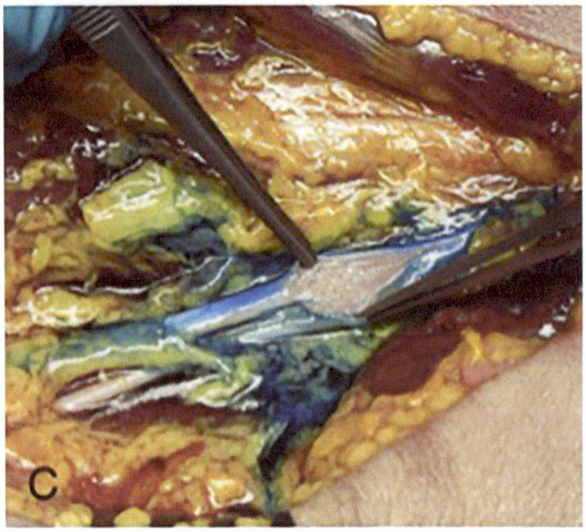

C.切开坐骨神经的神经外膜，显示注射液不在神经束内。

Reprinted with permission from: Anderson HL, Anderson SL, Tranun-Jensen J. Injecting inside the paraneural sheath or the sciatic nerve: Direct comparison among ultrasound imaging, macroscopic anatomy and histologic analysis. Reg Anesth Pain Med 2012;37:410-14.

图4-11：超声引导下注射稀释亚甲蓝后的大体解剖。

神经束间的连接结构

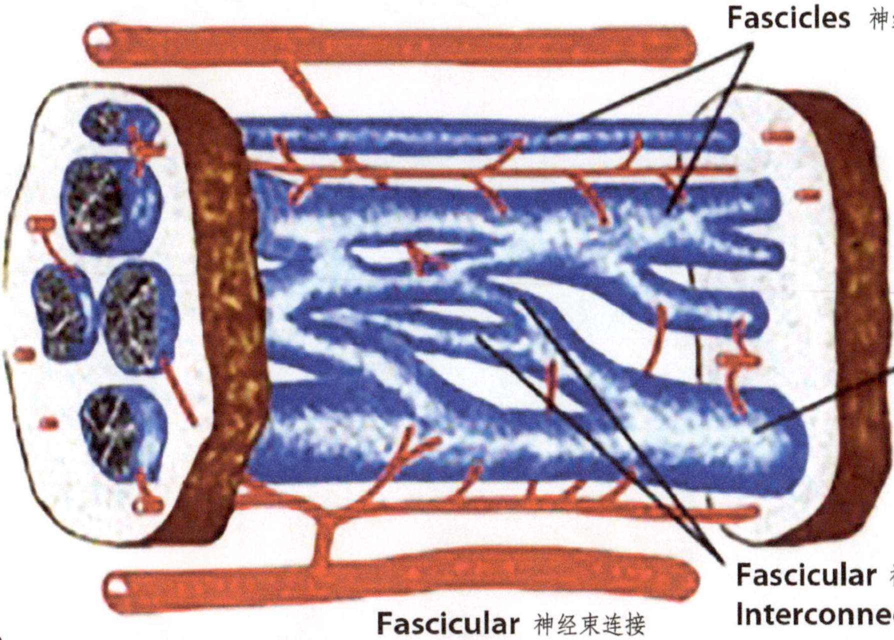

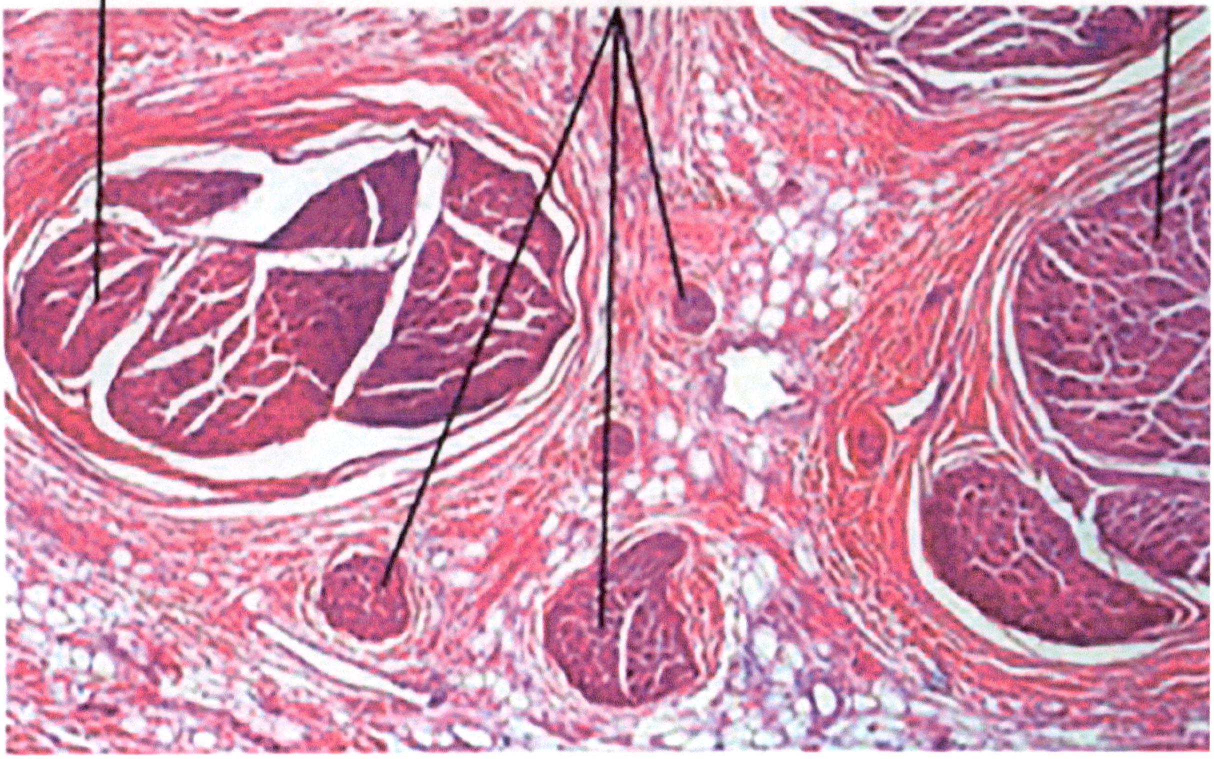

图4-12：神经间的连接元丛

这张图和显微照片显示了神经束的相互联系。神经束通过一个复杂的神经间连接丛相互连接。

Reprinted with permission from: Reina MA, Dominquez MF, Tardieu I. Origin of the fascicles and intraneural plexus. In: Reina MA, Ed. Atlas of Functional Anatomy For Regional Anesthesia And Pain Medicine. New York: 2015, 99-126

超声影像解剖

坐骨大切迹

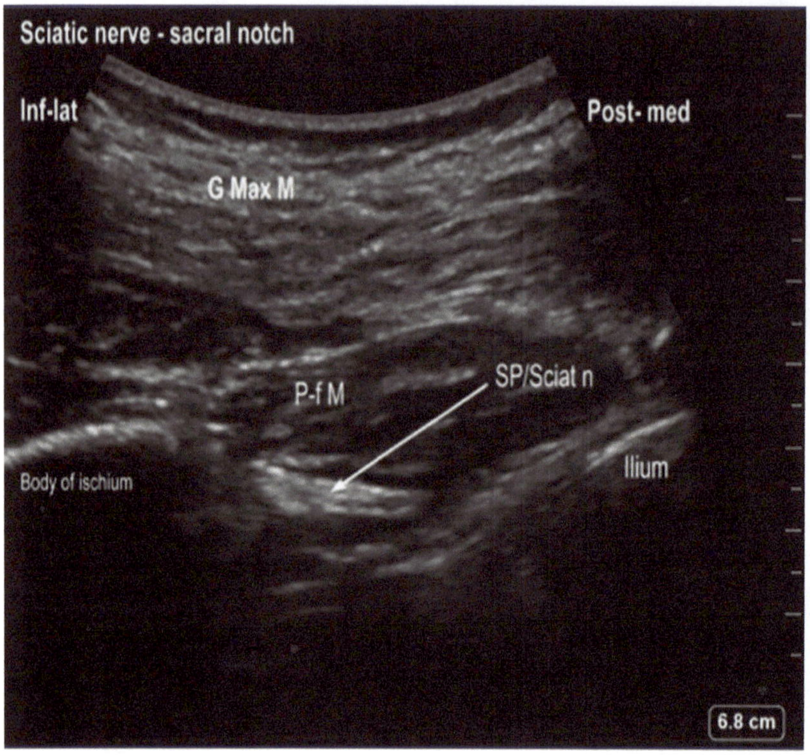

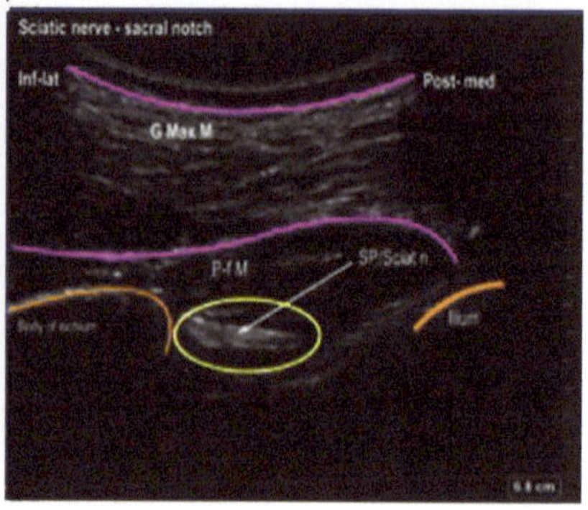

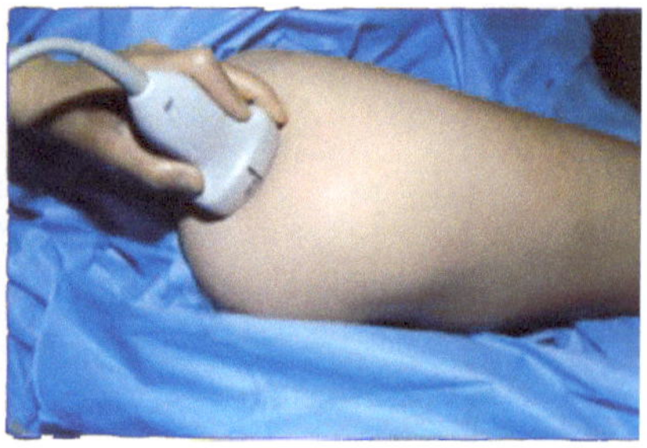

图4-13: 坐骨神经或骶丛神经在坐骨切迹或骶椎旁间隙处的超声解剖。

G Max M	臀大肌
Inf-lat	下外侧
P-f M	梨状肌
Post-med	后内侧
SP/Sciat	骶丛或坐骨神经

可在RAEducation.com上可观看视频急性疼痛医学-解剖-超声解剖:骶旁坐骨神经上观看视频

该示例距离皮肤深度是 6.8cm

坐骨大切迹

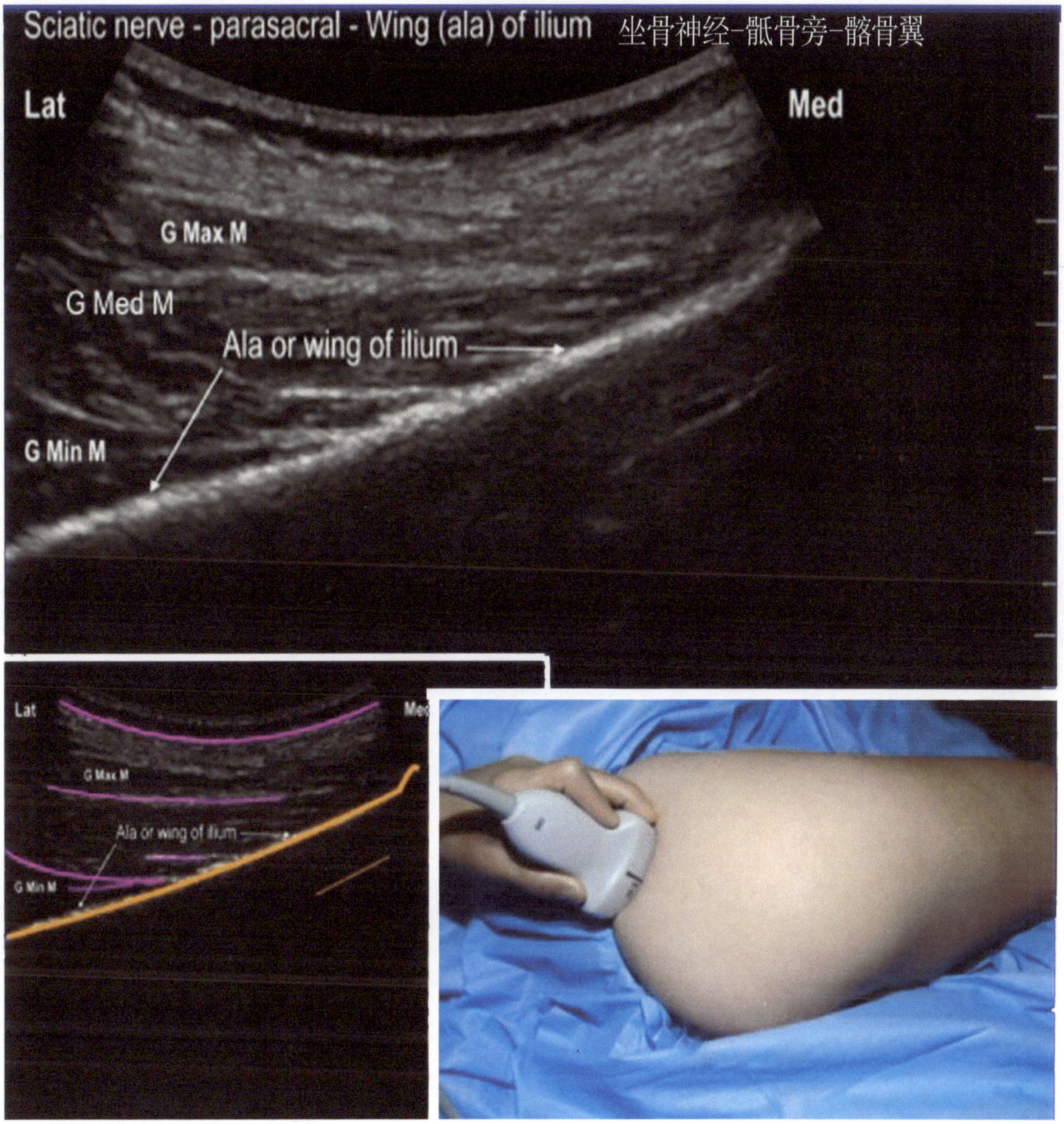

图4-14：经骶骨旁入路坐骨神经的超声影像。

Ala or Wing of Ilium 髂骨翼
G Max M 臀大肌
G Med M 臀中肌
G Min M 臀小肌
Lat 外侧
Med 内侧

可在RAEducation.com
上可观看视频急性疼痛医学-解剖-超声解剖:
骶旁坐骨神经上观看视频

臀下区坐骨神经

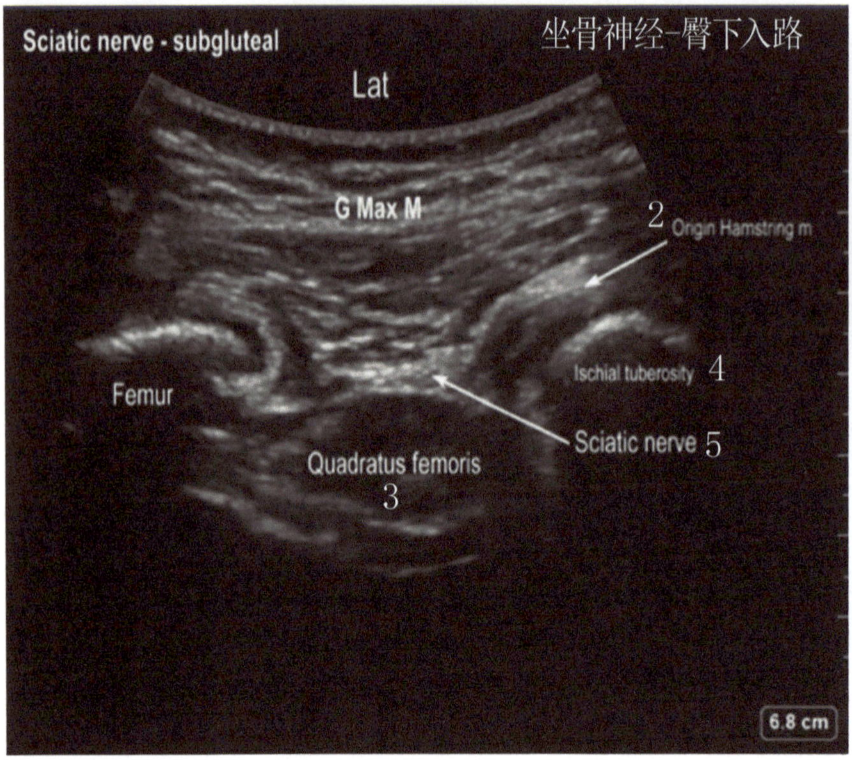

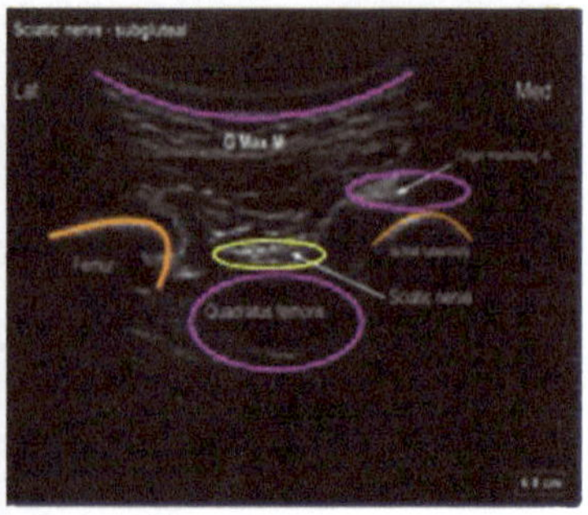

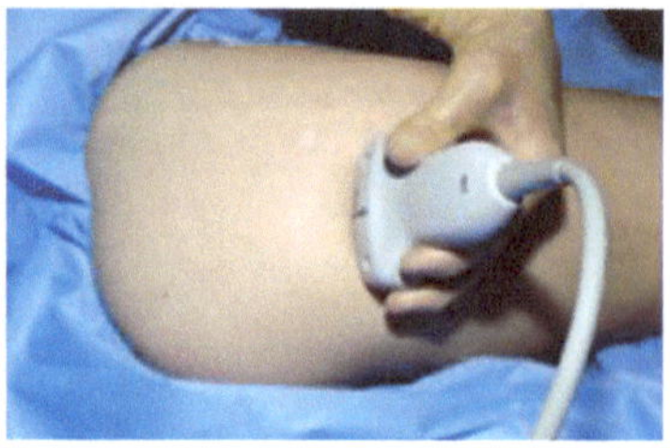

图4-15：臀下区域坐骨神经的超声影像。

Femur	股骨
G Max M	臀大肌（下缘）
4	伊斯基亚尔管质
Lat	外侧
Med	内测
2	腘绳肌起始处
3	股方肌
5	坐骨神经

可在RAEducation.com
上可观看视频急性疼痛医学-解剖-超声解剖：
臀下区坐骨神经上观看视频

股骨中段坐骨神经

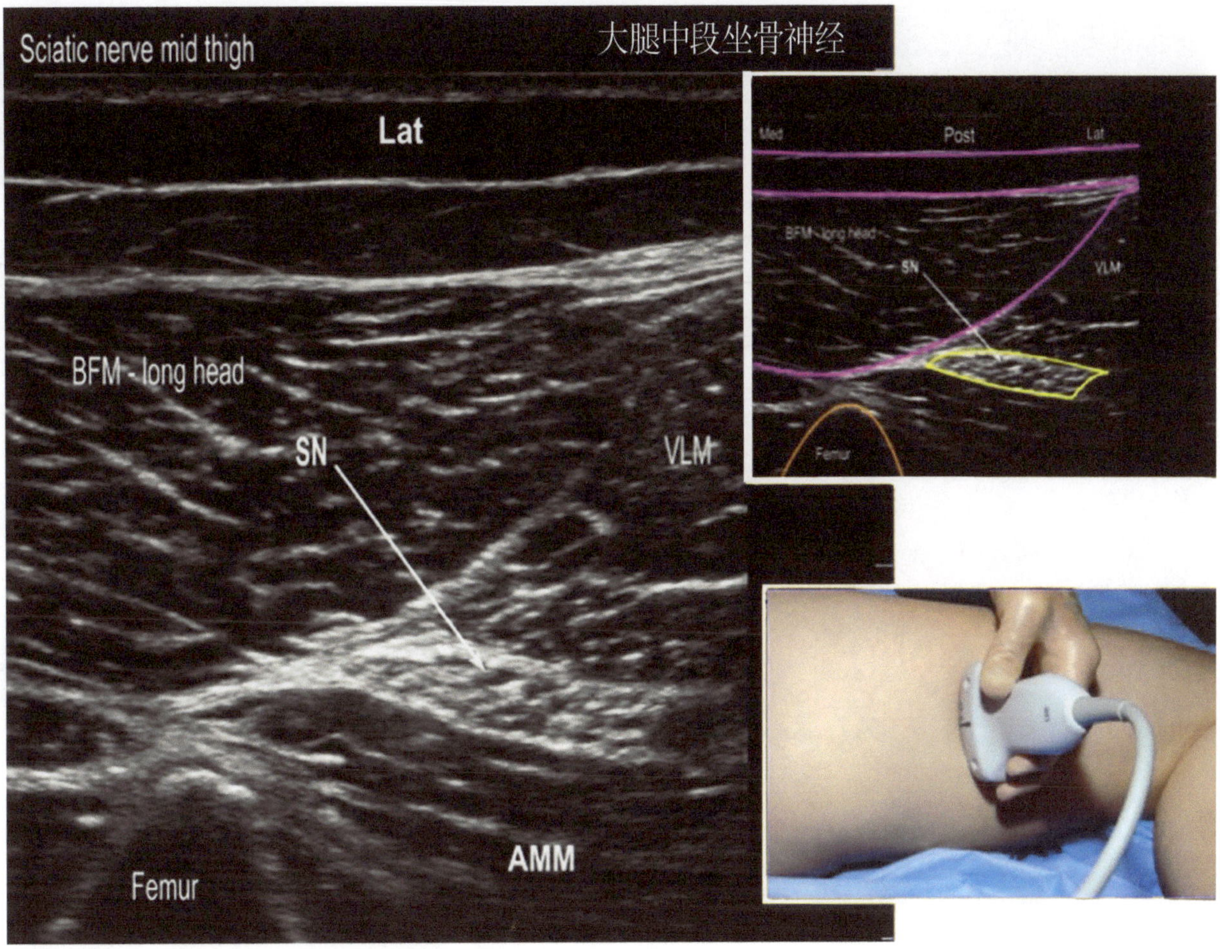

图4-16: 坐骨神经在股骨中段的超声影像。

AMM	大内收肌
BFM long head	股二头肌长头
Femur	股骨
Lat	外侧
Med	内侧
Post	后侧
SN	坐骨神经
VLM	股外侧肌

高位腘窝上部坐骨神经

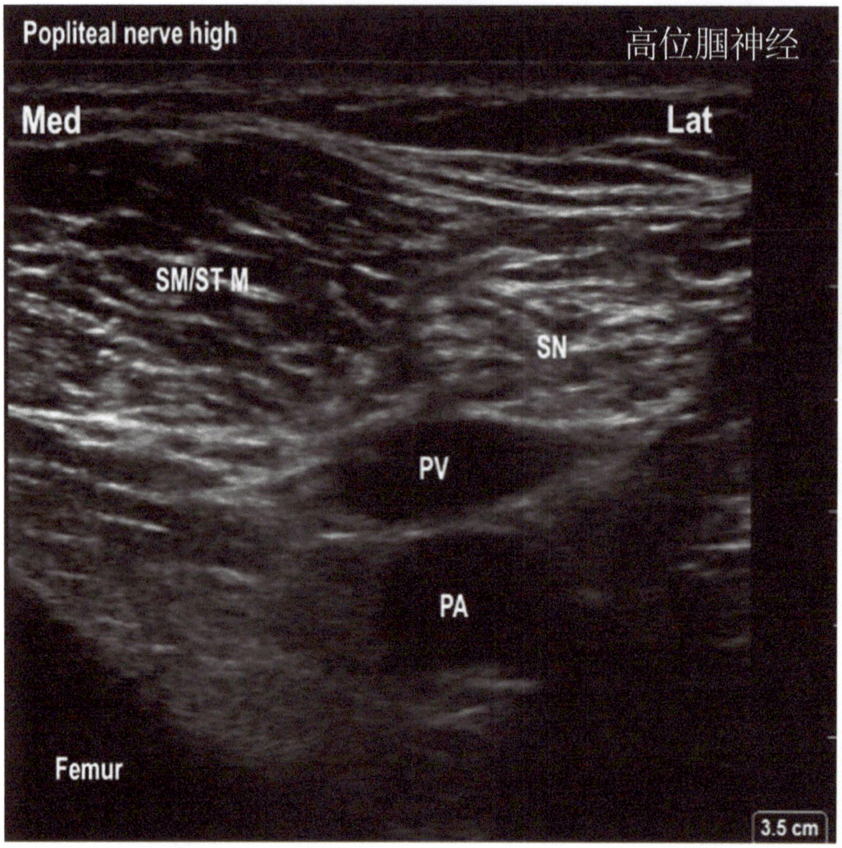

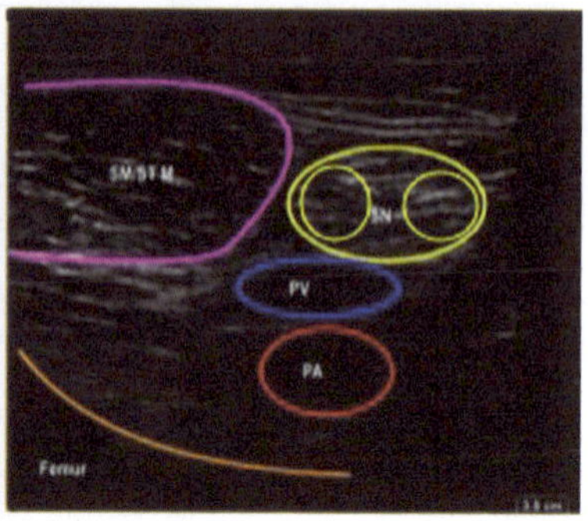

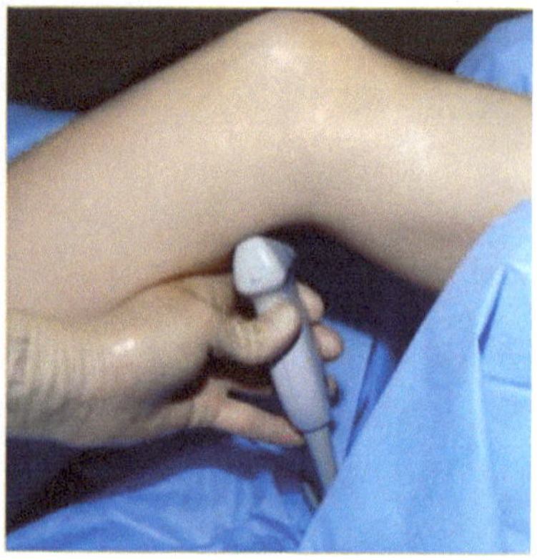

图4-17：膝后腘窝处坐骨神经（腘神经）的超声影像。

Lat	外侧
Med	内侧
PA	腘动脉
PV	腘静脉
SM/ST M	半膜肌和半腱肌
SN	坐骨神经（腘窝段）

图示距皮肤深度3.5cm

可在RAEducation.com上
可观看视频急性疼痛医学-解剖-超声解剖：
腘神经上观看视频

低位腘窝下部坐骨神经

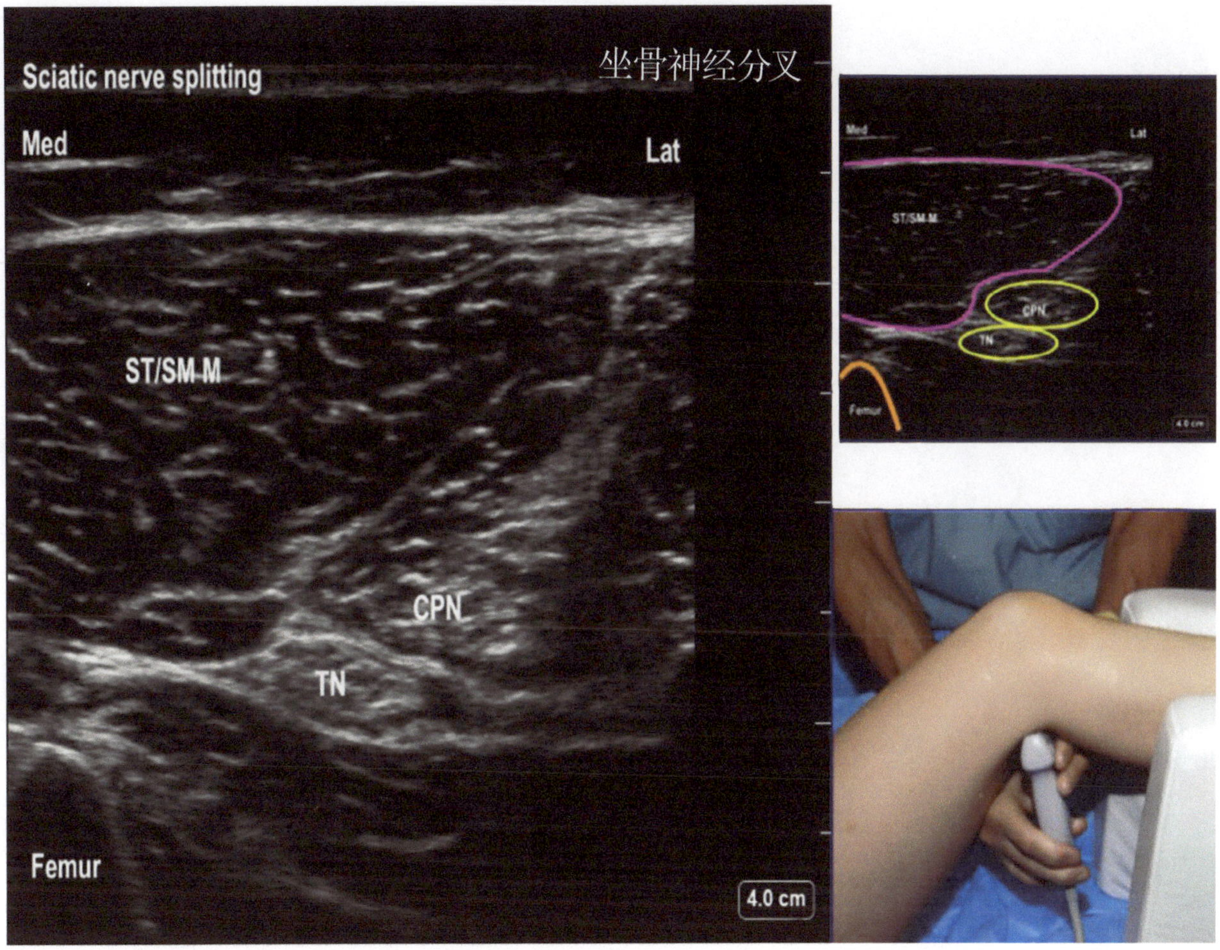

图4-18：坐骨神经腘窝段起始分叉的超声影像腘窝处坐骨（腘）神经的超声解剖显示坐骨神经分支的起始部影像。。

CPN	腓总神经
Femur	股骨
Lat	外侧
Med	内侧
ST/SM	半膜肌和半腱肌
TN	胫神经

图示距离皮肤深度为4.0cm

可在RAEducation.com上可观看视频急性疼痛医学-解剖-超声解剖:腘神经上观看视频

腘窝水平坐骨神经

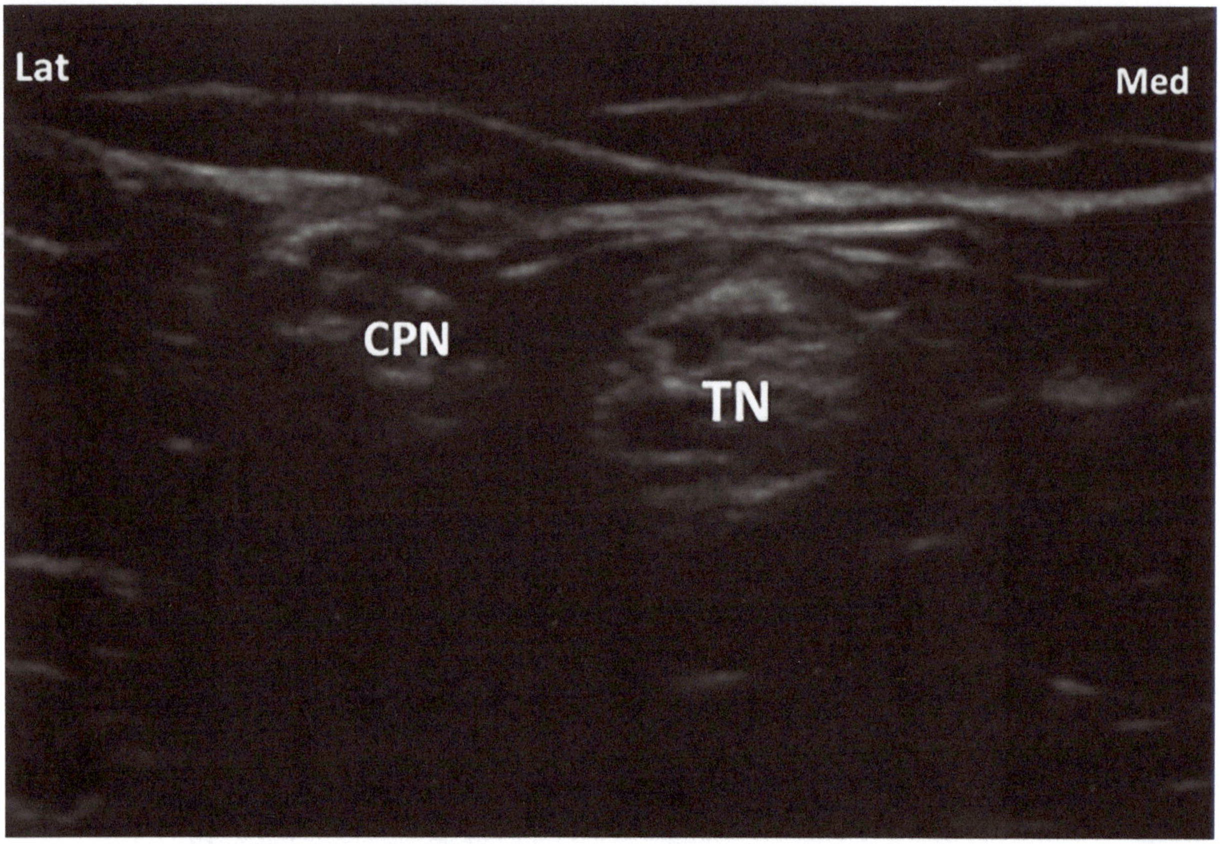

图4-19：坐骨神经（腘神经）分叉后在腘窝水平的超声解剖。

CPN　腓总神经
Lat　外侧
Med　内侧
TN　胫神经

腘窝坐骨神经特写坐骨神经终止于腘窝水平

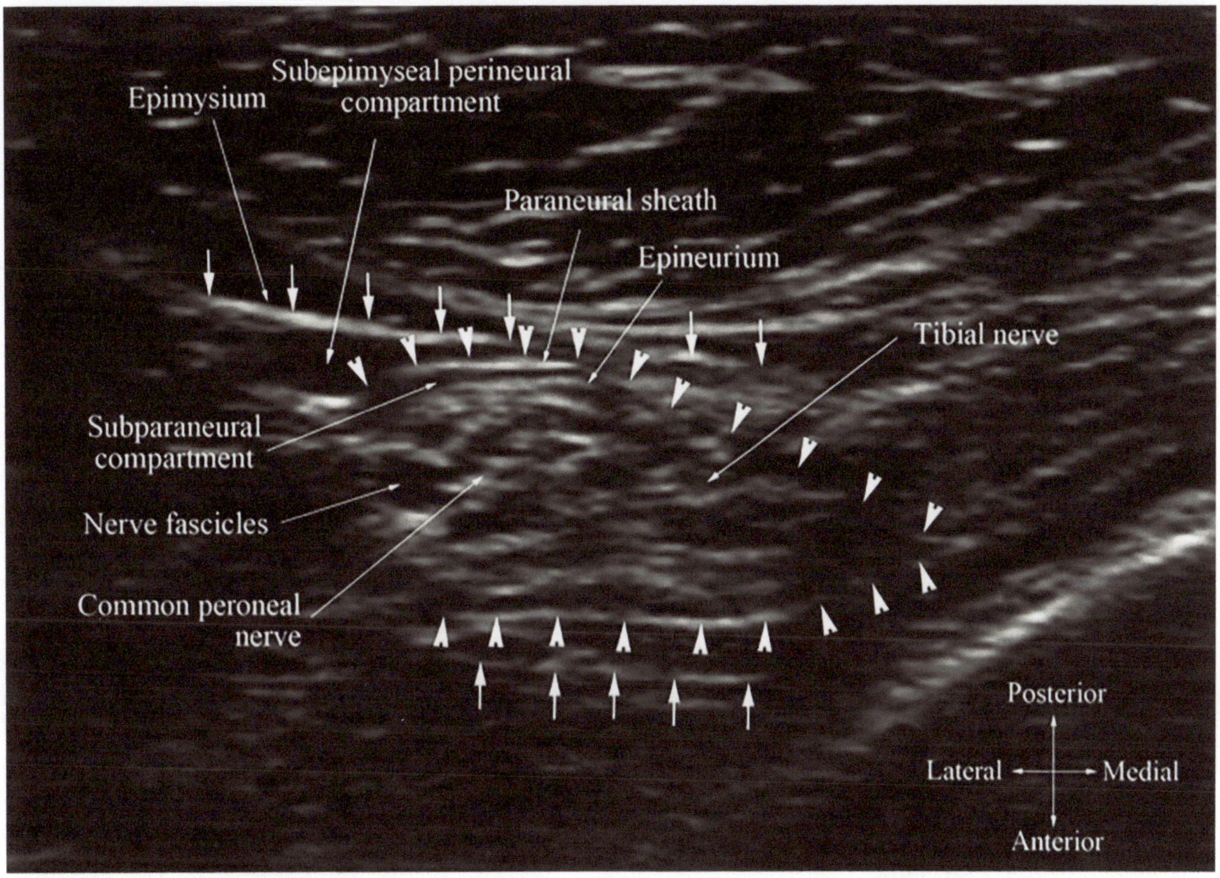

图4-20:坐骨神经在腘窝水平分叉为胫神经和腓总神经的高分辨率(和放大)的超声

Epimyseum
Subepimyseal perineural compartment
Paranueral sheath
Epineurium
Tibial nerve
Subparaneural compartment
Nerve Fascicles
Common pereneal nerve

神经鞘膜(神经周鞘)(白色箭头)介于周围肌肉的肌外膜(短白色箭头)和坐骨神经外表面(神经外膜)之间,也呈现高回声。肌外膜下间隙位于肌外膜和神经鞘膜之间,神经鞘膜下(神经周鞘旁下)间隙位于神经鞘膜和神经外膜之间,均为低回声区。

Reprinted with permission from: Karmakar MK, et al. High-definition ultrasound imaging defines the paraneural sheath and the fascial compartments surrounding the sciatic nerve at the popliteal fossa. Reg Anesth Pain Med 2013;38:447-51.

下肢神经皮区支配皮肤分区

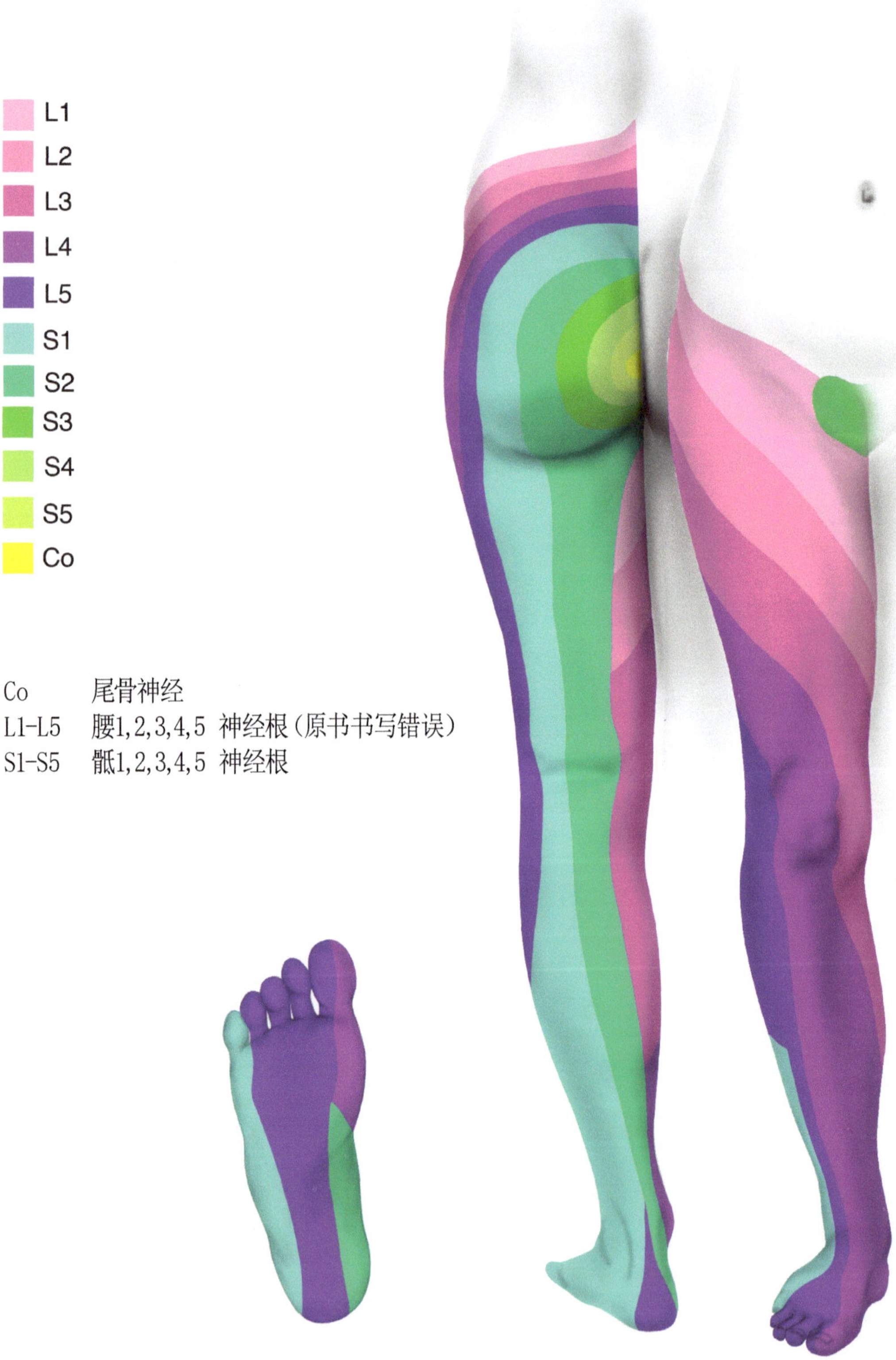

图4-21: 下肢皮肤的神经支配分区。

由于相邻节段神经的分布有明显的重叠,神经支配区域的划分界限并不象图示那样精确。

下肢神经骨骼支配分区

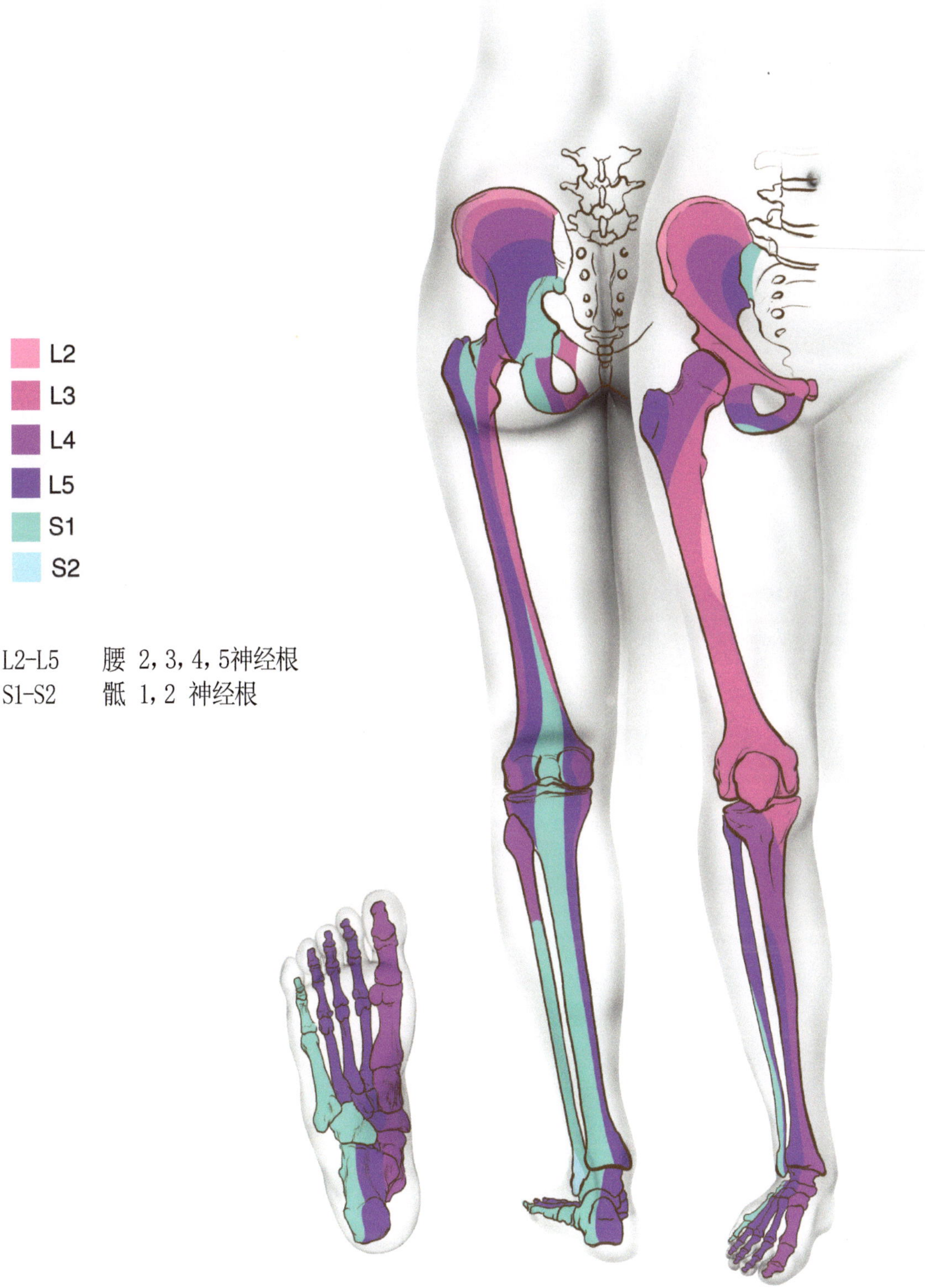

L2-L5　　腰 2，3，4，5神经根
S1-S2　　骶 1，2 神经根

图4-22: 下肢骨的神经支配分区。

由于相邻节段神经的分布有明显的重叠，神经支配区域的划分界限并不象图示那样精确。

Ref: Birnbaum K, Prescher A, Hepler S, Heller KD. The sensory innervation of the hip joint. Surg Radiol Anat 1998;19:371-5.

下肢神经分布节段

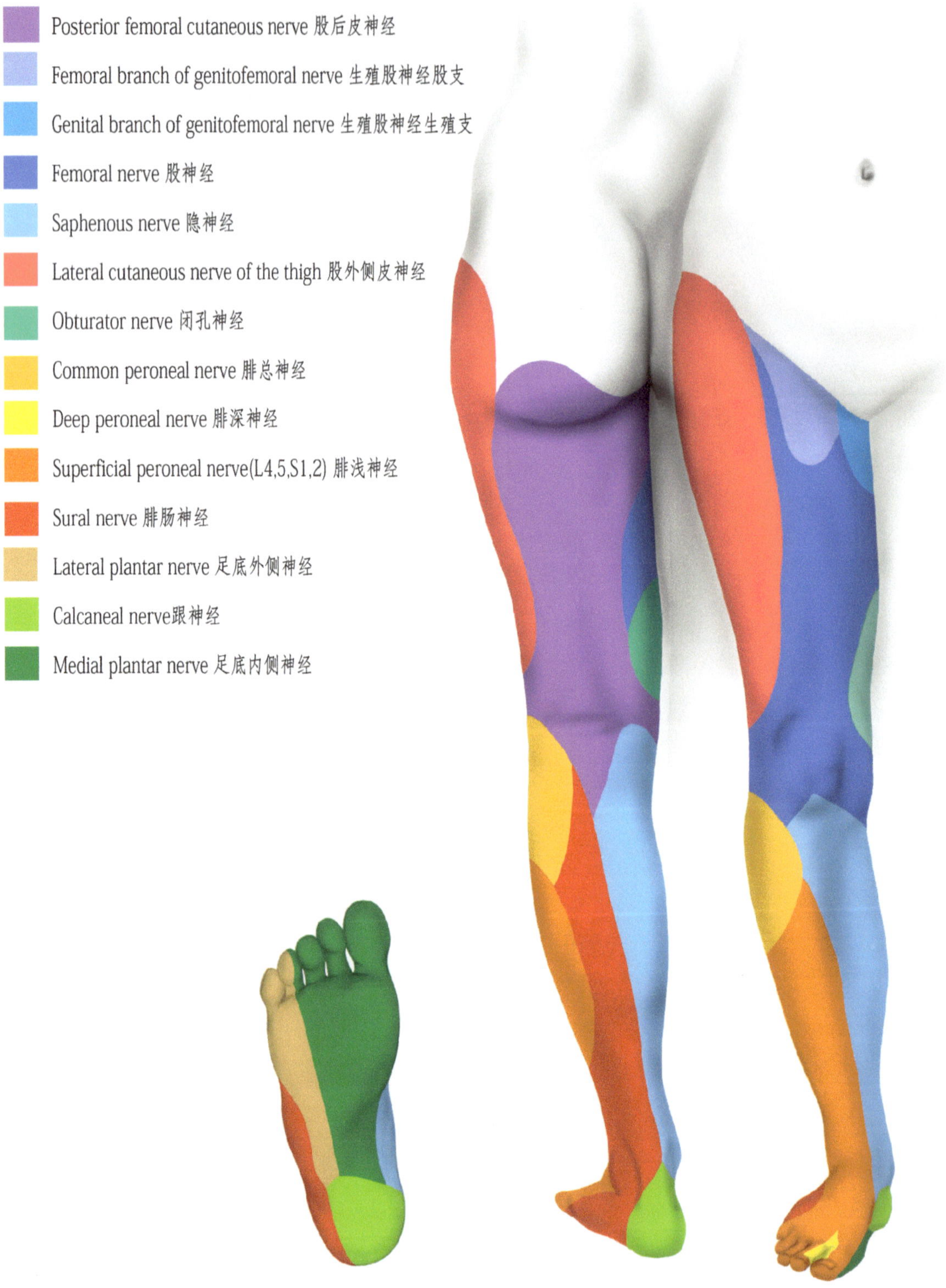

图4-23:下肢神经分布节段解剖学图示。

由于相邻节段神经的分布有明显的重叠，神经分布区域的划分界限并不象图示那样精确。

坐骨神经的皮肤支配分布区分区

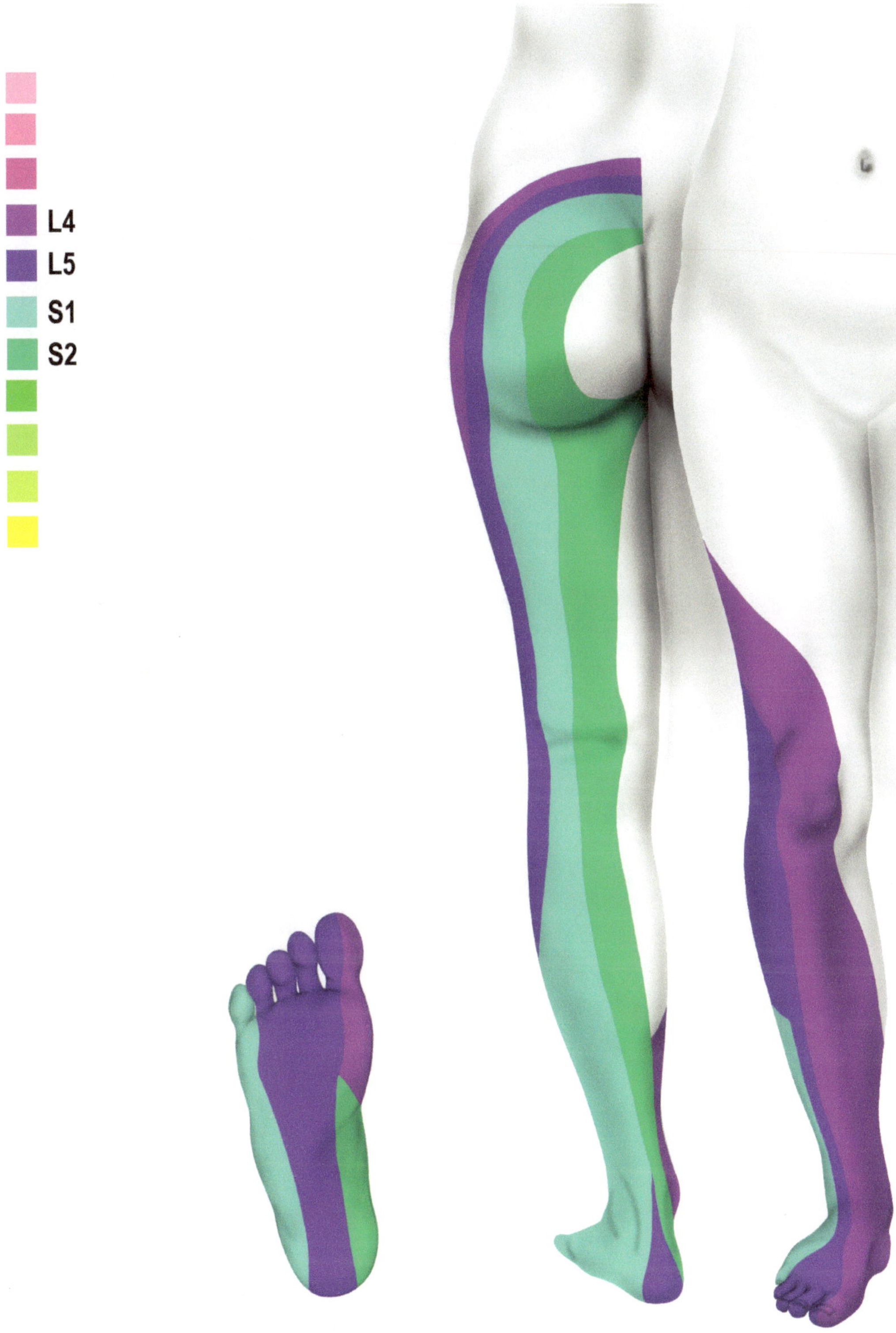

图4-24：坐骨神经及其分支支配下肢皮肤的分布区分区。

由于相邻节段神经的分布有明显的重叠，神经支配区域的划分界限并不象图示那样精确。

坐骨神经的下肢骨骼支配分布区分区

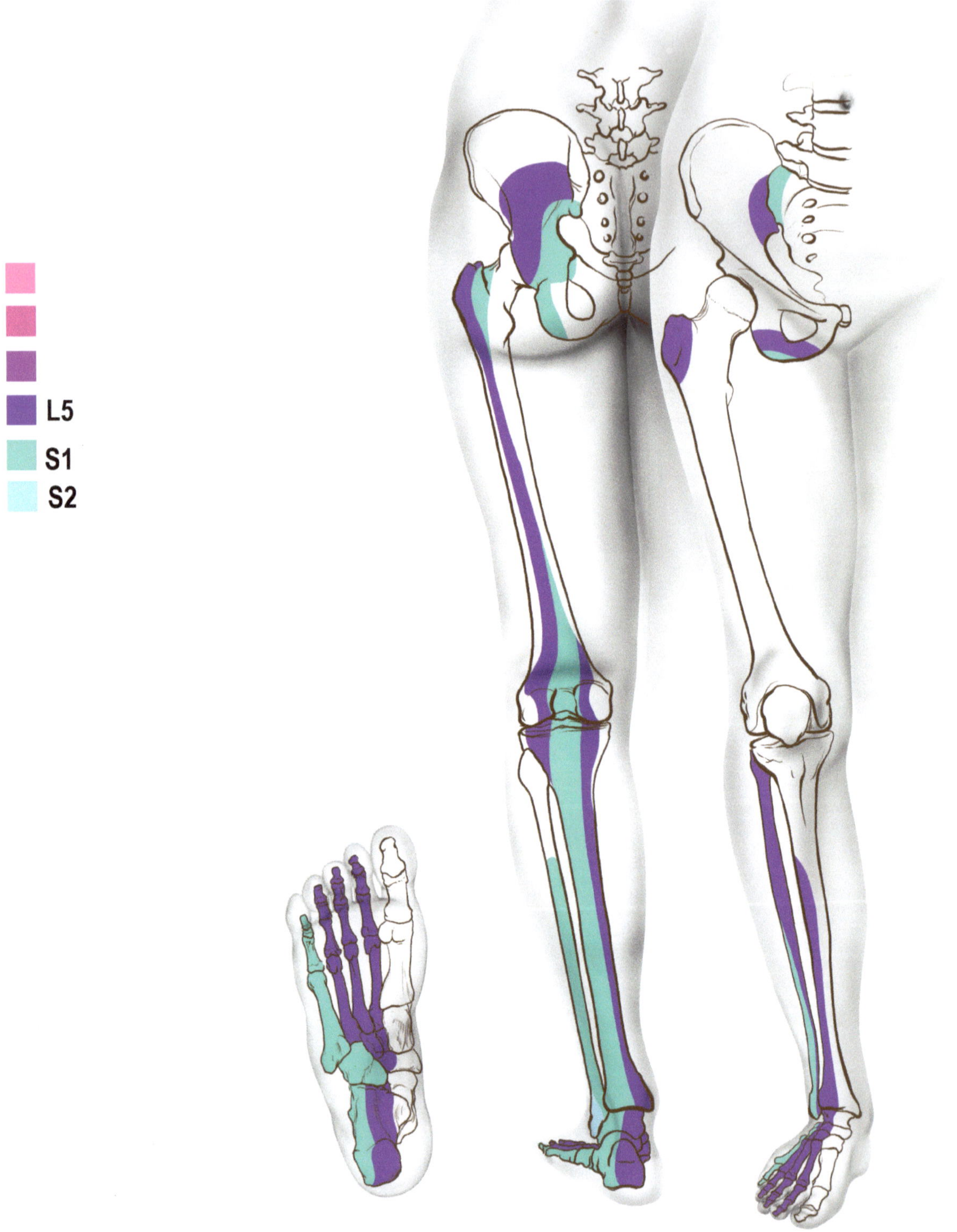

图4-25:坐骨神经及其分支支配下肢骨骼的分布区分区。

由于相邻节段神经的分布有明显的重叠，神经支配区域的划分界限并不象图示那样精确。

坐骨神经分布节段

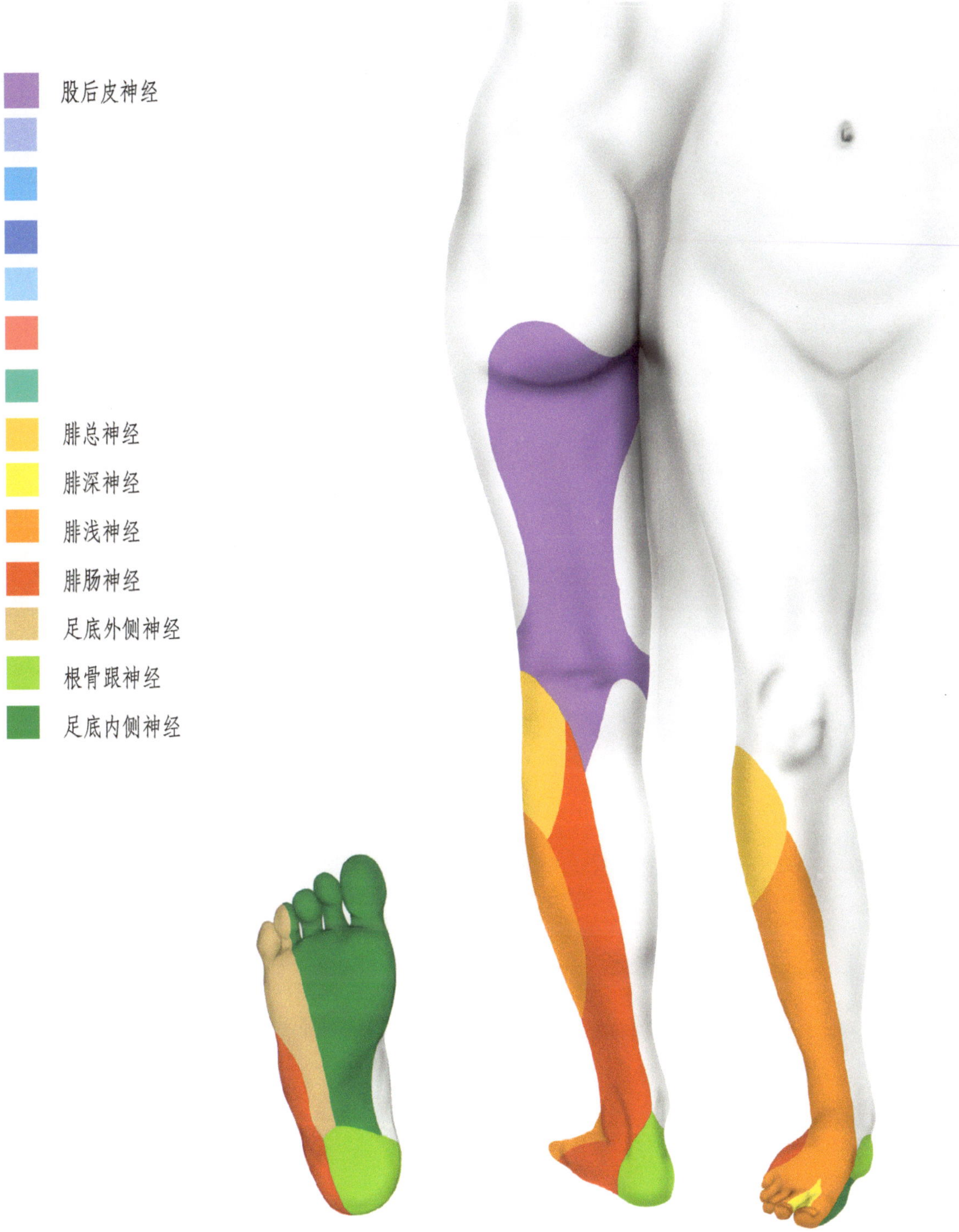

图4-26: 坐骨神经及其分支支配下肢的神经分布。

由于相邻节段神经的分布有明显的重叠，神经支配区域的划分界限并不象图示那样精确。

第五章
踝部周围神经

翻译：
张惠 姚俊岩
审阅：
万里 彭勇刚

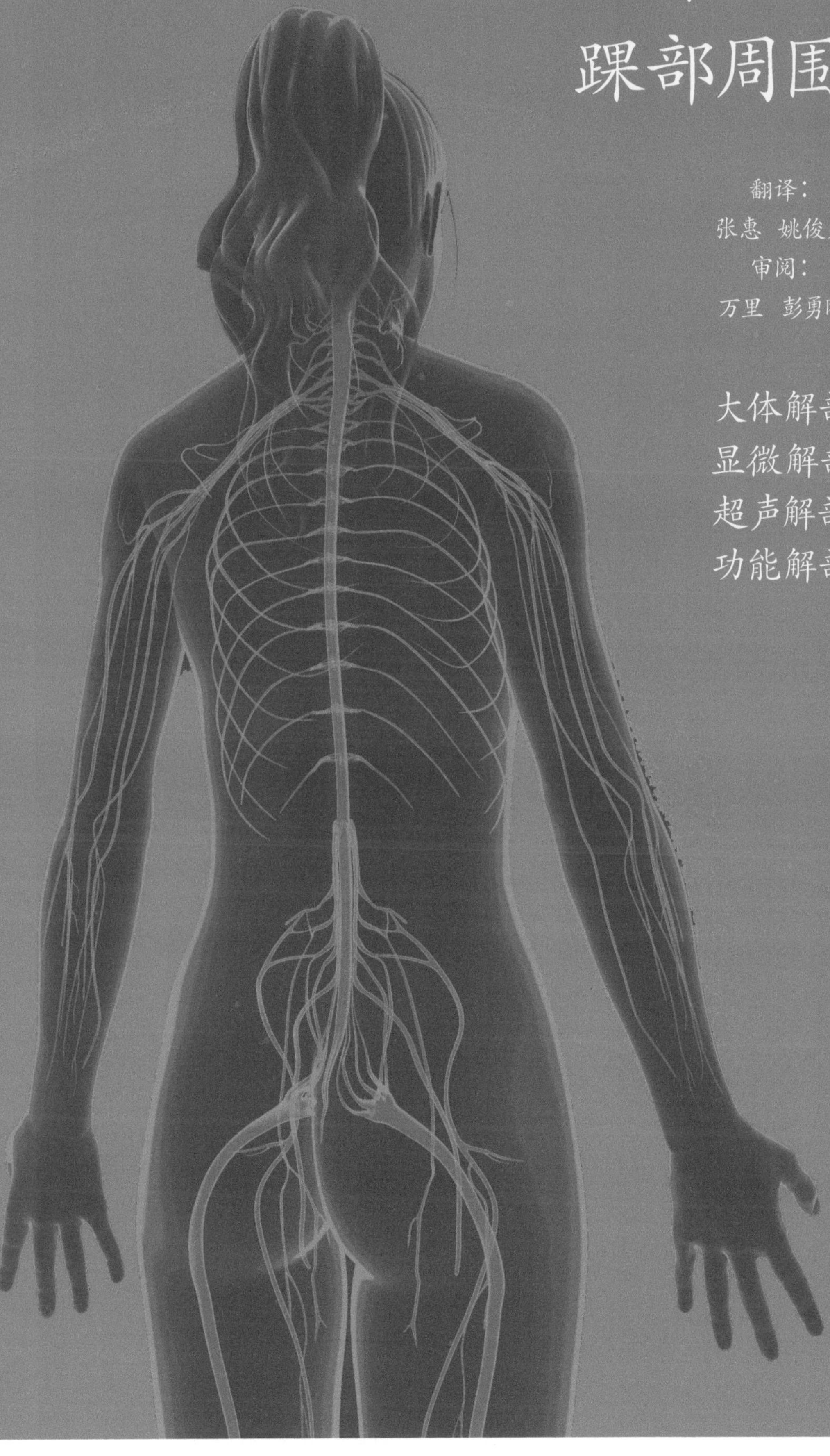

大体解剖
显微解剖
超声解剖
功能解剖

显微解剖

踝关节横断面

1.	腓浅神经	6.	跟腱
2.	腓深神经	7.	筋膜层
3.	隐神经	8.	长伸肌肌腱
4.	胫后神经	9.	胫骨前肌肌腱
5.	腓肠神经		

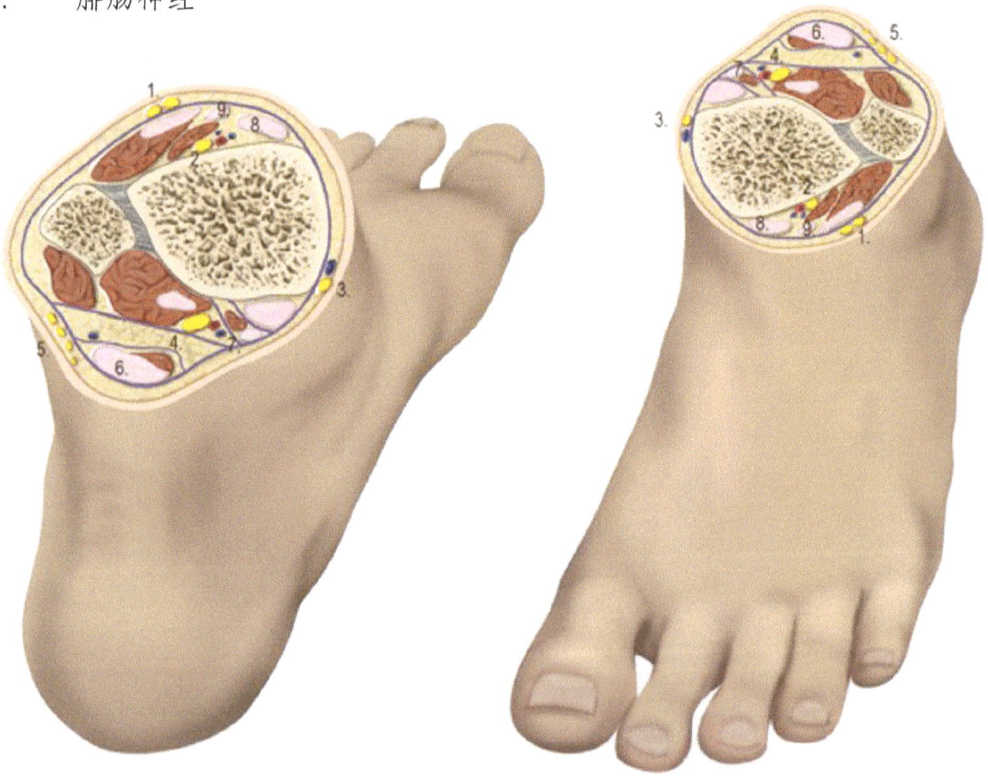

图5-1：踝部神经大体解剖：踝部横断面

上图显示足部5支神经在筋膜层内的分布位置。围绕踝部共有5支神经：其中有2支向筋膜层深部穿行，其他3支走行于筋膜层表面。向筋膜层深部穿行的2支神经分别为胫后神经和腓深神经，而走行在筋膜层表面的3支神经分别为腓浅神经、隐神经和腓肠神经。

请注意：所有表浅神经的名称均以“S”开头而命名。

Ref: Sarrafian SK. Anatomy of the foot and ankle: Descriptive, topographic, functional. Philadelphia: J.B. Lippincott Company, 1993; 356-90.

踝关节横断面

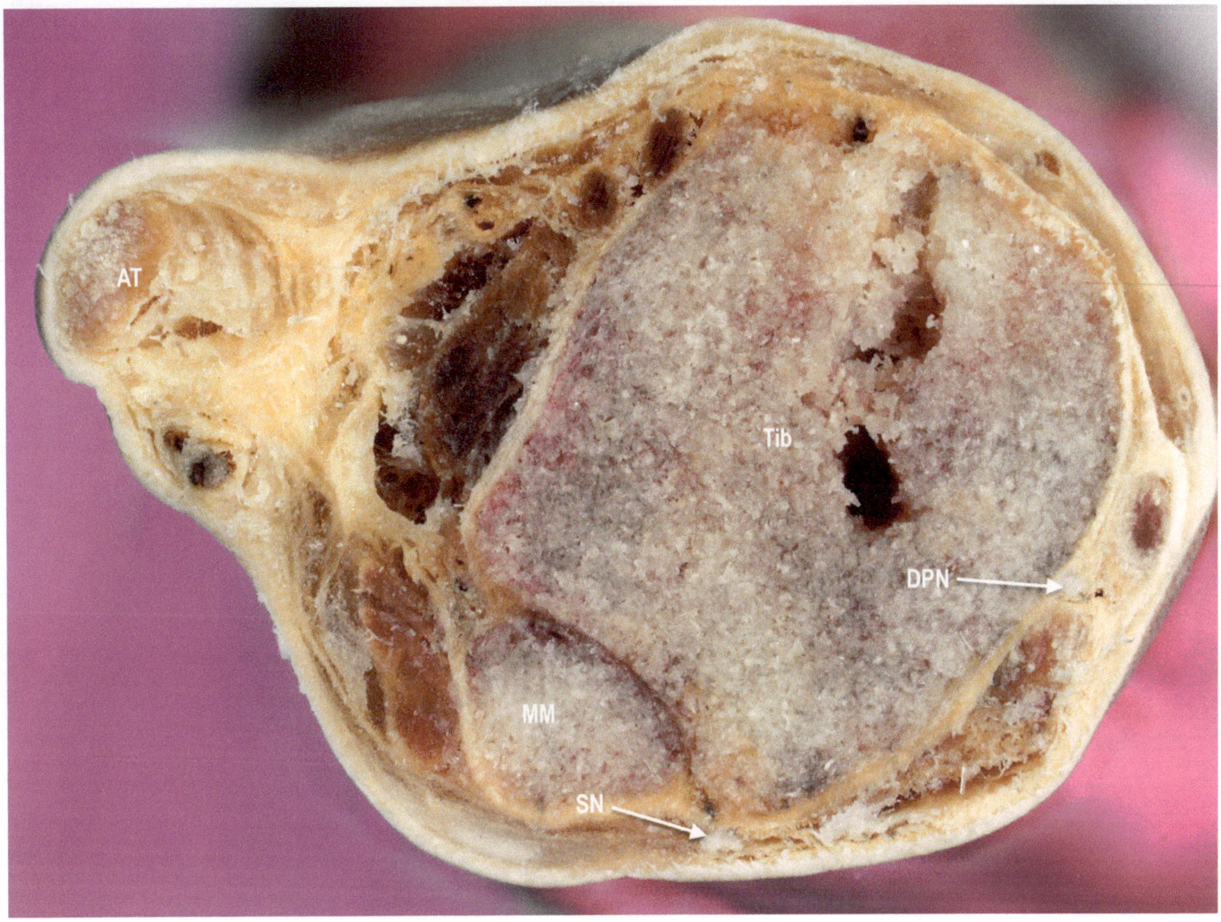

图5-2：腓深神经和隐神经的大体解剖。

AT 跟腱
DPN 腓深神经
MM 内踝
SN 隐神经
Tib 胫骨

胫后神经的解剖

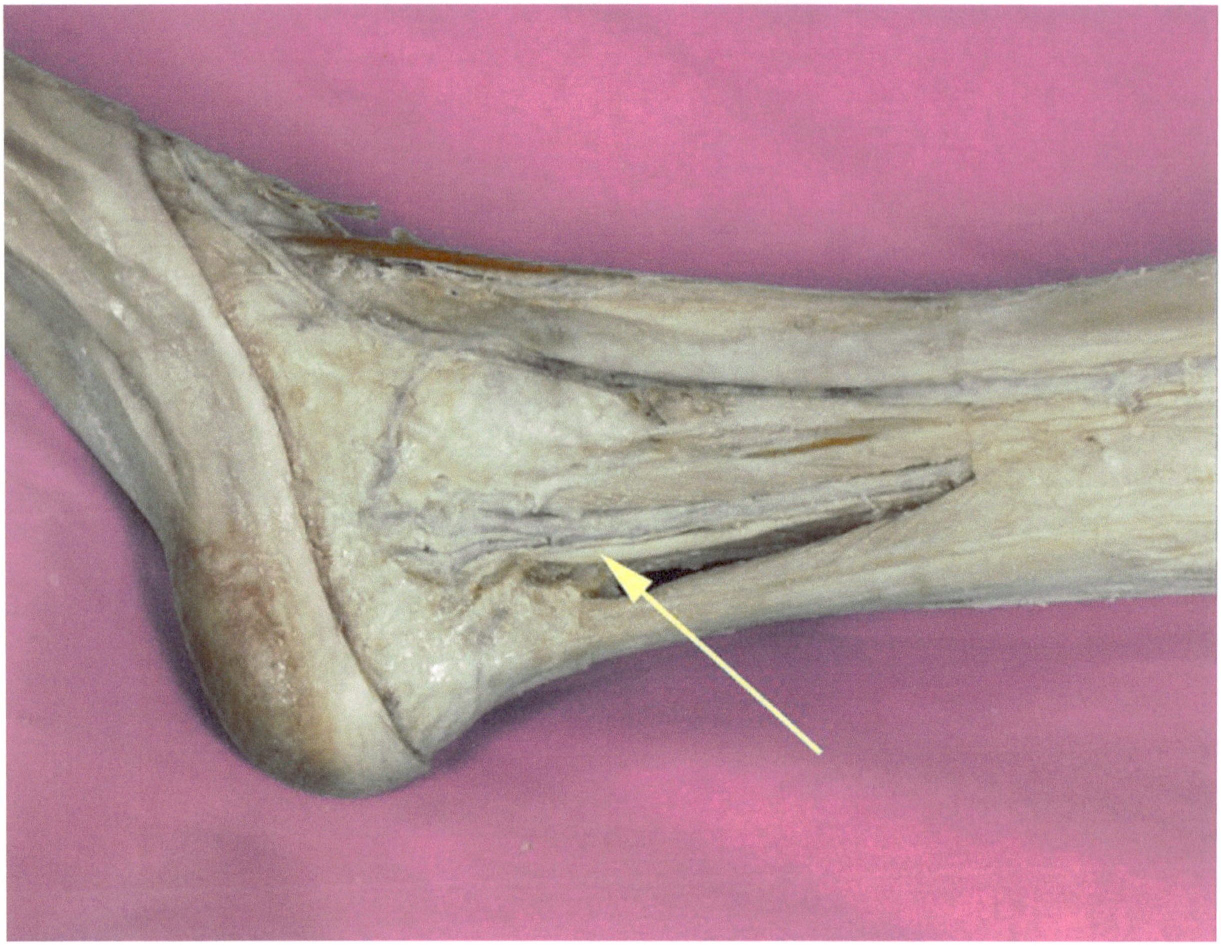

图5-3：胫后神经的大体解剖。

箭头所示的胫后神经通常位于胫动脉的后方。

腓浅神经的解剖

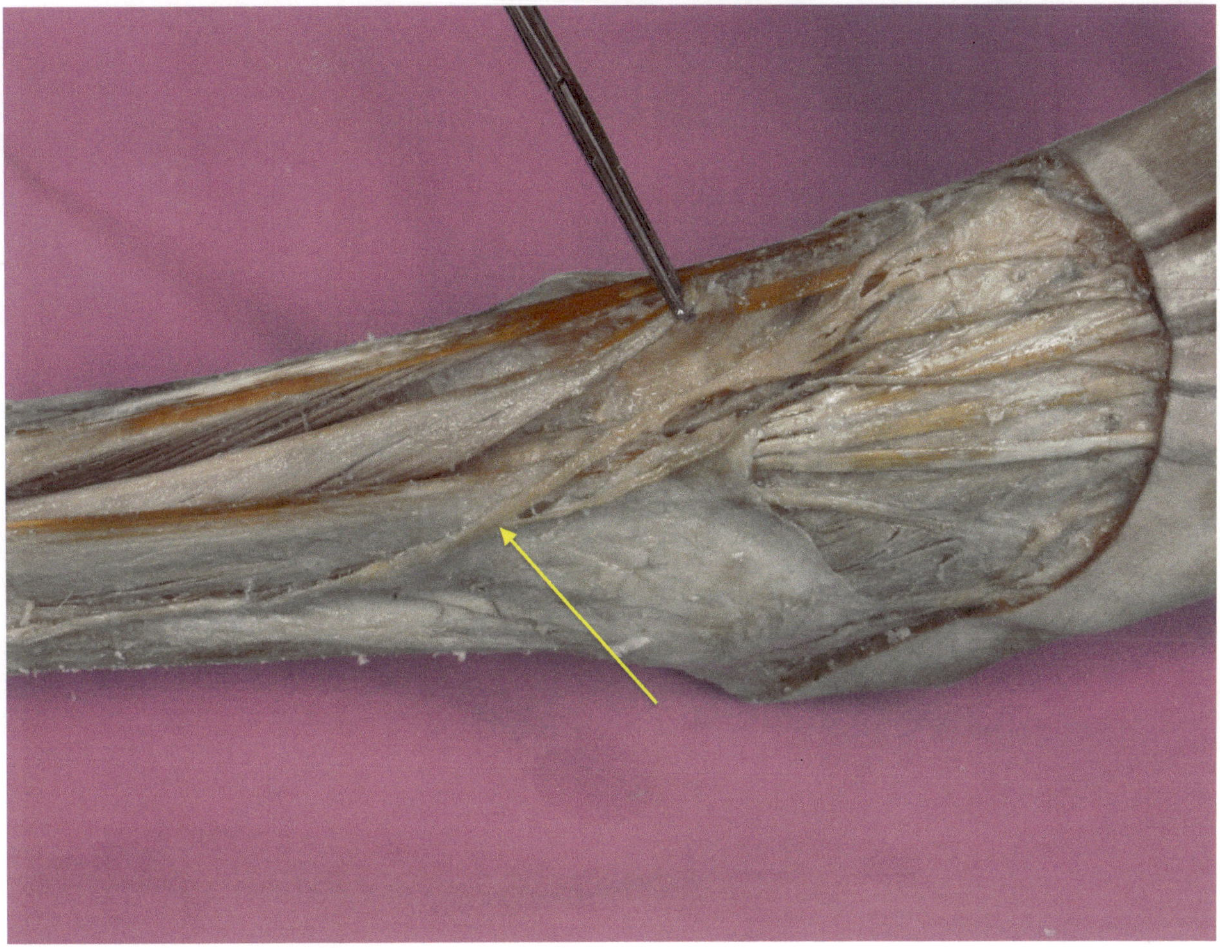

图5-4：腓浅神经的大体解剖。

图中箭头所指的即为腓浅神经。

腓肠神经的解剖

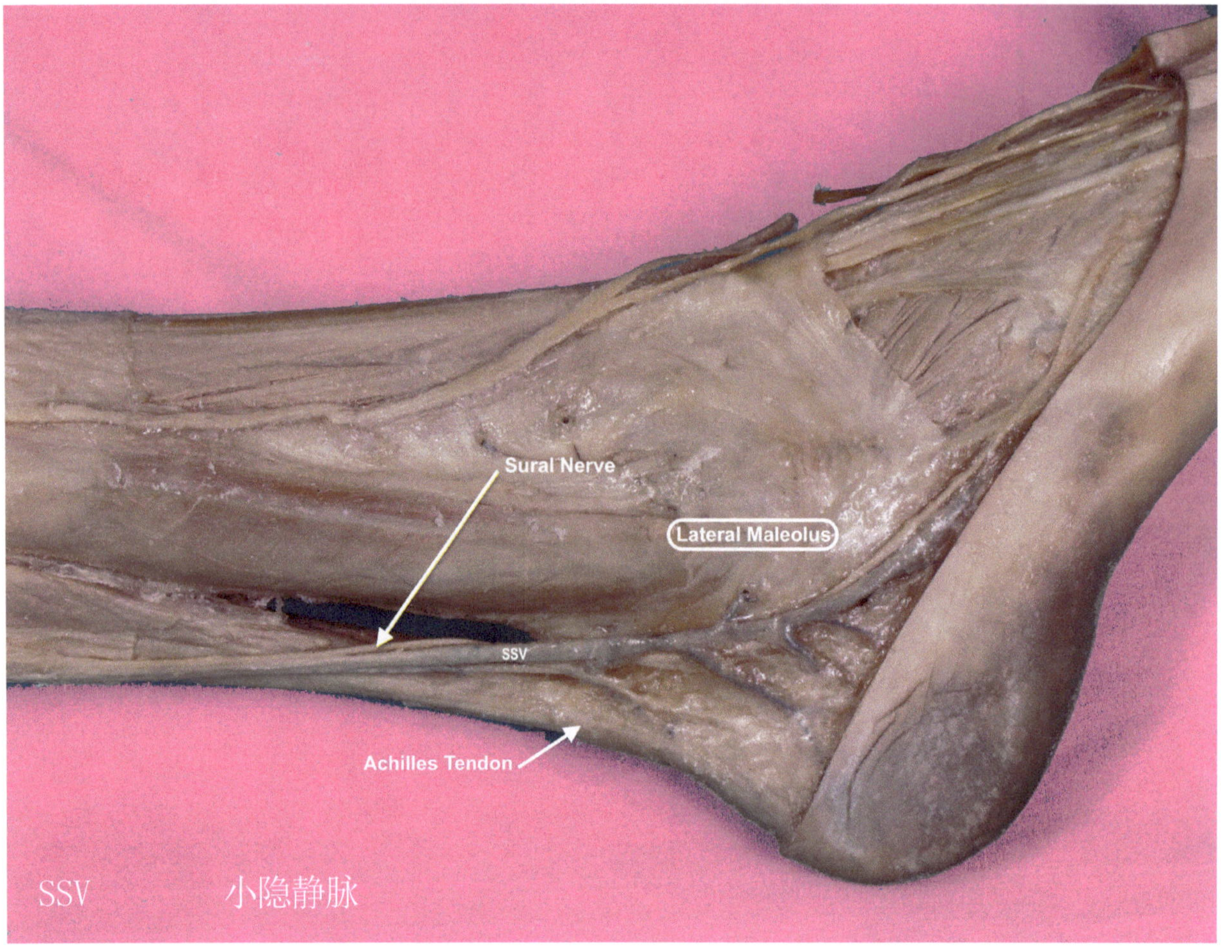

图5-5：腓肠神经的大体解剖

Sural Nerve	腓肠神经
Lateral Maleolus	外踝
Achilles Tendon	跟腱

请参阅标准教科书，了解执行本书中提到的任何阻滞的指征和操作技术。

踝关节周围神经的体表标志

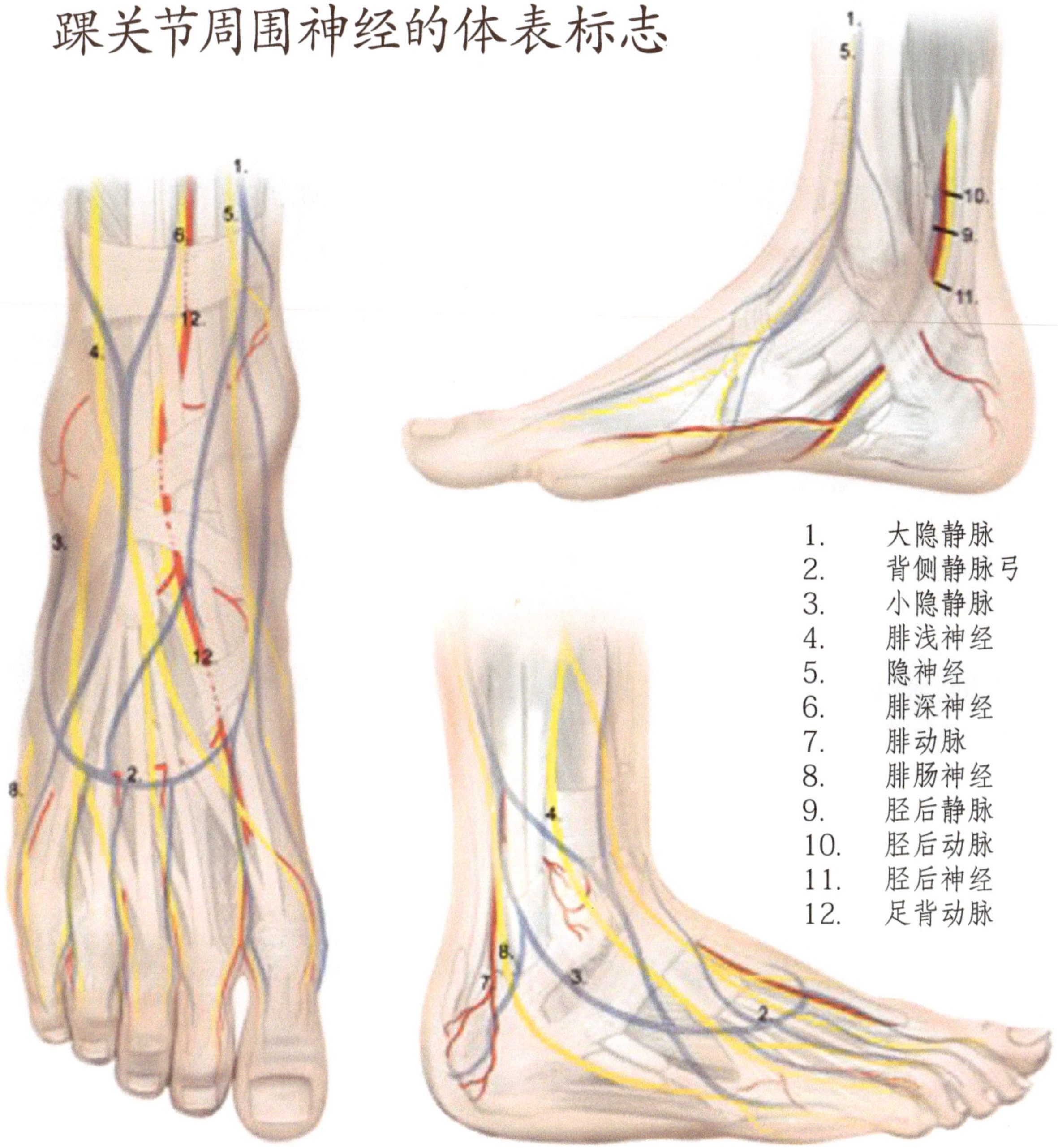

图5-6：踝关节周围神经的体表标志

胫后神经（11）位于踝关节外侧，在跟腱到内踝距离的外三分之二处，在踝关节外侧向筋膜深部走行。

腓深神经⑹位于胫骨前肌肌腱和长伸肌肌腱之间，向筋膜深部走行.

腓浅神经⑷位长伸肌肌腱外侧，在筋膜表面走行。

隐神经⑸与大隐静脉在内踝关节前部，在筋膜表面走行。

腓肠神经⑻在踝关节外侧的跟腱和外踝之间走行。

超声解剖

腓深神经

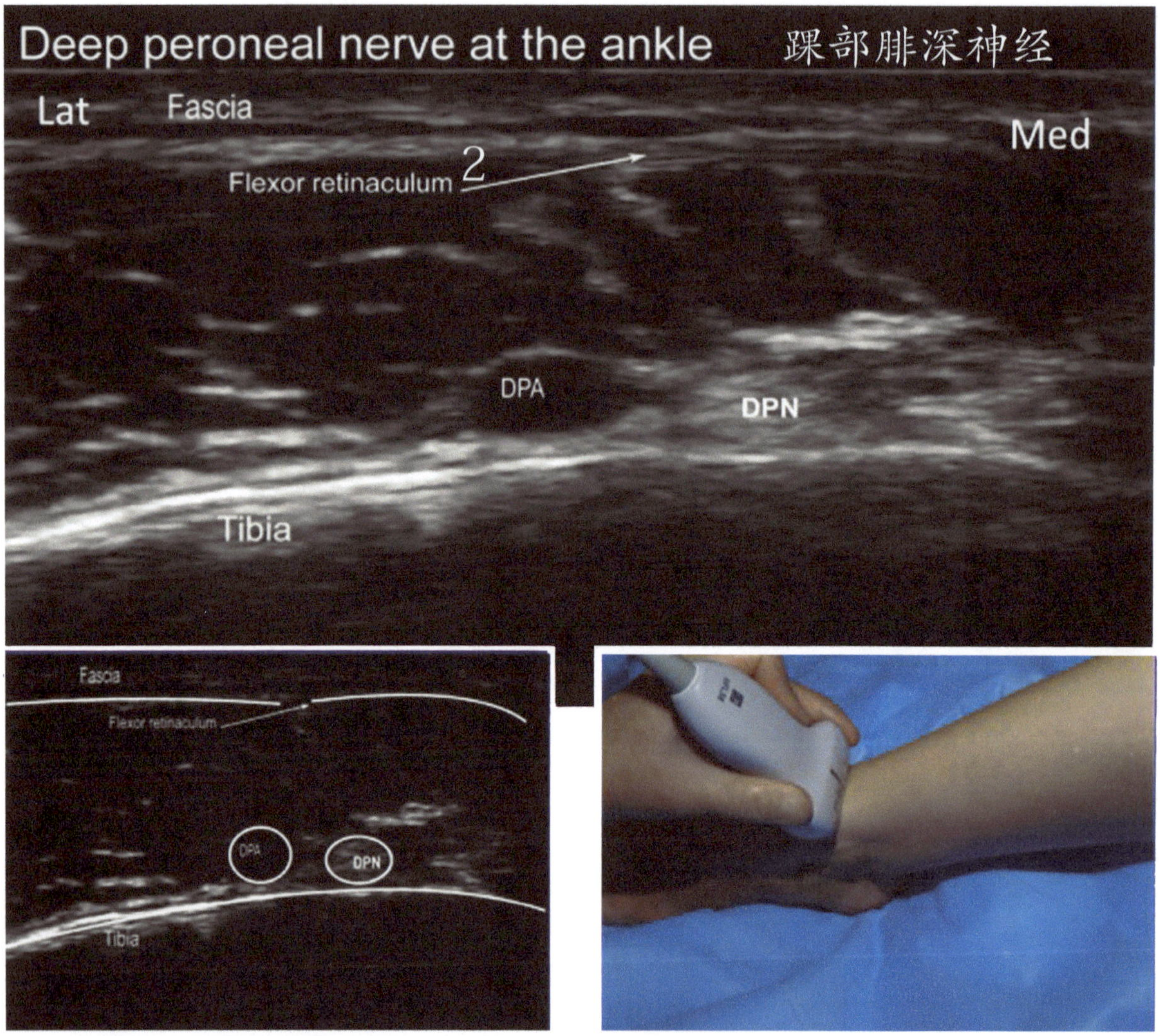

图5-7踝部腓深神经超声影像解剖

DPA	腓深动脉
DPN	腓深神经
Fascia	筋 膜
Tibia	胫骨
2	伸肌支持带

胫后神经

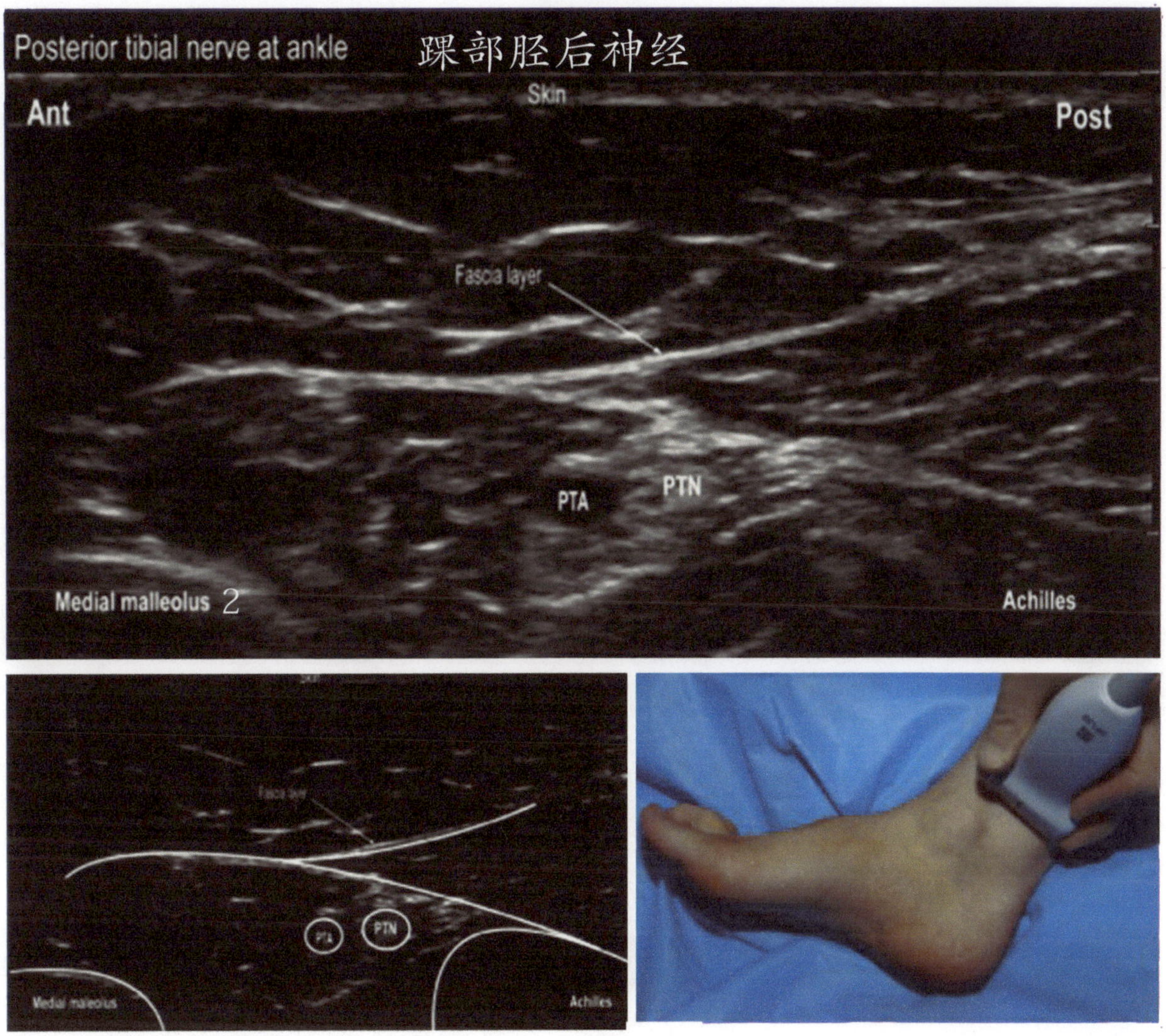

图5-8 踝部胫后神经超声解剖

Achilles	跟腱
PTA	胫后动脉
PTN	胫后神经
Skin	皮肤
Fascia	筋 膜
2	内踝

在RAEducation.com上观看视频
急性疼痛医学-解剖学-
声解剖学:胫后神经

隐神经

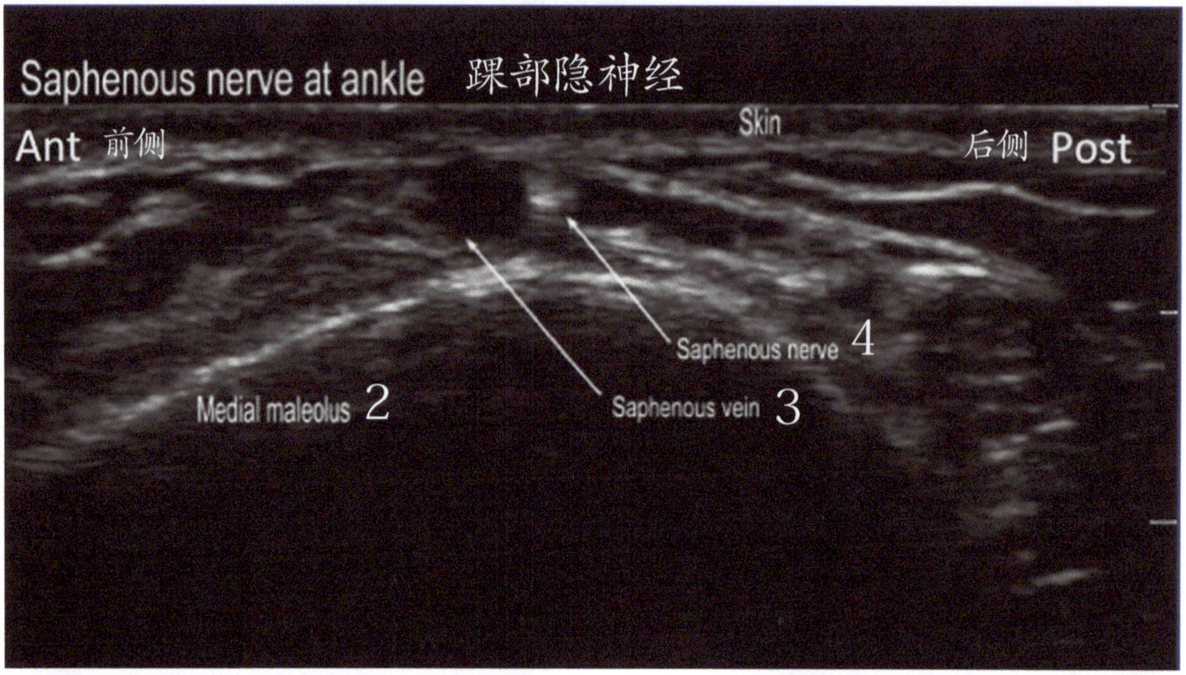

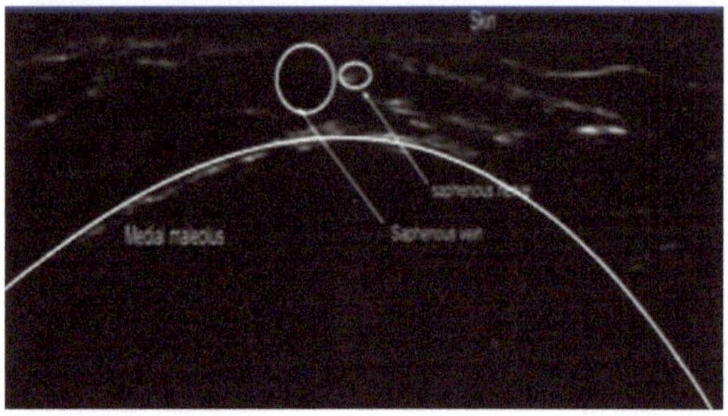

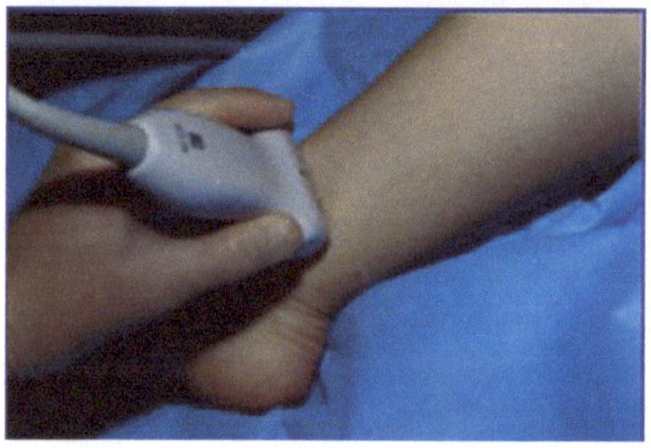

图5-9 踝部隐神经超声解剖

skin	皮肤
2	内踝
3	隐静脉
4	隐神经

腓肠神经

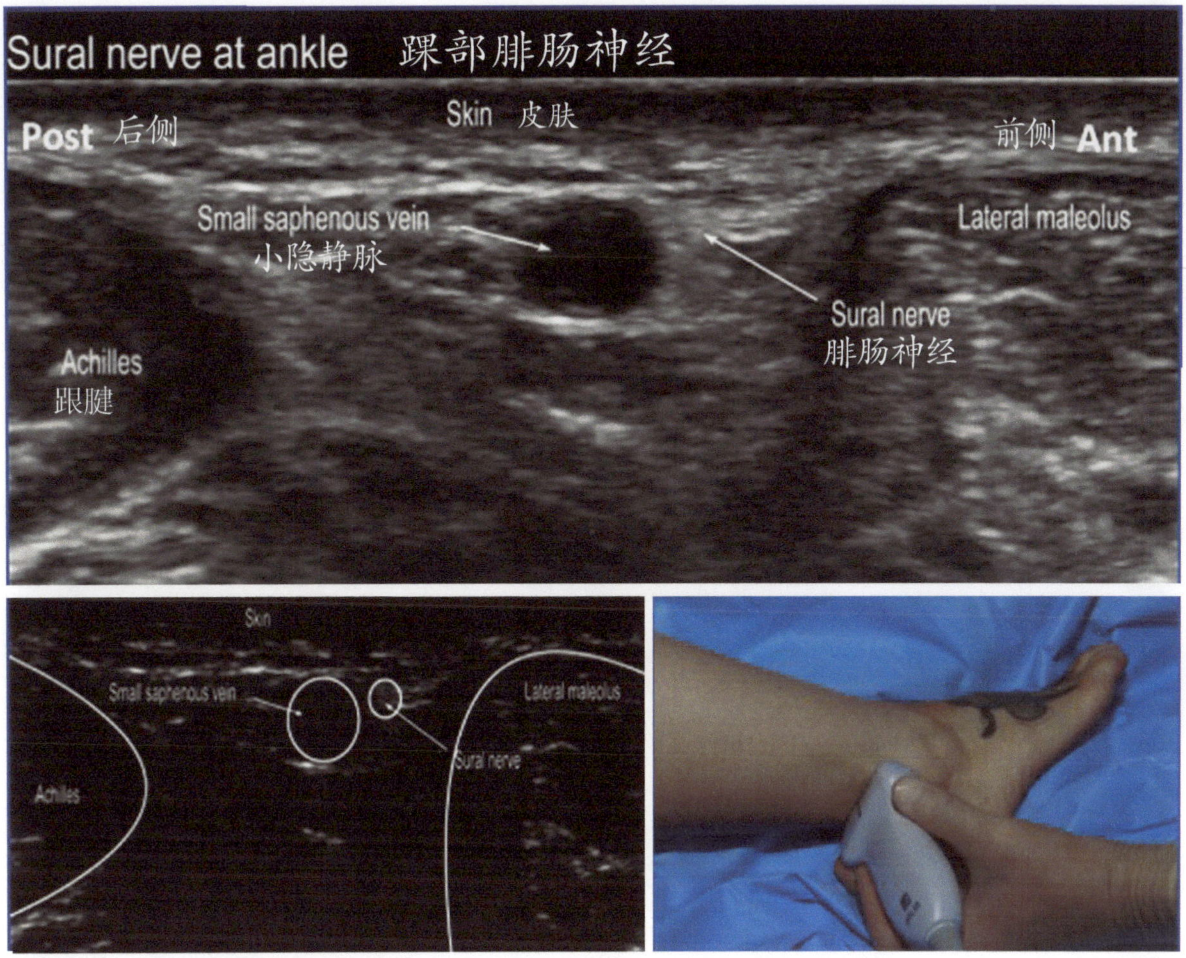

图5-10 踝部腓肠神经超声解剖

Achilles　　跟腱

功能解剖

足部和踝关节的神经支配

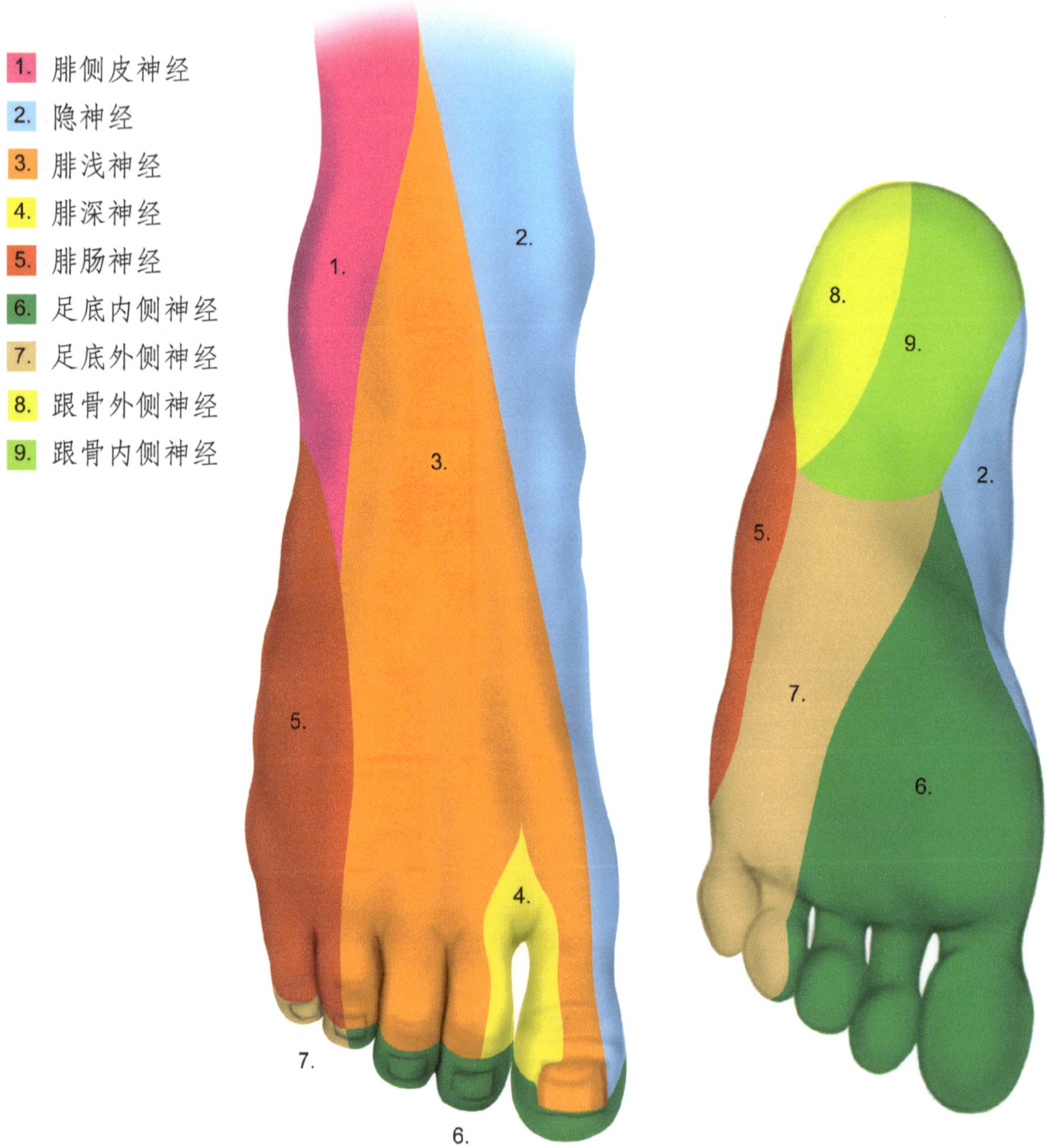

图5-11 足和踝关节神经的感觉支配区分布

第六章

腹壁神经

翻译：

谢淑华　王永旺

审阅：

周雁 彭勇刚

大体解剖

显微解剖

超声解剖

功能解剖

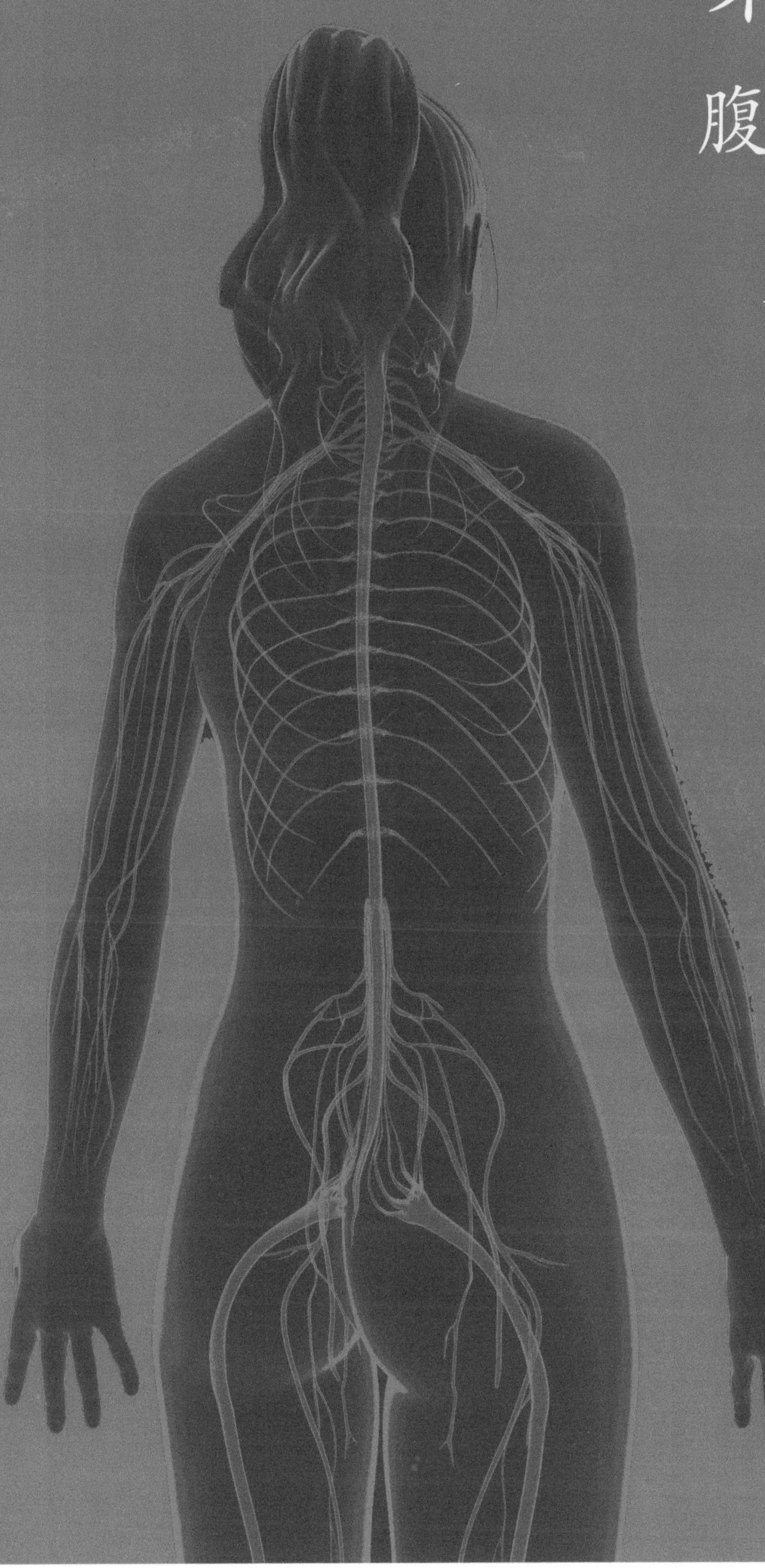

大体解剖

腹壁

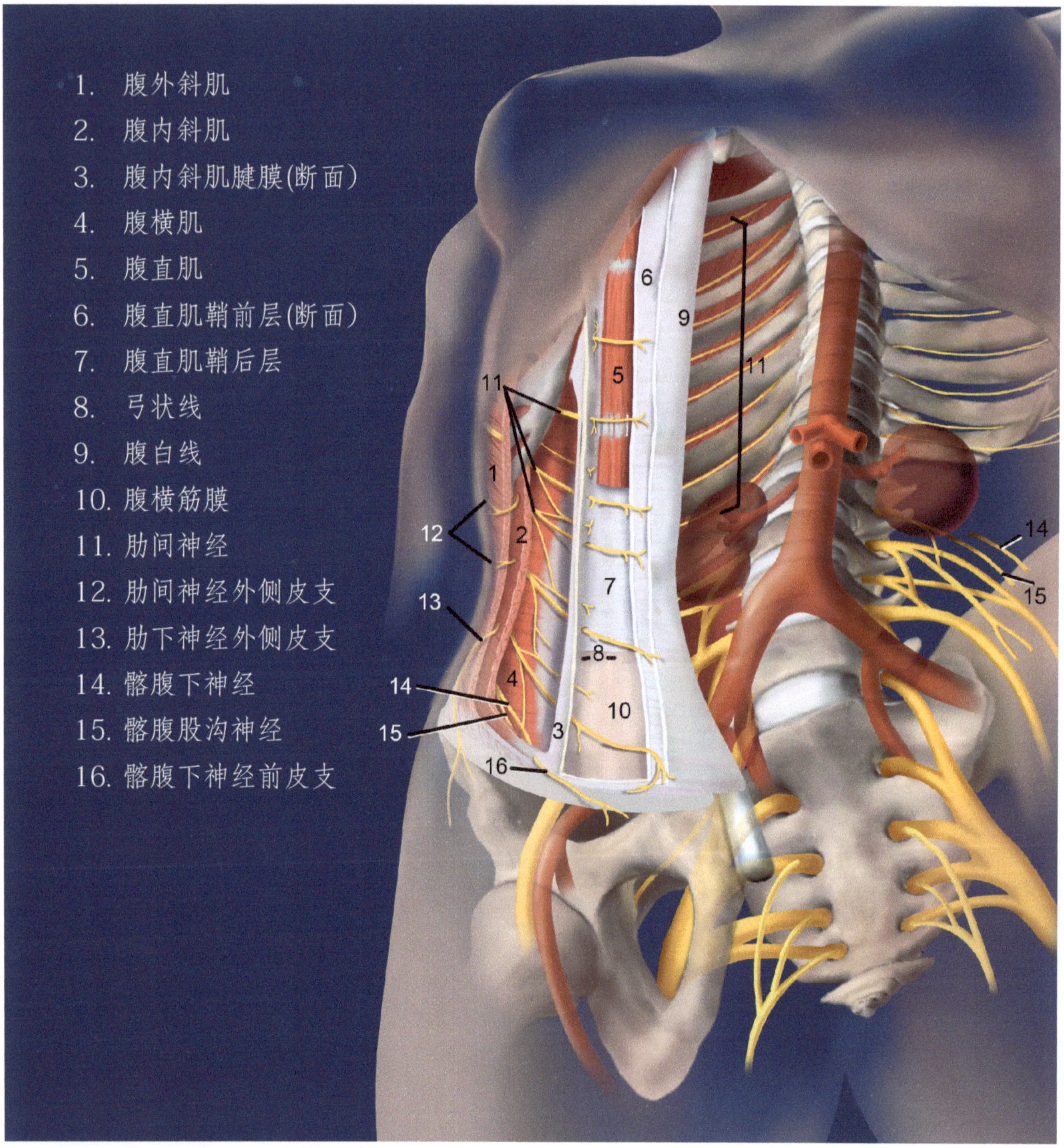

图6-1腹壁肌肉与神经

腹横机平面（TAP）在图标2-4之间的位置

超声解剖

前入路腹横肌平面（TAP）

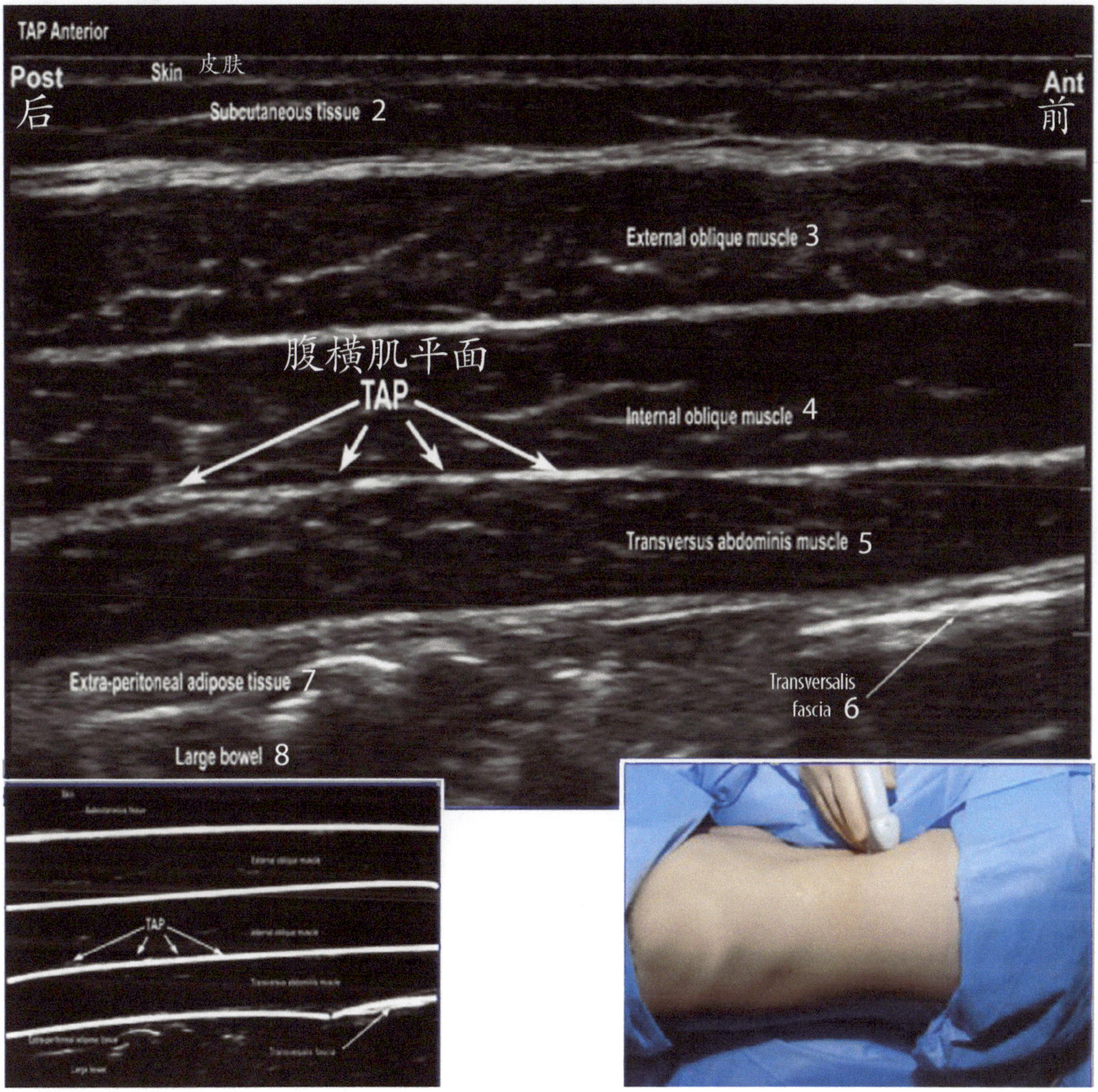

图6-2前入路腹横肌平面（TAP）的超声解剖

2　皮下组织
3　腹外斜肌
4　腹内斜肌
5　腹横肌
6　腹横筋膜
7　腹膜外脂肪组织
8　大肠

从前面看，在髂嵴和肋骨之间，有三层腹肌，从浅到深，依次为腹外斜肌，腹内斜肌和腹横肌。TAP是后两者之间的筋膜层。前入路TAP阻滞注药分开此筋膜层，以阻滞分布在这里的神经。

后入路腹横肌平面（TAP）

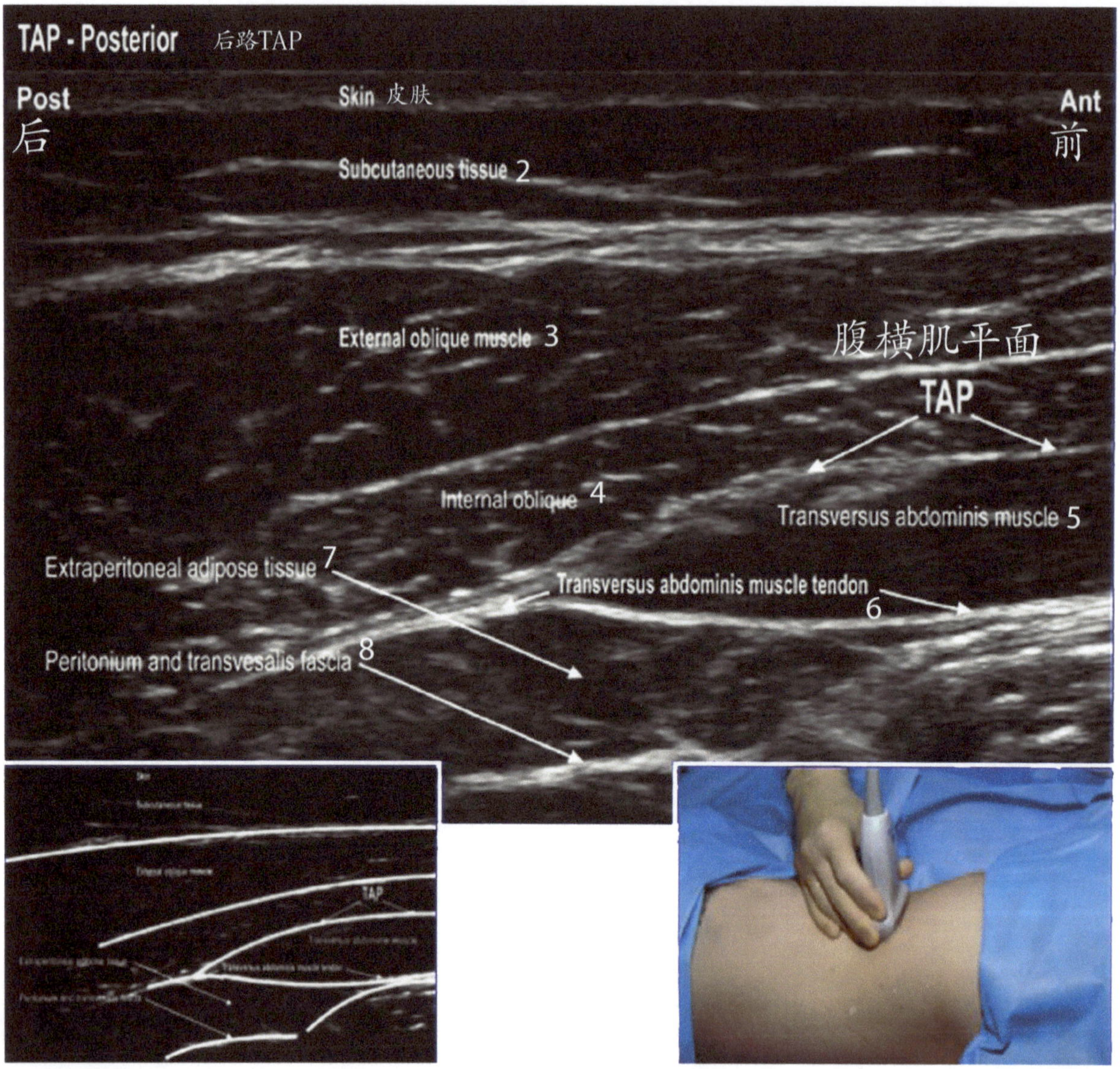

图6-3后入路腹横肌平面（TAP）的超声解剖

2	皮下组织
3	腹外斜肌
4	腹内斜肌
5	腹横肌
6	腹横肌肌腱
7	腹膜外脂肪组织
8	腹横筋膜

注意：腹横肌向后逐渐移行为腱膜。注意TAP仍在腹内斜肌和腹横肌之间。腹膜外脂肪组织和腹横筋膜在腹横肌的深面，而肠管在以上这些结构的深面。

肋缘下入路腹横肌平面

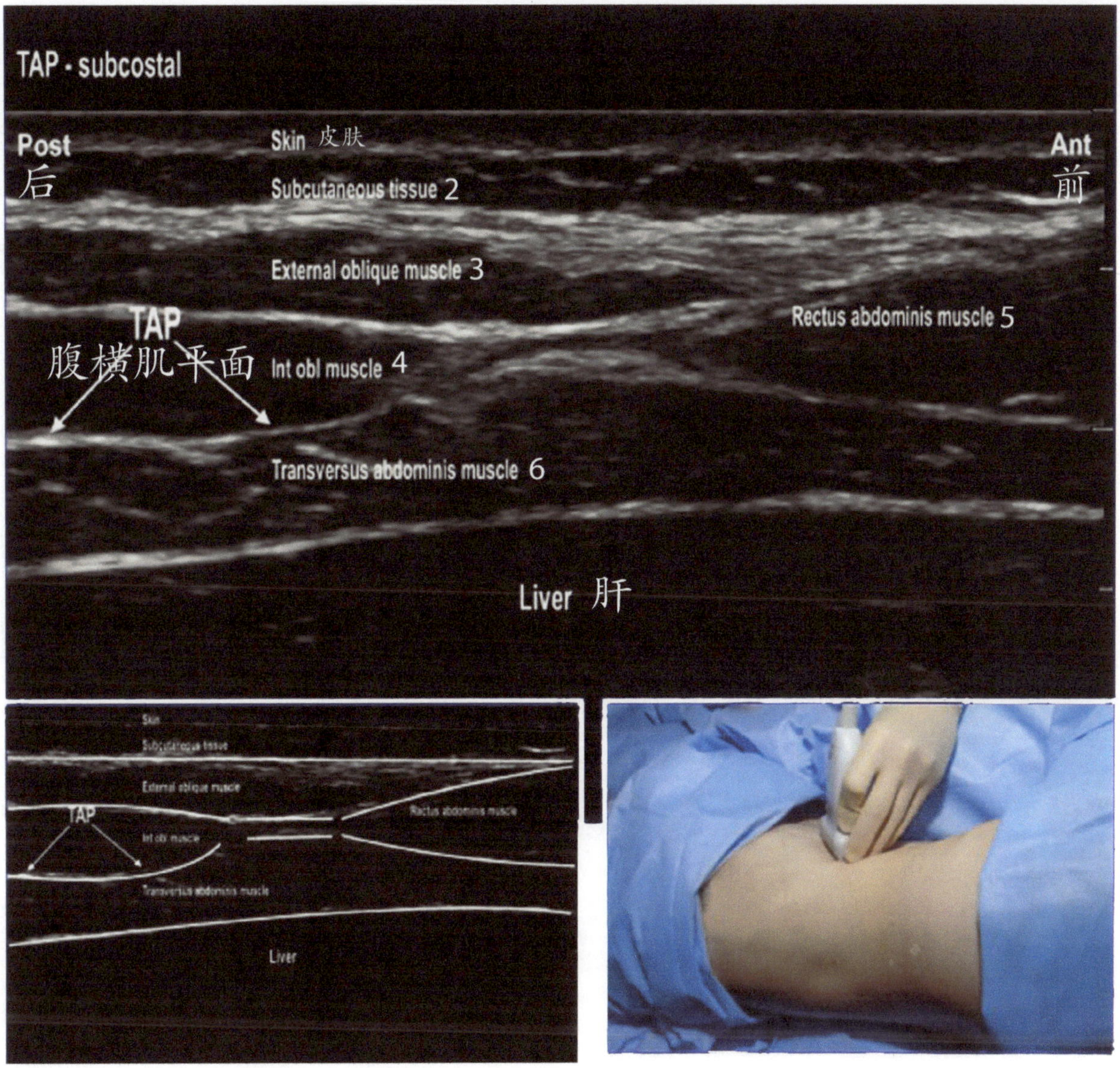

图6-4肋缘下入路腹横肌平面（TAP）的超声解剖

2	皮下组织
3	腹外斜肌
4	腹内斜肌
5	腹直肌
6	腹横肌

注意：三块腹肌的肌腱汇合形成腹直肌的前、后鞘，并包绕腹直肌。注意肝脏位于腹横肌深面。在弓状线之上，腹直肌鞘由腹部肌肉的肌腱合并组成，在弓状线之下，它由腹横筋膜组成。

髂腹股沟和髂腹下神经

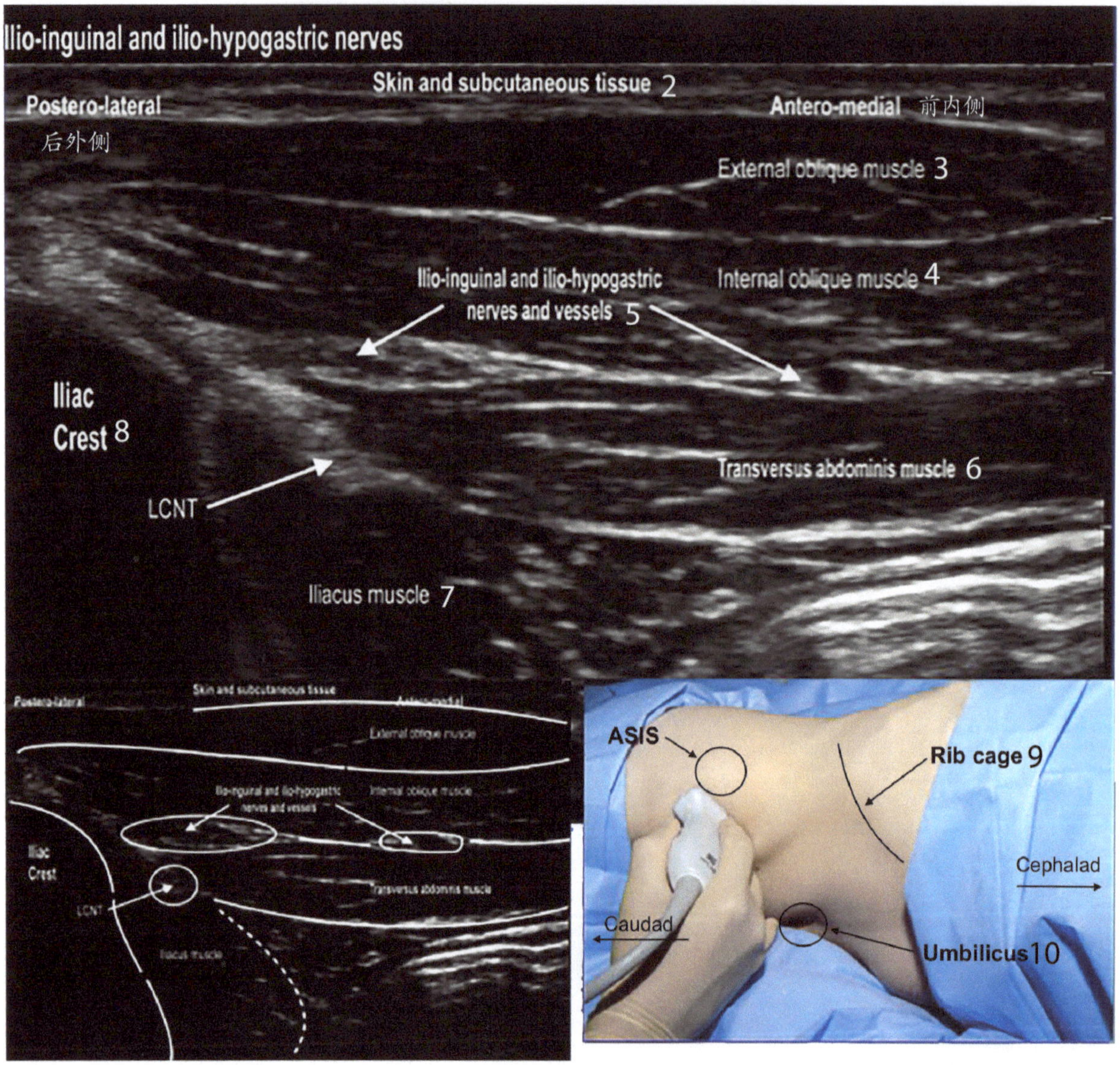

图6-5髂腹股沟和髂腹下神经

LCNT	股外侧皮神经
2	皮肤和皮下组织
3	腹外斜肌
4	腹内斜肌
5	髂腹股沟神经 髂腹下神经
6	腹横肌
7	髂肌
8	髂骨翼

注意：超声探头的角度。腹部肌群在髂嵴移行，髂腹股沟神经和髂腹下神经、动脉和静脉位于腹内斜肌和腹直肌之间的筋膜层。股外侧皮神经在髂肌前缘处，可以在髂嵴前外侧找到。

可在RAEducation.com
急性疼痛医学-解剖-超声解剖：
TAP间隙上观看视频

第七章

胸椎旁间隙

翻译：
刘毅 彭丽桦 刘海涛
审阅：
万里 彭勇刚

大体解剖
显微解剖
超声解剖
功能解剖

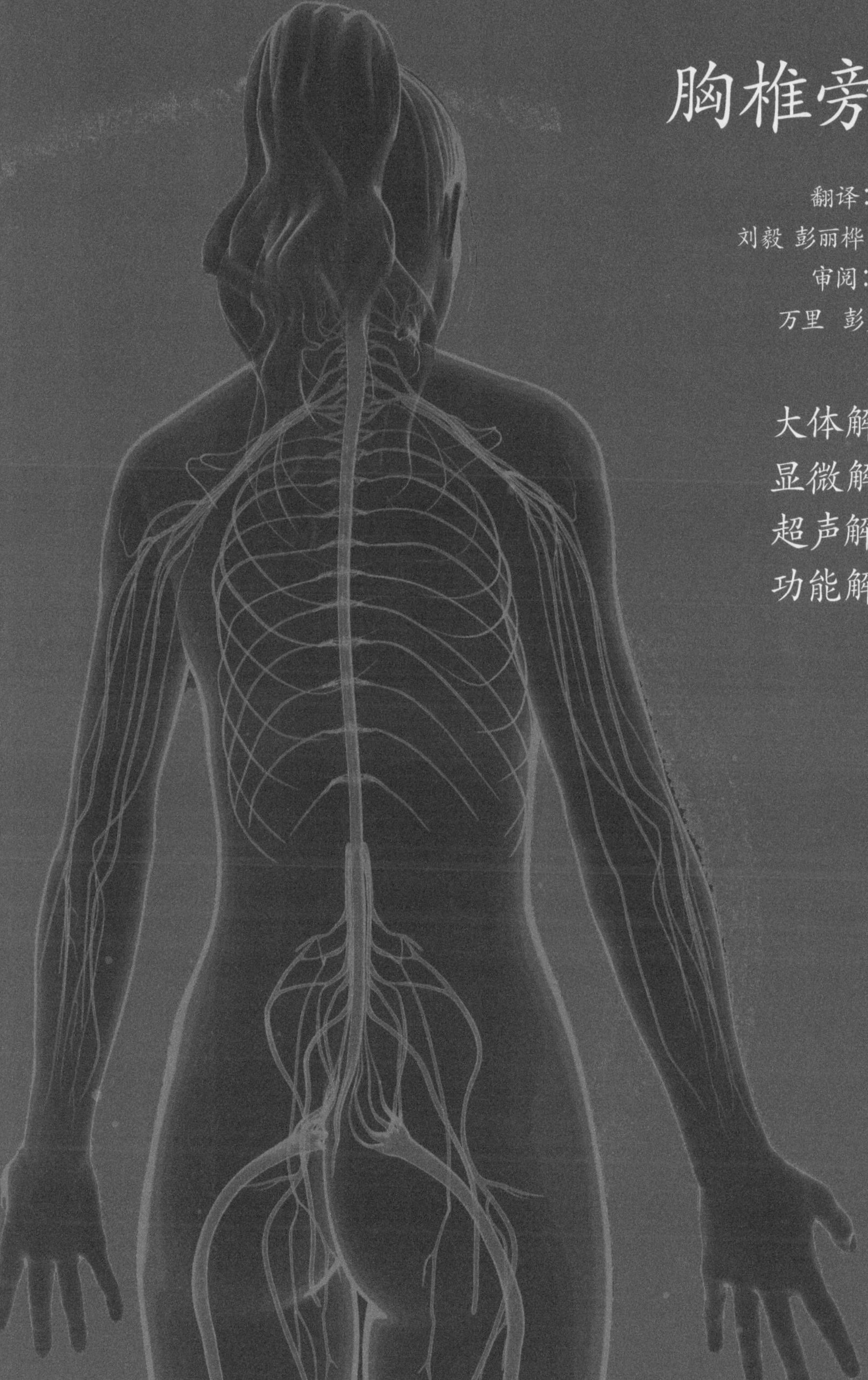

大体解剖

胸椎旁间隙

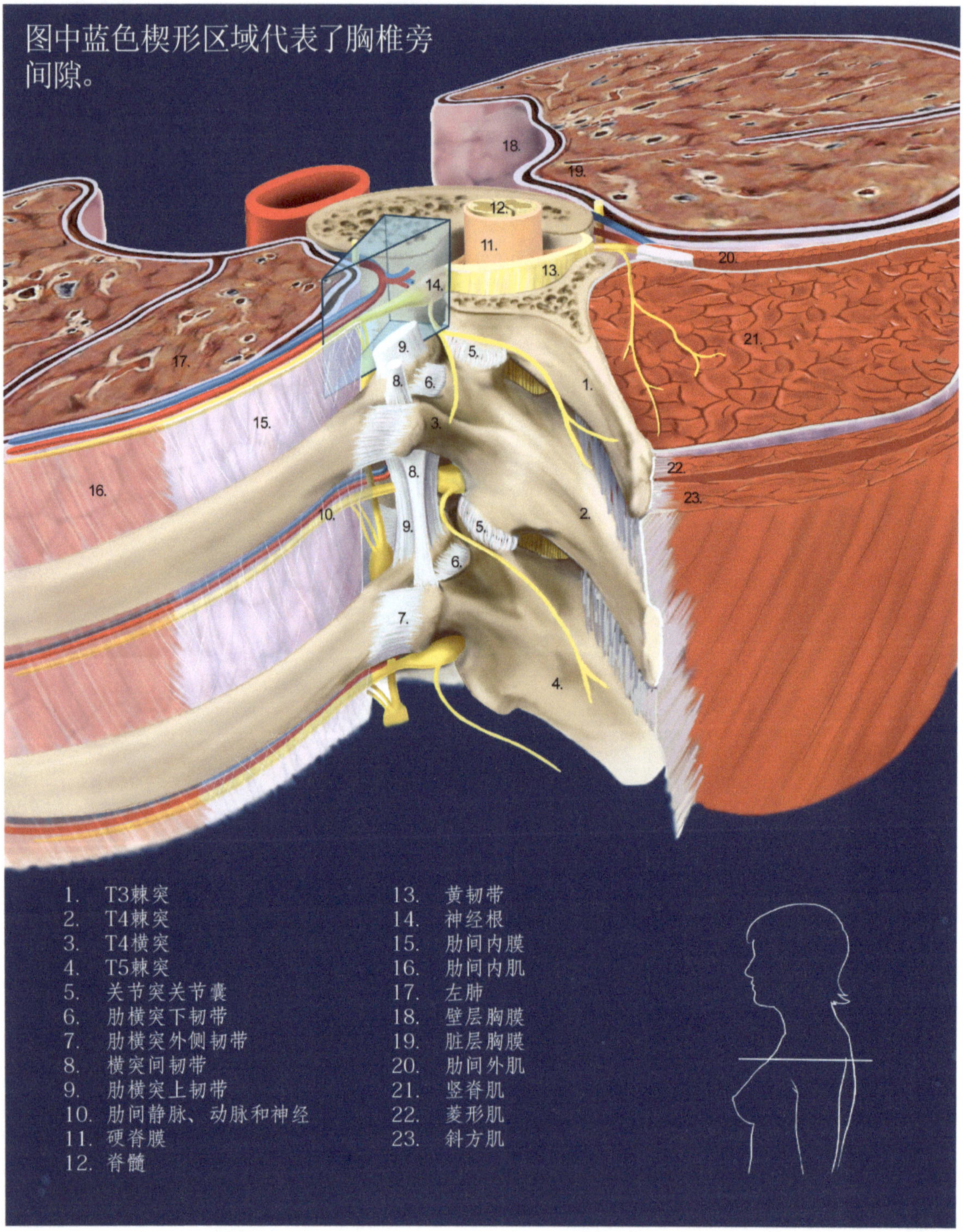

图7-1 第4胸椎旁间隙的大体解剖后面观

胸椎旁间隙

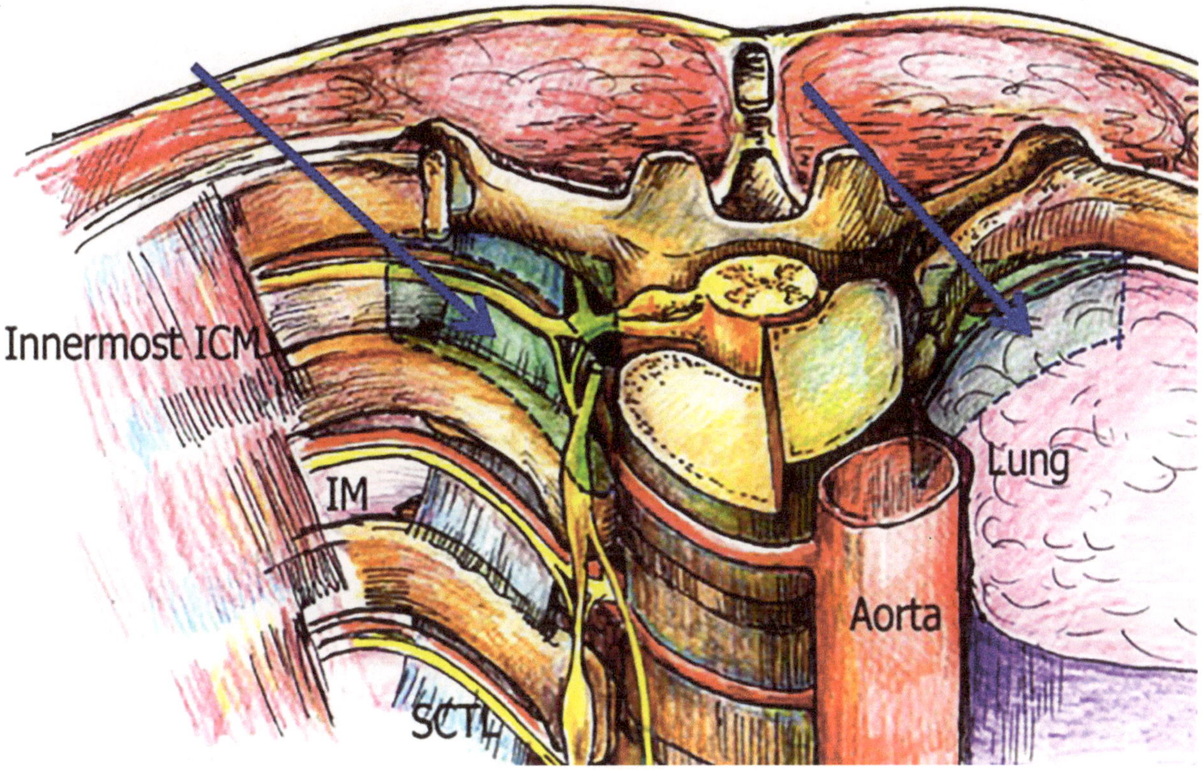

图7-2 胸椎旁楔形间隙正面观

→	双侧胸椎旁间隙
ICM	肋间最内肌
IM	肋间内肌
SCTL	肋横突上韧带
Aorta	主动脉
Lung	肺

右侧的肺和壁层胸膜已去除。

该图摘自于：Barys V. Ihnatsenka, MD Prior Page Ref: Boezaart AP, Raw RM. Continuous thoracic paravertebral block for major breast surgery. Reg Anesth Pain Med 2006;31:470-6. • Klein SM, Bergh A, Steele SM , MD, Georgiade GS, Greengrass RA. Thoracic paravertebral block for breast surgery. Anesth Analg 2000;90:1402-5. • Boezaart AP, Lucas SD, Elliott CE. Paravertebral block: cervical, thoracic, lumbar and sacral. Curr Opin Anaesthesiol 2009;22:637-43.

胸椎旁间隙

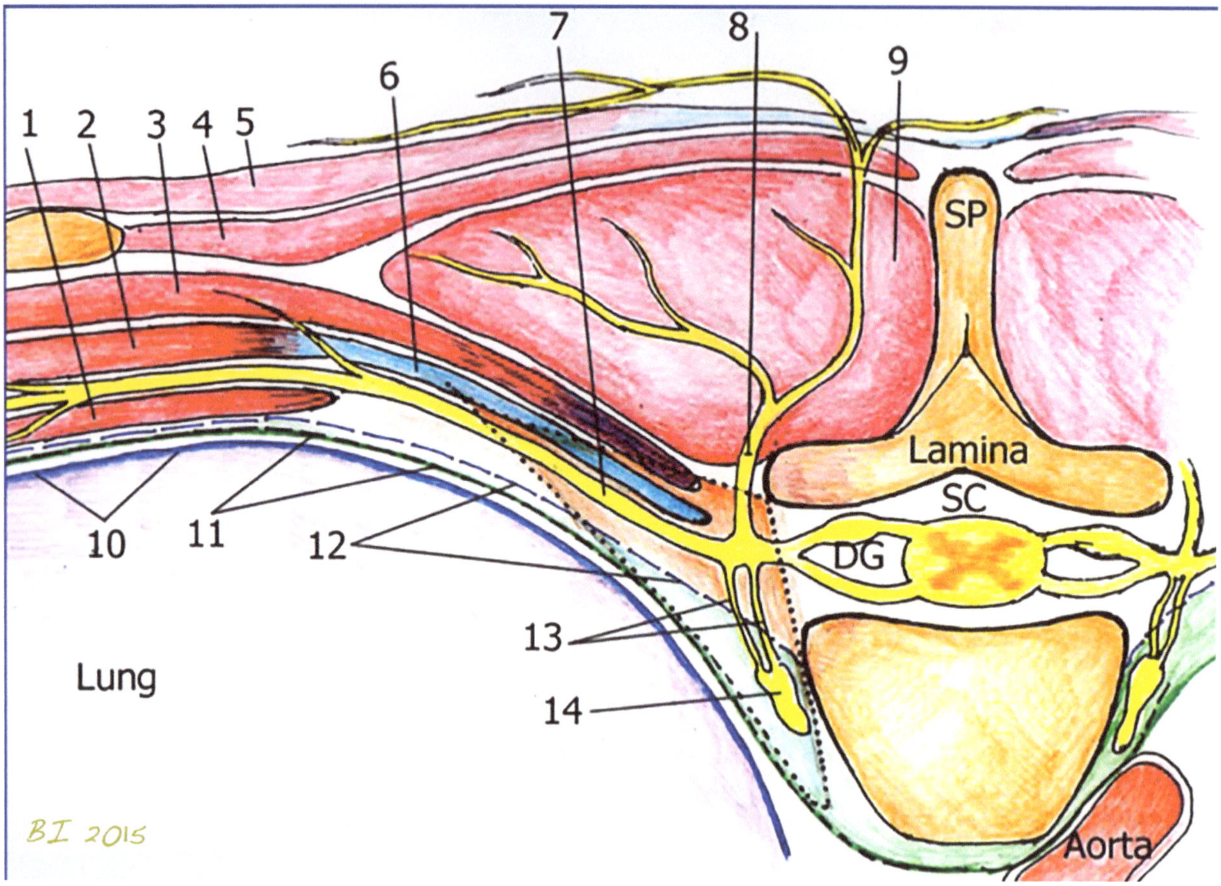

图7-3 胸椎旁楔形间隙示意图

1.	肋间最内肌	12.	胸内筋膜
2.	肋间内肌	13.	灰白交通支
3.	肋间外肌，与肋横突上韧带融合	14.	交感神经干和神经节
4.	菱形肌	DG	背根神经节
5.	斜方肌	SC	脊髓
6.	肋间内膜，被肋间外肌与肋间最内肌所覆盖，	SP	棘突
		Lamina	椎板
7.	胸脊神经根腹侧支（肋间神经）	Aorta	主动脉
8.	胸脊神经根的背侧支		
9.	竖脊肌		
10.	脏层胸膜		
11.	壁层胸膜		

Drawing: Barys V. Ihnatsenka, MD

胸椎旁间隙神经与韧带

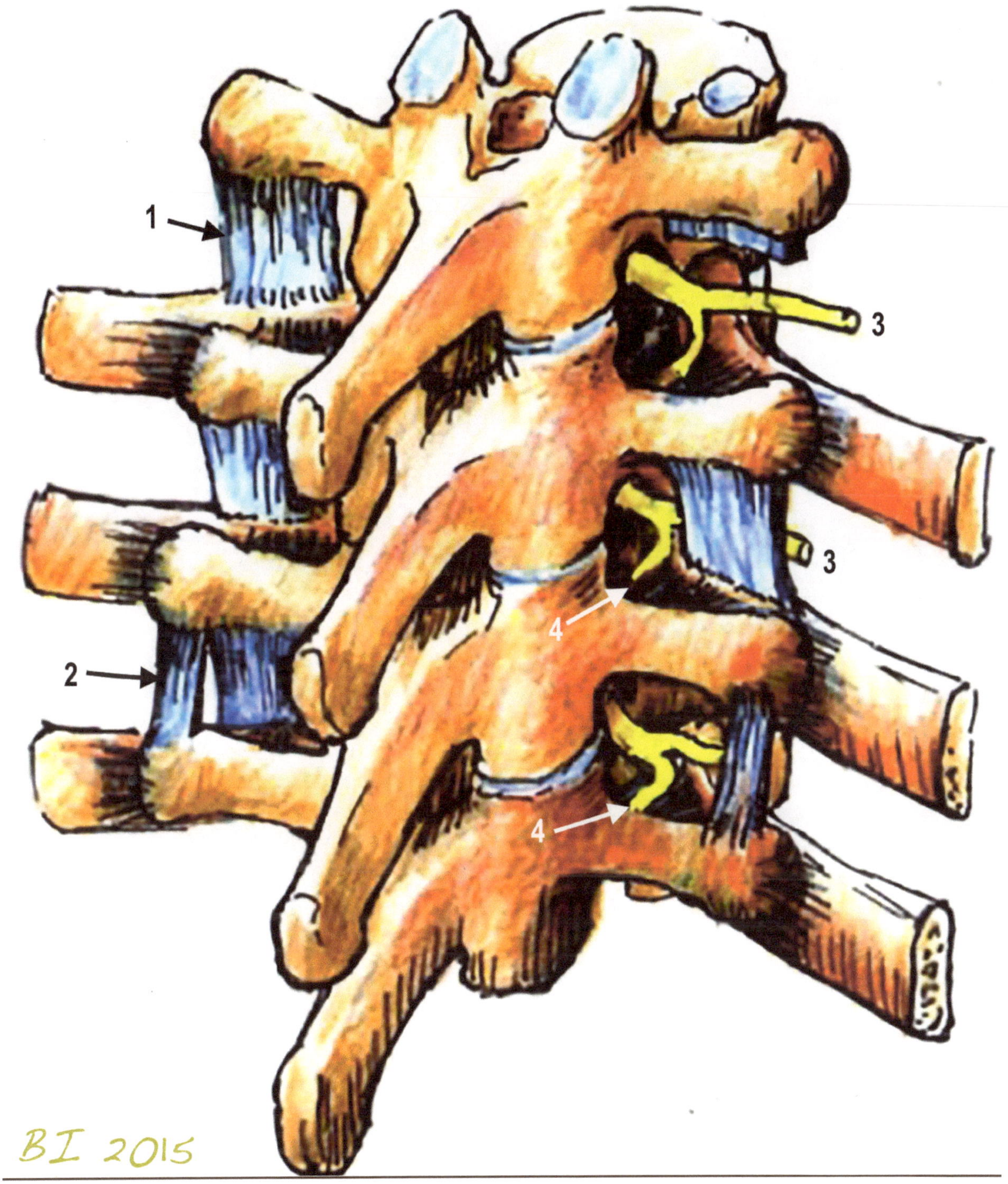

图7-4胸椎旁间隙神经与韧带的关系（后面观）

1. 上肋横突韧带
2. 横突间韧带
3. 脊神经前支
4. 脊神经后支

Drawing: Barys V. Ihnatsenka, MD

上肋横突韧带

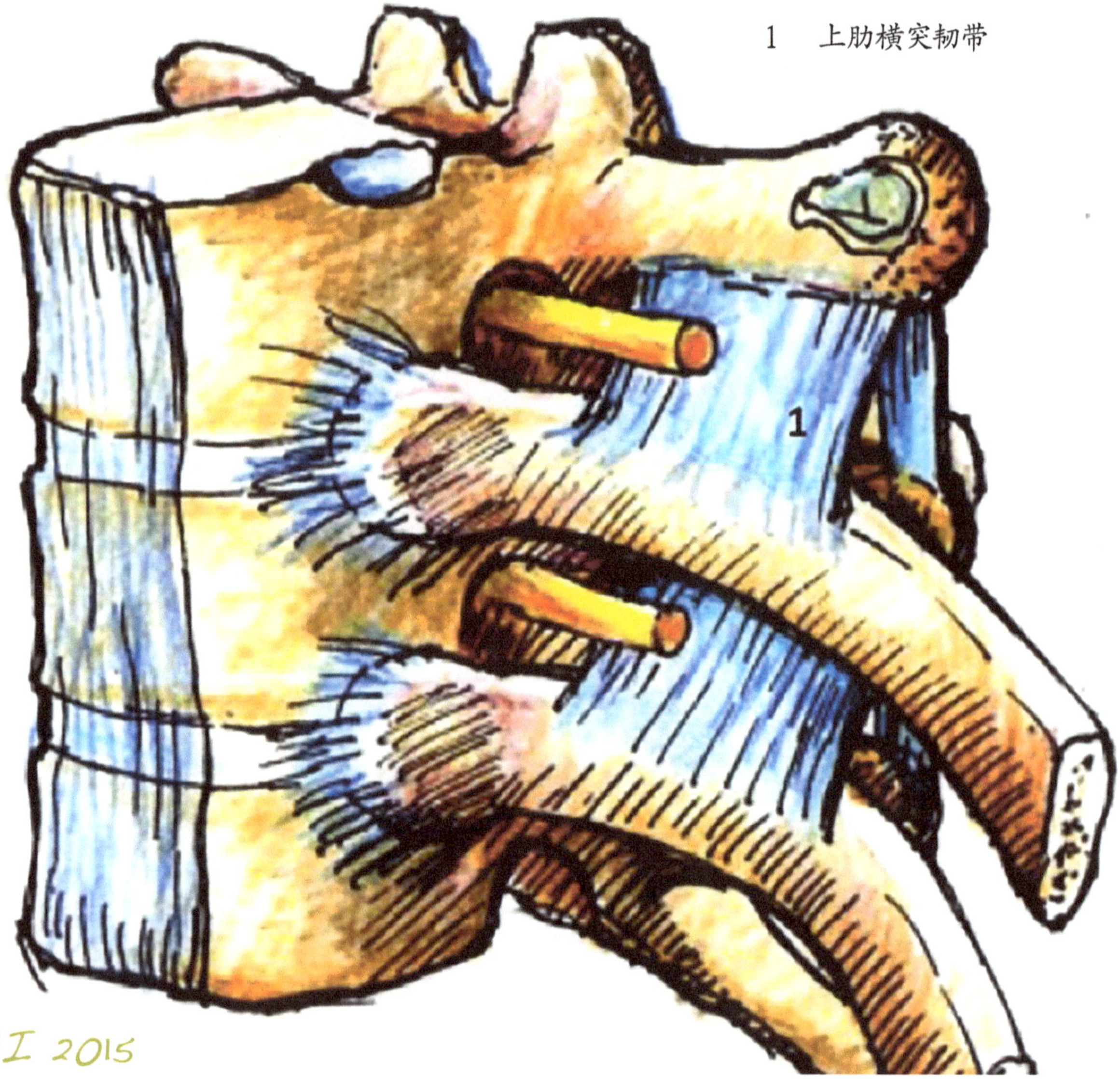

图7-5胸脊神经根与上肋横突韧带之间关系（正面观）

Drawing: Barys V. Ihnatsenka, MD

横突到皮肤

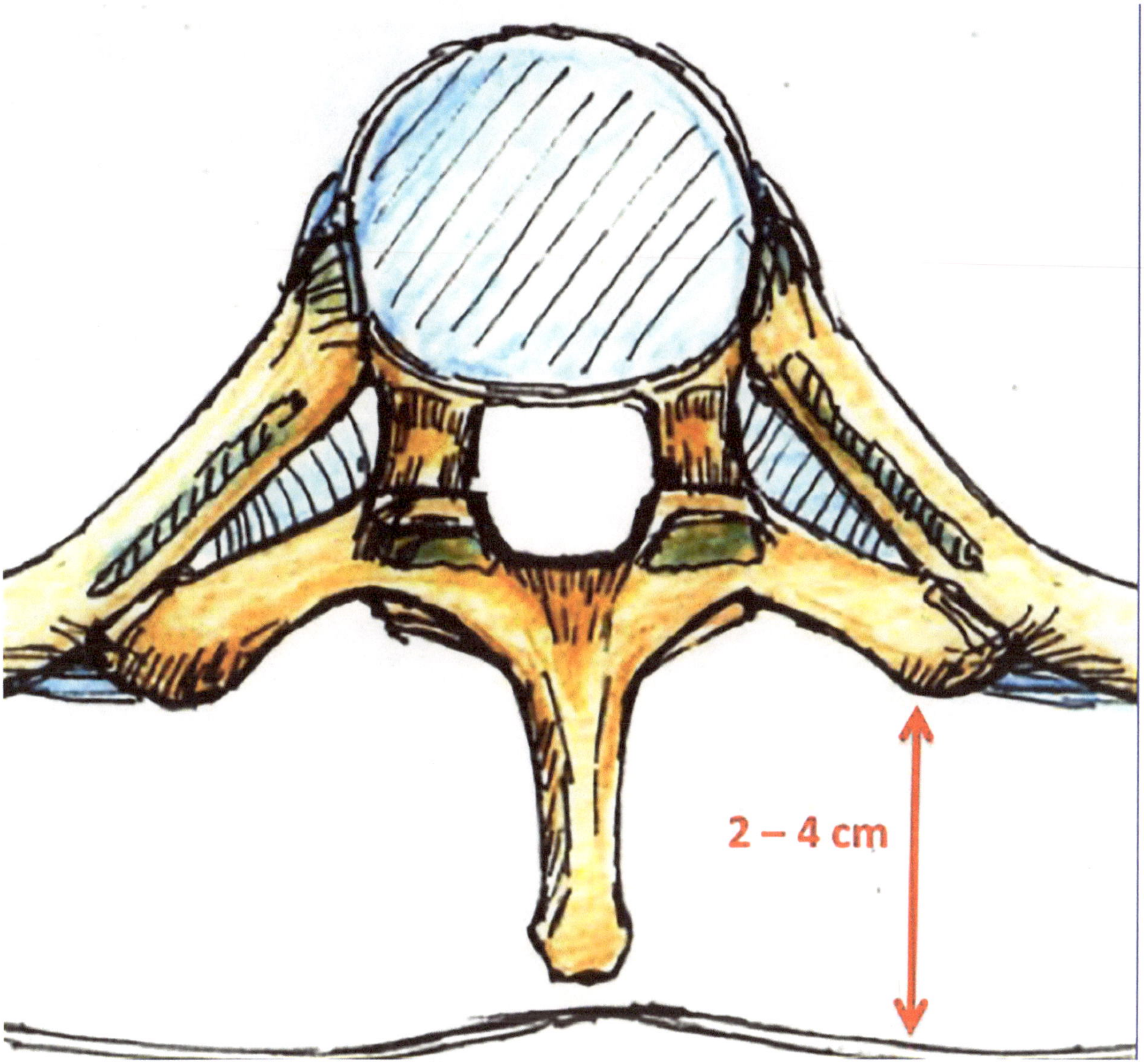

图7-6 通常横突尖端距离皮肤2~4cm

不同患者之间这一距离存在变异，取决于体型。注意横突的角度。

Drawing: Barys V. Ihnatsenka, MD

胸椎旁间隙体表标志

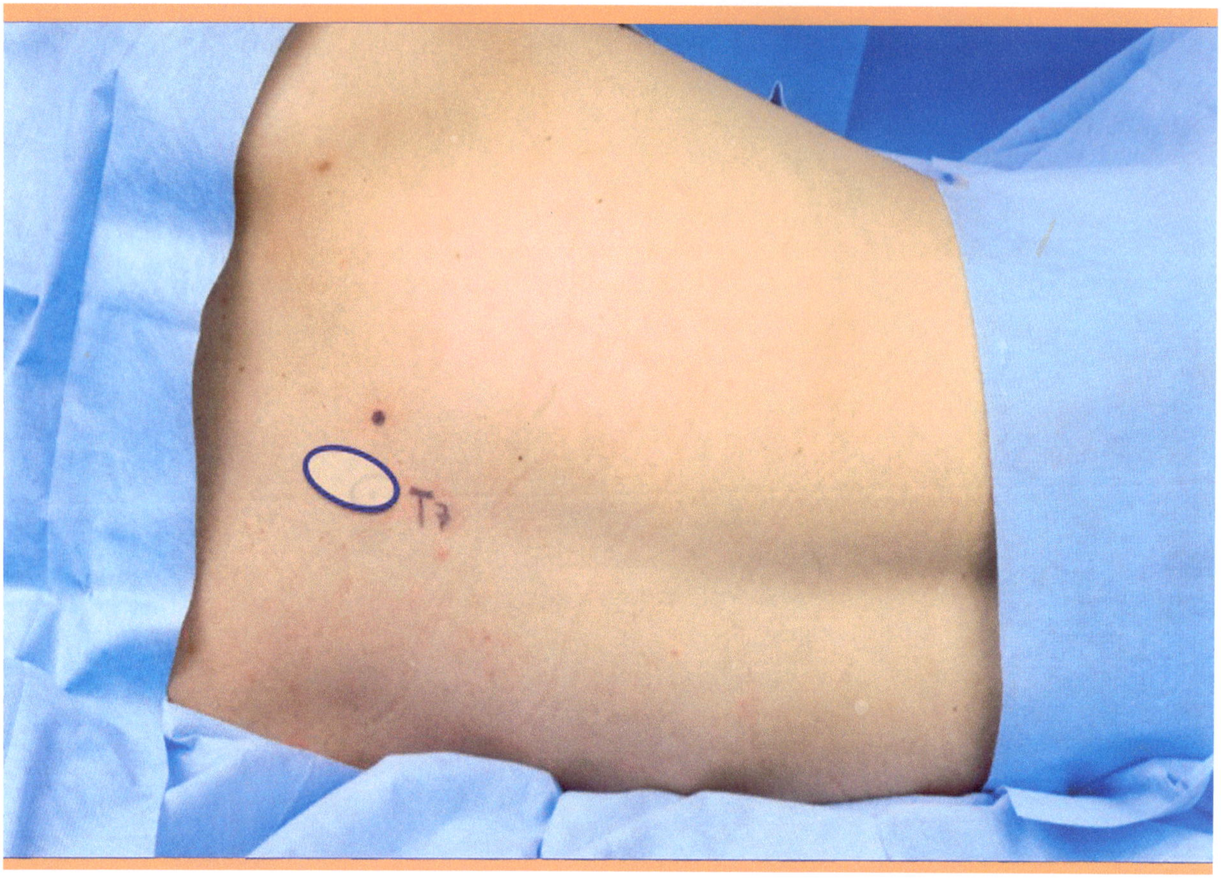

图7-7胸椎旁间隙的体表标志。模特左侧卧位。图左侧是头侧，右侧是尾侧（后面观）

图中标志的是第7胸椎（T7）棘突，它平肩胛骨下缘。T7棘突中线旁开2.5~3cm是第8胸椎（T8）横突位置。

执行本书中提到的任何一项区域阻滞技术时，请参阅标准教科书，了解这一技术的适应症。

显微解剖

包绕脊神经根的脊膜

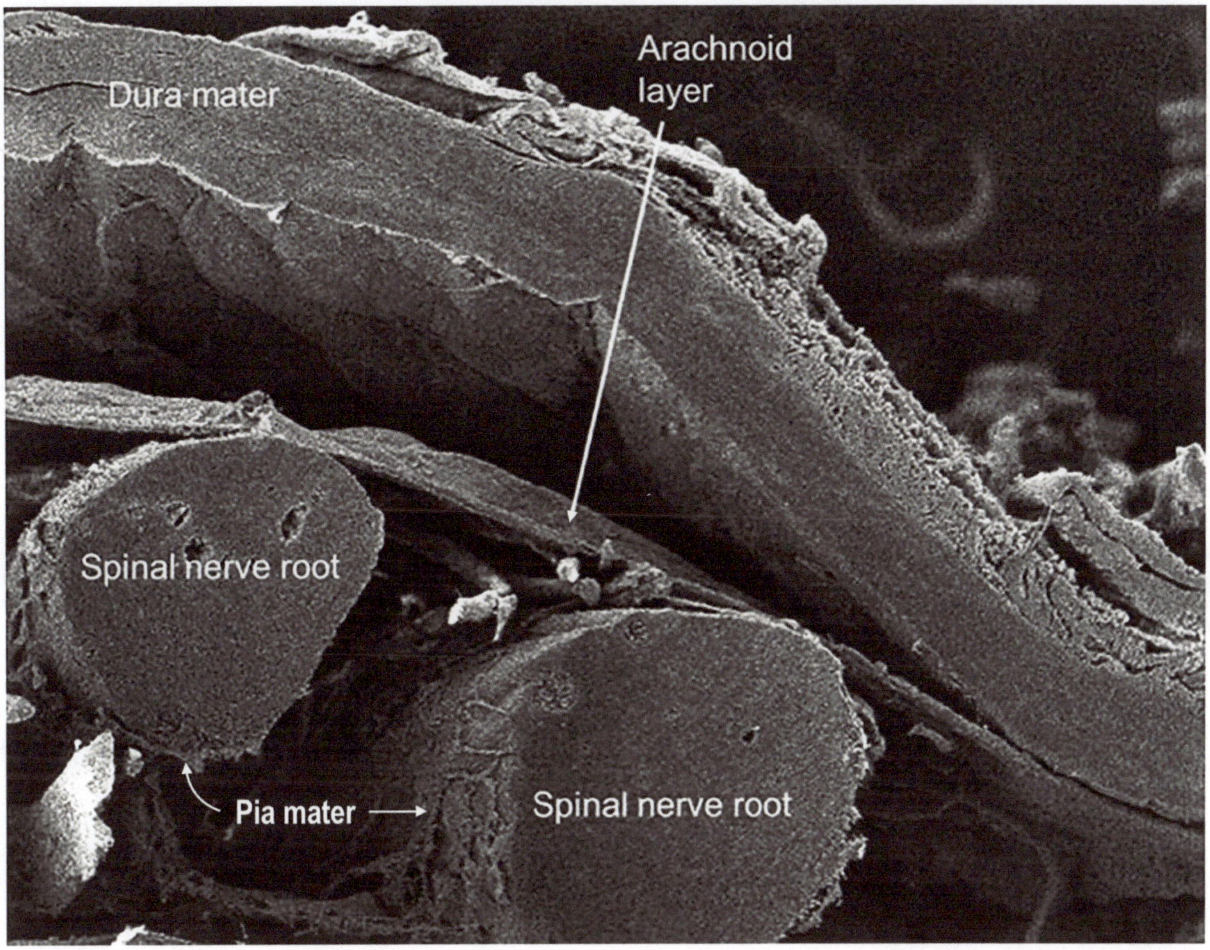

图7-8　包绕神经根脊膜的超微结构（硬脊膜、蛛网膜和软脊膜）。扫描电子显微镜照片（放大40倍）

请注意硬脊膜和蛛网膜之间的硬膜下-蛛网膜外区域。

Dura mater:	硬脊膜
Arachnoid layer:	蛛网膜
Pia mater:	软脊膜
Spinal nerve root:	脊神经根

经许可转载自: Collier CB, Reina MA. Unintentional subdural and intradural placement of epidural catheters. In: Reina MA, Ed. Atlas of Functional Anatomy For Regional Anesthesia And Pain Medicine. New York: Springer Science and Business Media, 2015; 439. Ref: Boezaart AP, Kadieva VS. Inadvertent extra-arachnoid [subdural] injection of a local anaesthetic agent during epidural anaesthesia. S Afr Med J 1992;81:325-6.

包绕脊神经根的脊膜

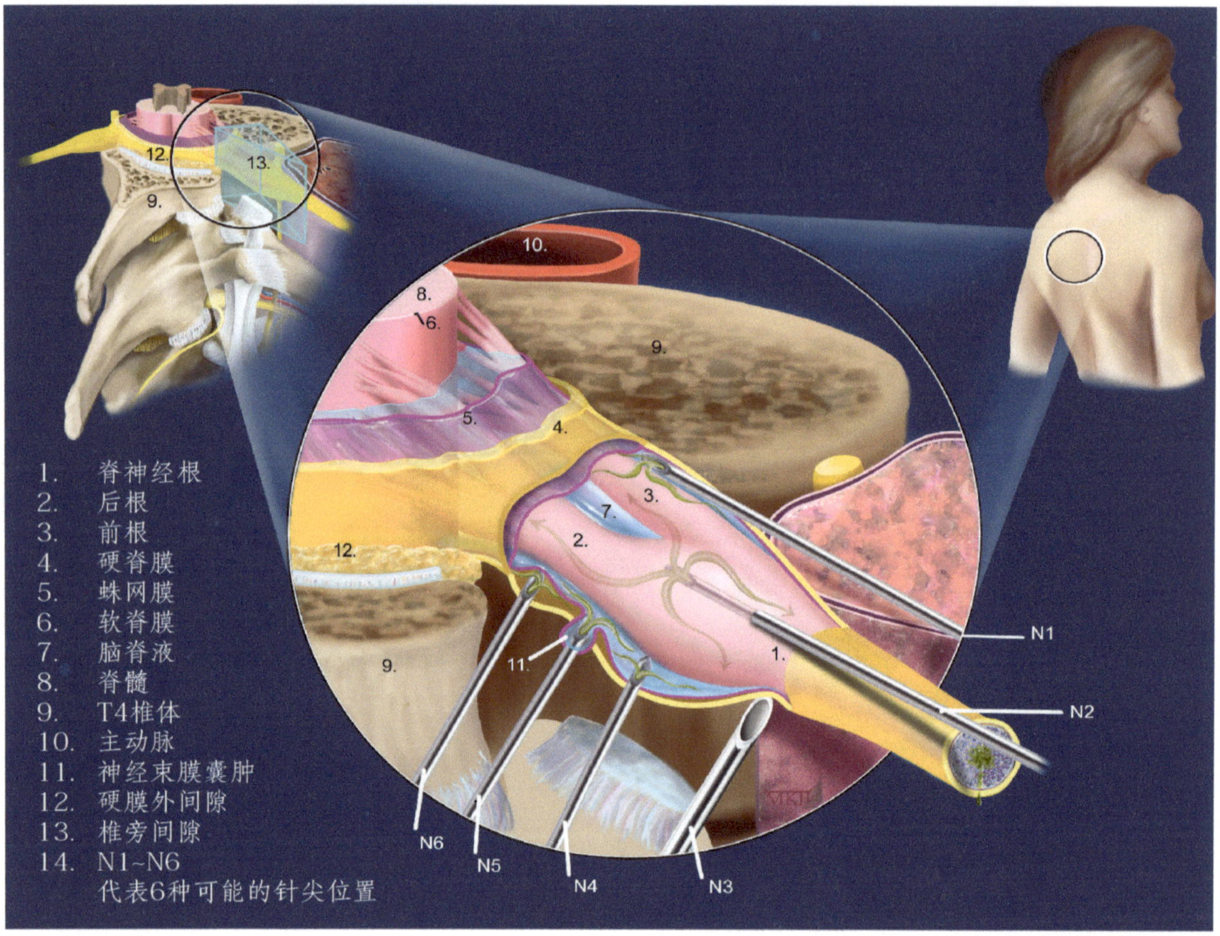

图7-9 胸椎旁间隙及包绕脊神经根脊膜的示意图

穿刺技术规范及针尖在脊膜层的位置。
注意：应用时可能带来灾难性后果。（参见192页）

N1：细针经椎间孔进入蛛网膜下腔实施注射。

N2：神经根阻滞（如颈部肌间沟阻滞）或肋间神经阻滞时细针进入神经实质内。

N3：椎旁阻滞时硬膜外针或Tuohy针放置位置。

N4：椎旁阻滞时细针放置到蛛网膜下腔。

N5：椎旁阻滞时针穿入神经束膜囊肿内（内含脑脊液）。

N6：椎旁阻滞时针进入硬膜下（蛛网膜外腔）。

蛛网膜绒毛类型

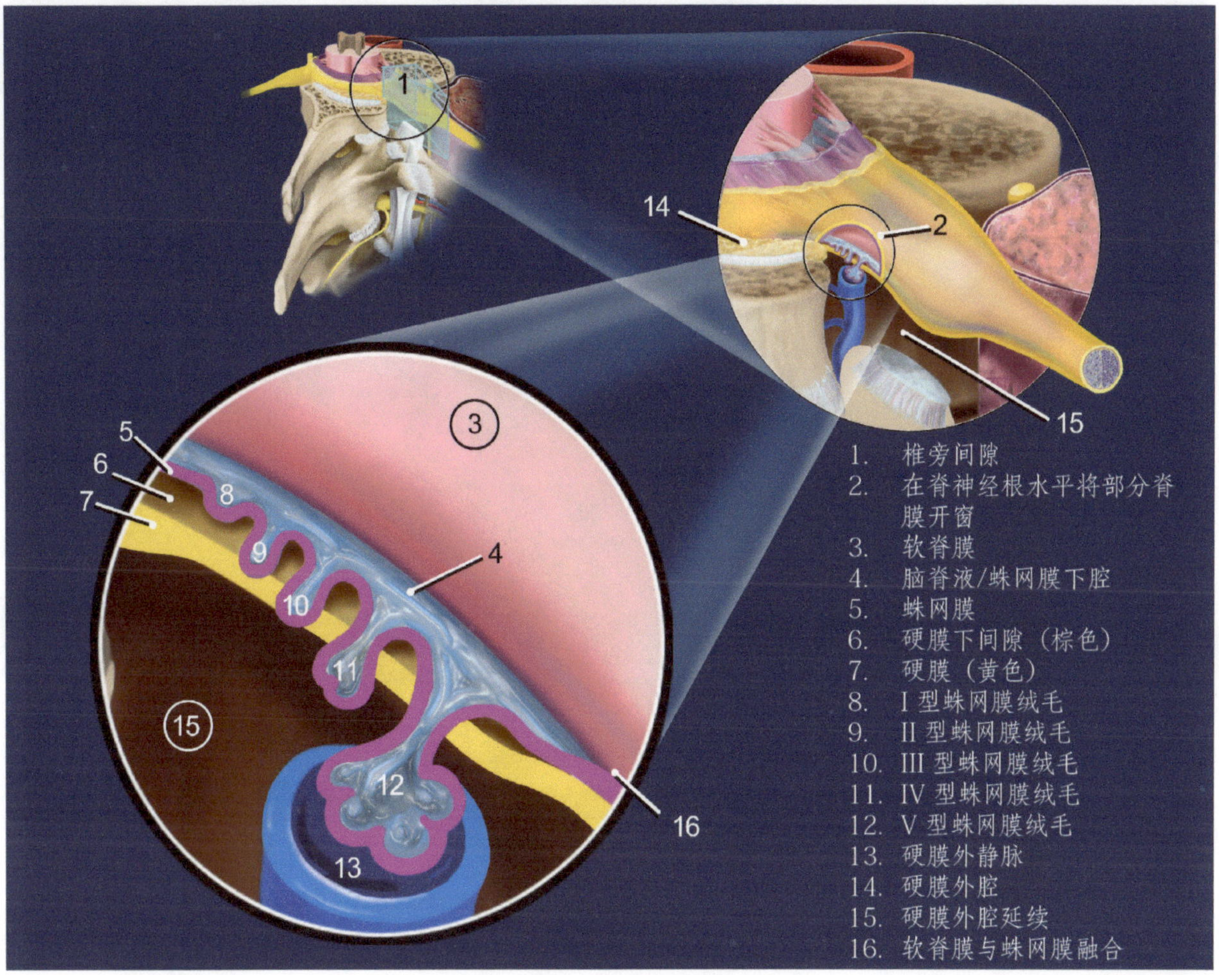

图7-10 蛛网膜绒毛

I　型：仅是蛛网膜的延伸，包含几层蛛网膜上皮细胞，分布在神经根蛛网膜上。该结构通常分布在软脑膜和蛛网膜结合在一起的地方，以覆盖蛛网膜下腔。这些延伸结构形状和大小不同，可突入临近的硬膜下腔。

II　型：蛛网膜绒毛部分突入硬膜鞘，未破坏硬膜的连续性，同时减少了该处硬膜厚度。

III　型：绒毛完全终止于硬膜，但未突破硬膜。

IV　型：绒毛突破硬膜，进入硬膜外腔。

V　型：绒毛突破硬膜，接近硬膜外静脉，部分突入静脉，在矢状窦经常可以看到这种结构。

注意：I~III型常见，特别是年轻人，IV、V型较少见，但随着年龄增长，其出现概率增加。

椎旁间隙蛛网膜囊肿

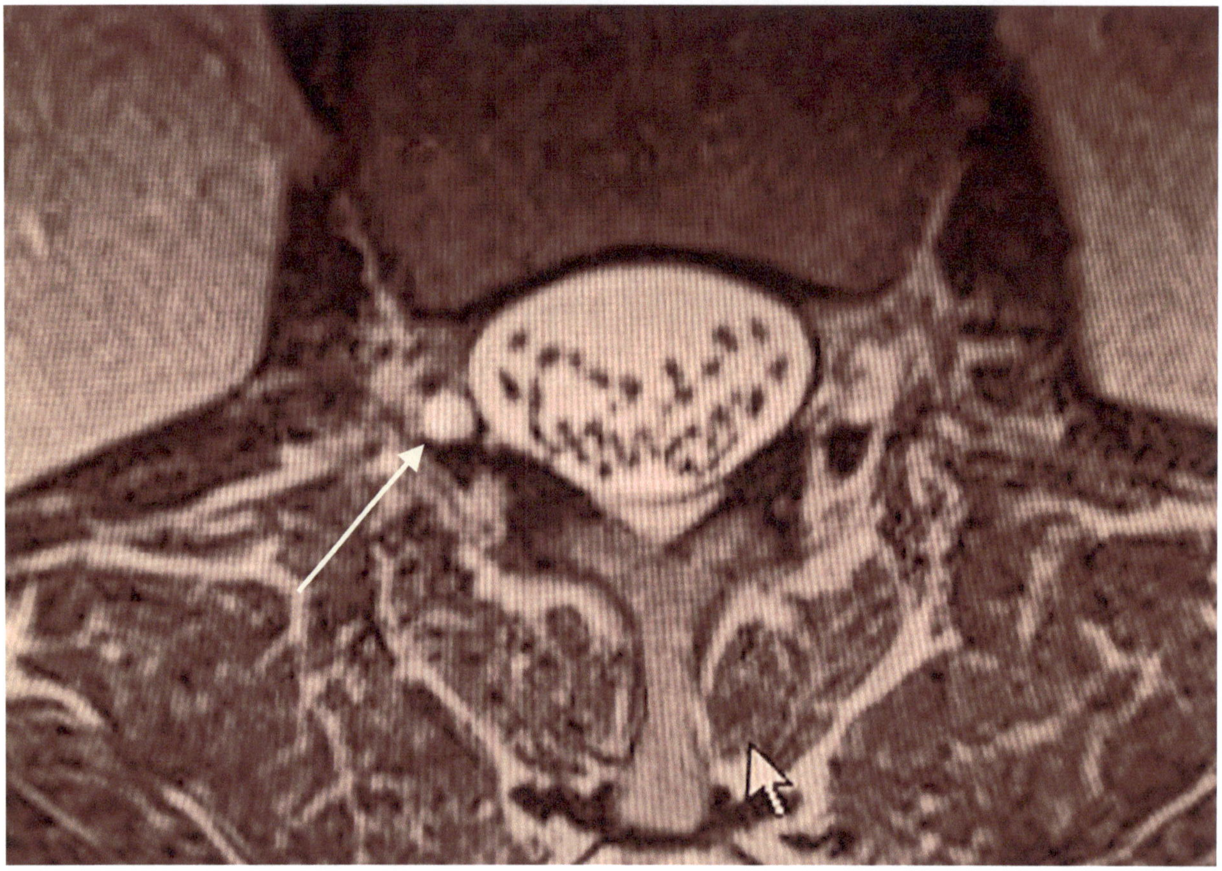

图7-11 核磁共振显示椎旁蛛网膜囊肿

箭头指示椎旁蛛网膜囊肿。(Tarlov囊肿)

Ref: Nabors M, Pait TG, Byrd EB. Updated assessment and current classification of spinal meningeal cysts. J Neurosurg 1988;68:366-77. ⊠ Holt S, Yates PO. Cervical nerve root "cysts." Brain 1964;87:481-90.

超声解剖

包绕脊神经根的脊膜

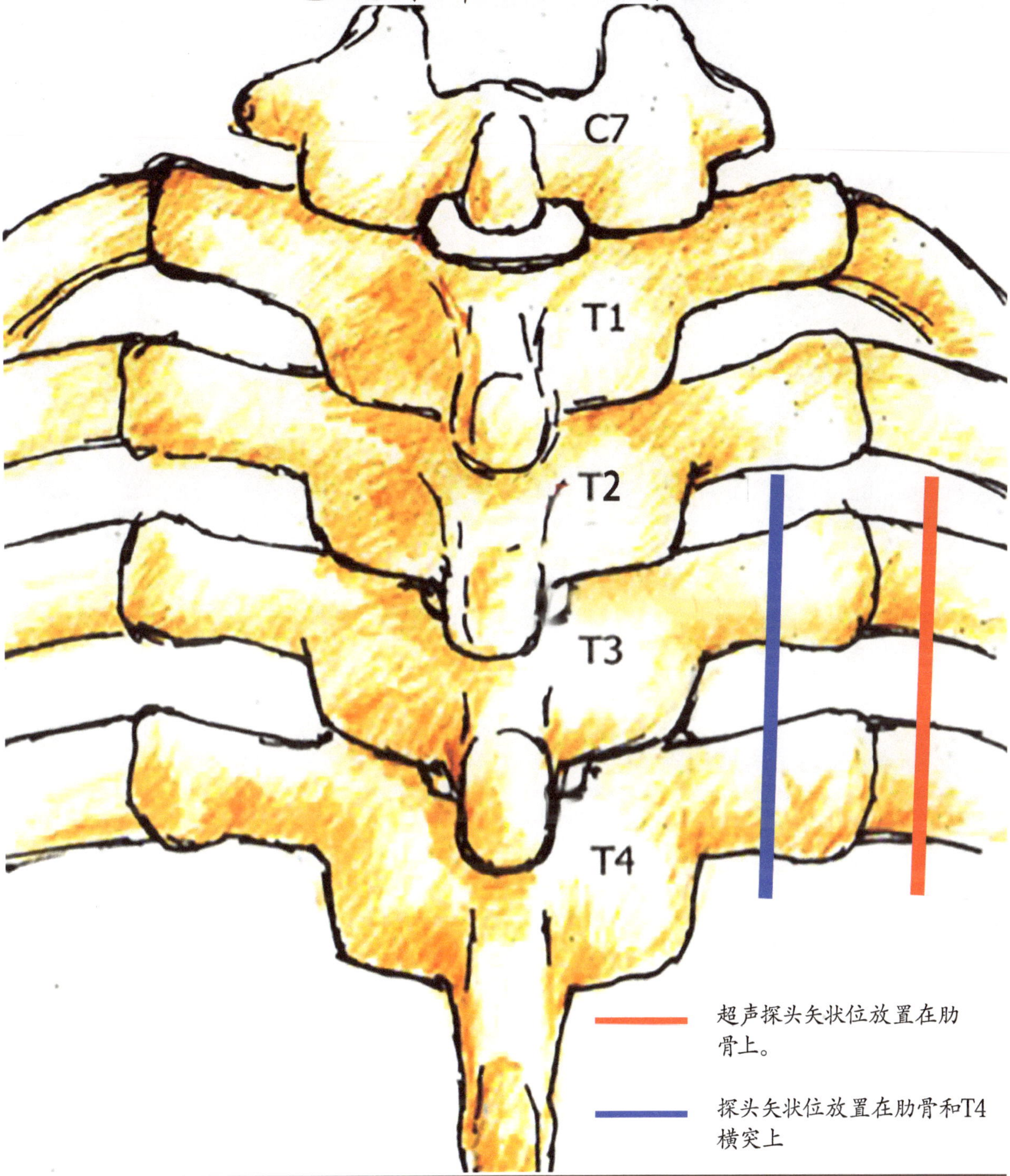

图7-12 超声探头纵向放置于肋骨一侧及横突中线

Drawing: Barys V. Ihnatsenka, MD

探头放置在肋间（图7-12中的红线）

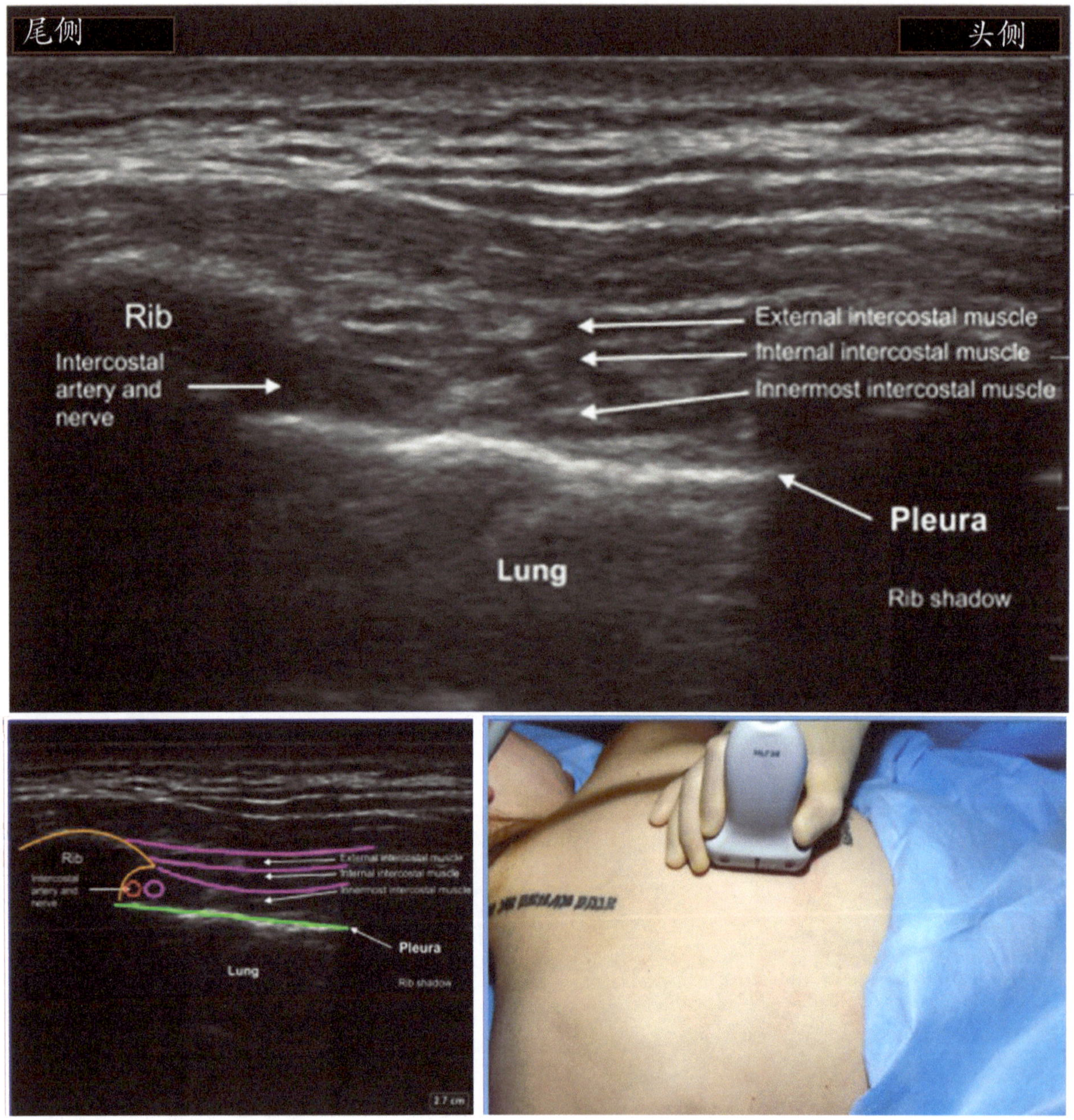

图 7-13 胸椎旁间隙超声检查时显示的肋间影像

External Intercostal muscle	肋间外肌
Innermost intercostal muscle	肋间最内肌
Intercostal Artery and nerve	肋间动脉和神经
Internal intercostal muscle	肋间内肌
Lung	肺
Pleura	胸膜
Rib	肋骨
Rib Shadow	肋骨阴影

查看RAEducation.com
急性疼痛医学-解剖学-超声解剖学：
胸椎旁间隙

探头放置在横突（图7-12中的蓝线）

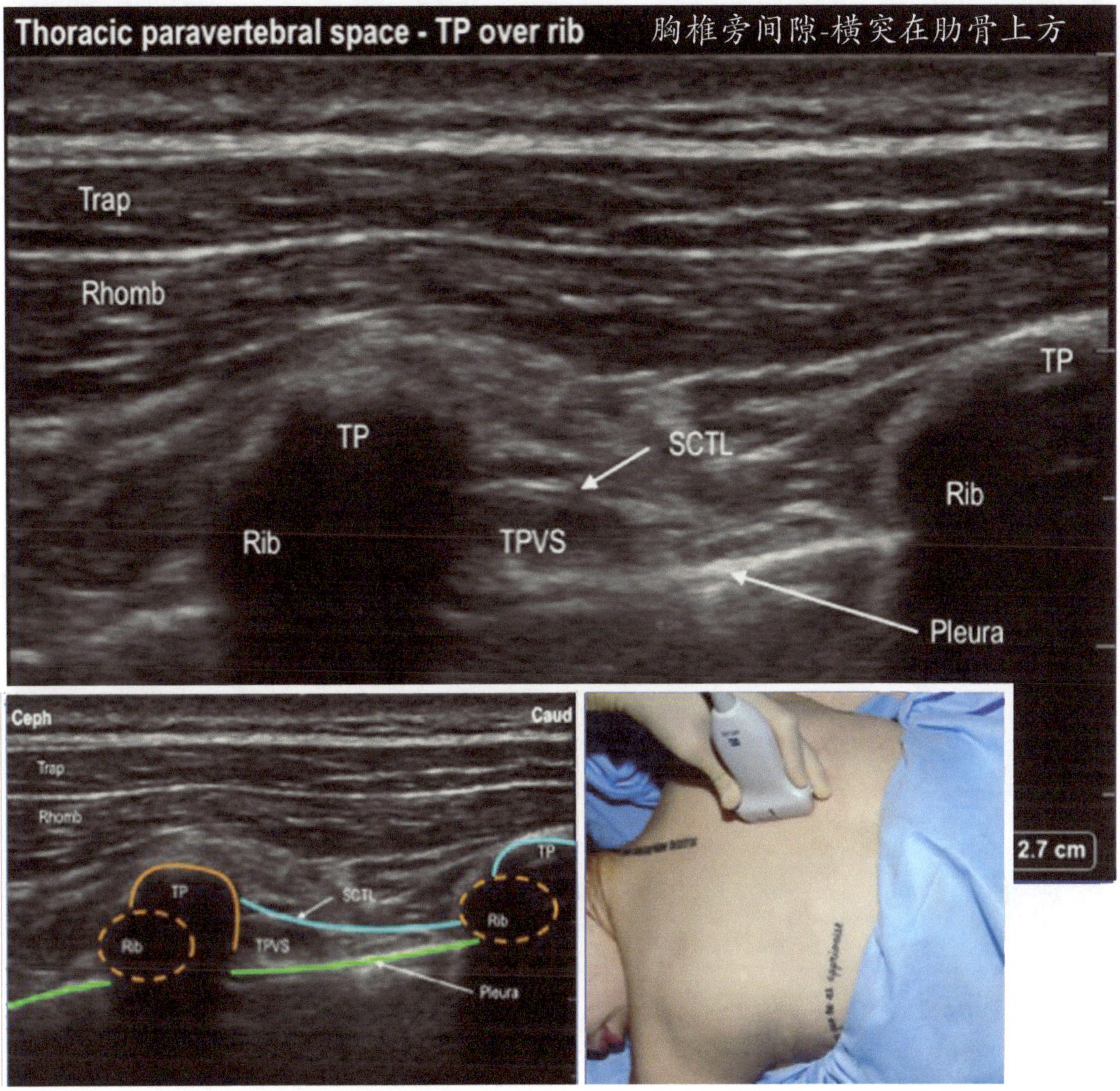

图7-14胸椎旁间隙的矢状位超声解剖，该影像中横突位于前层，而肋骨位于深面。

探头稍倾斜放置。图的左侧为头端。

2.7 cm　Distance from skin in cm = 距离皮肤2.7cm

Pleura　胸膜
Rhomb　菱形肌
Rib　肋骨
SCTL　上肋横突韧带
TP　第4胸椎横突
TPVS　胸椎旁间隙
Trap　斜方肌

椎旁间隙斜视图

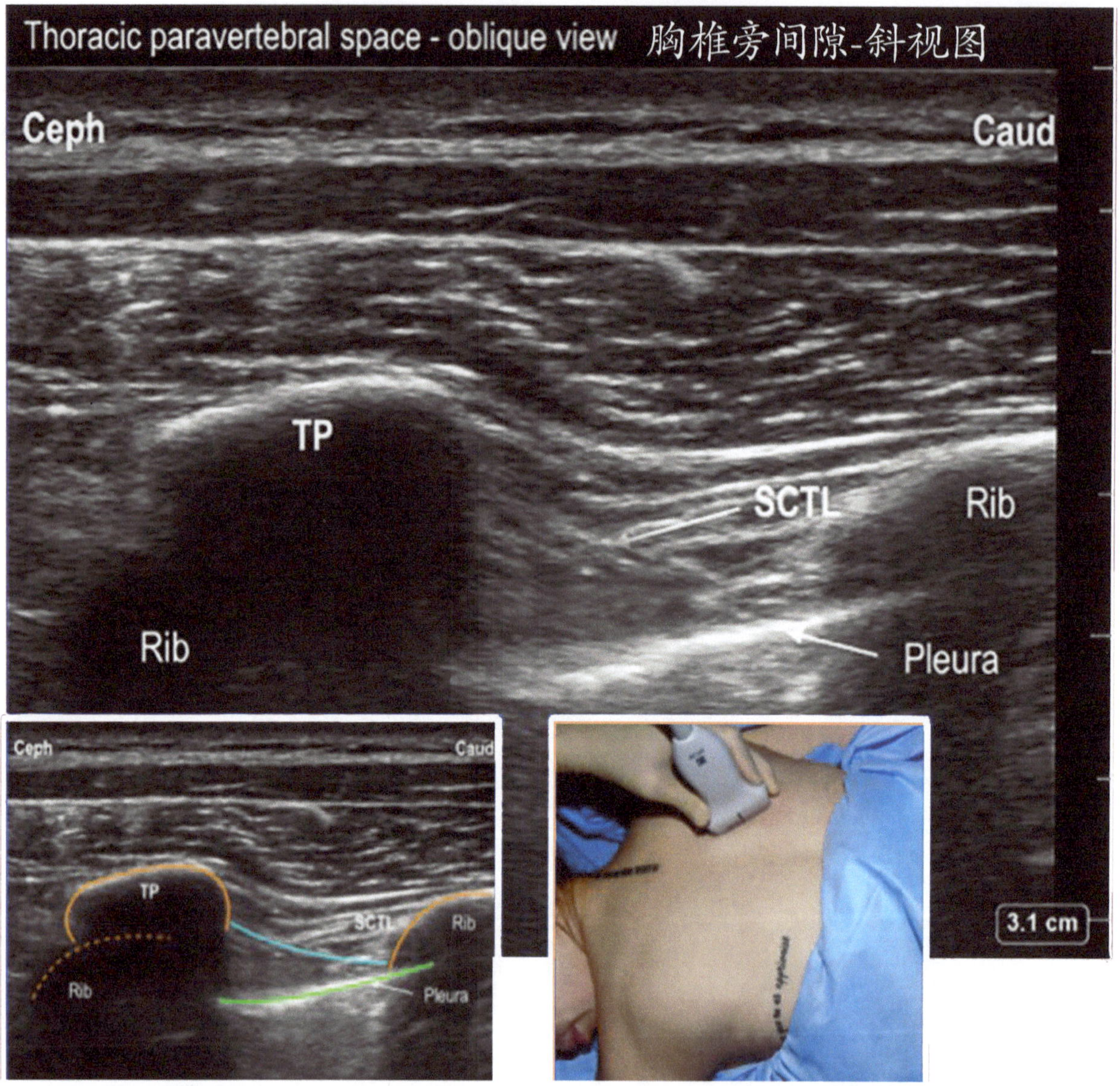

图7-15胸椎旁间隙矢状位超声解剖

该图较图7-14超声探头与后正中线倾斜角度更大。

Ceph	头侧
Caud	尾侧
Pleura	胸膜
PV space	胸椎旁间隙
Rib	肋骨
SCTL	上肋横突韧带
TP T4	第四胸椎横突

由外（蓝线）向内（红线）移动探头

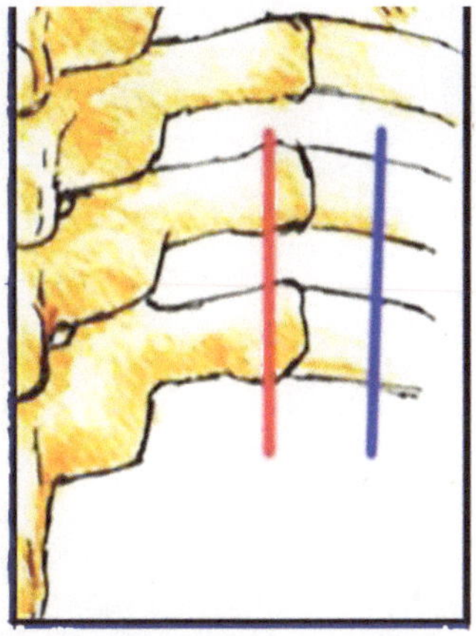

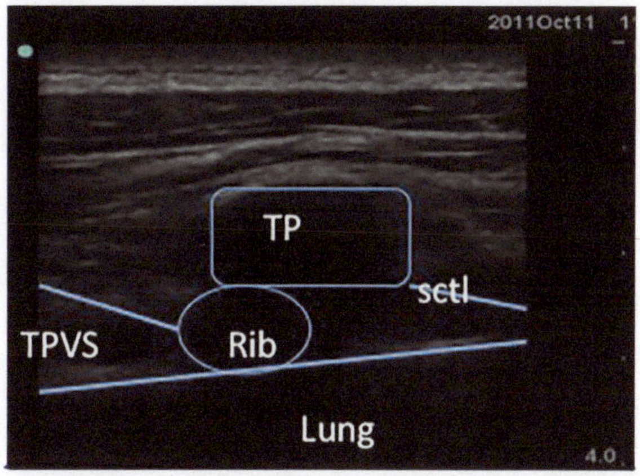

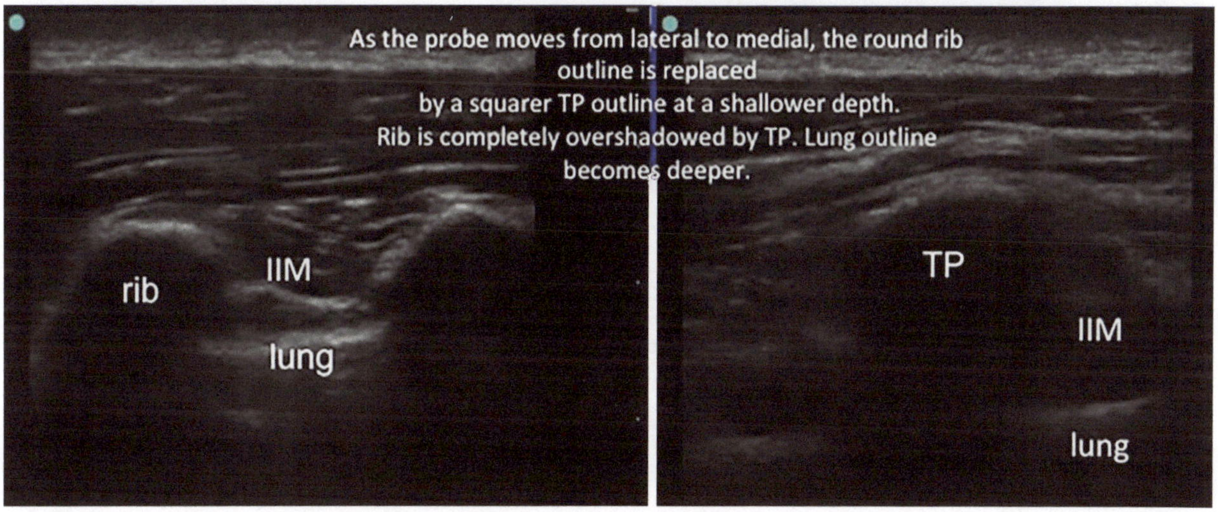

图7-16 超声探头纵向垂直显示胸椎旁间隙的矢状位超声解剖

当超声探头从侧方向中线移动时，可以看到圆形的肋骨轮廓逐渐被更表浅的方型横突轮廓所代替，最终肋骨完全被横突遮盖。此时，肺的轮廓也变得更深。

超声探头放在左上方手绘图的蓝线位置，超声影像显示于图左手边，探头向红线位置移动，超声图像显示于图右手边。

4.0	超声深度设定为距离皮肤4cm
IIM	肋间内膜
Lung	肺
Rib	肋骨
Sctl	上肋横突韧带
TP	横突
TPVS	胸椎旁间隙

Drawing: Barys V. Ihnatsenka, MD

经横突和肋骨的横断面（红线）横断面影像

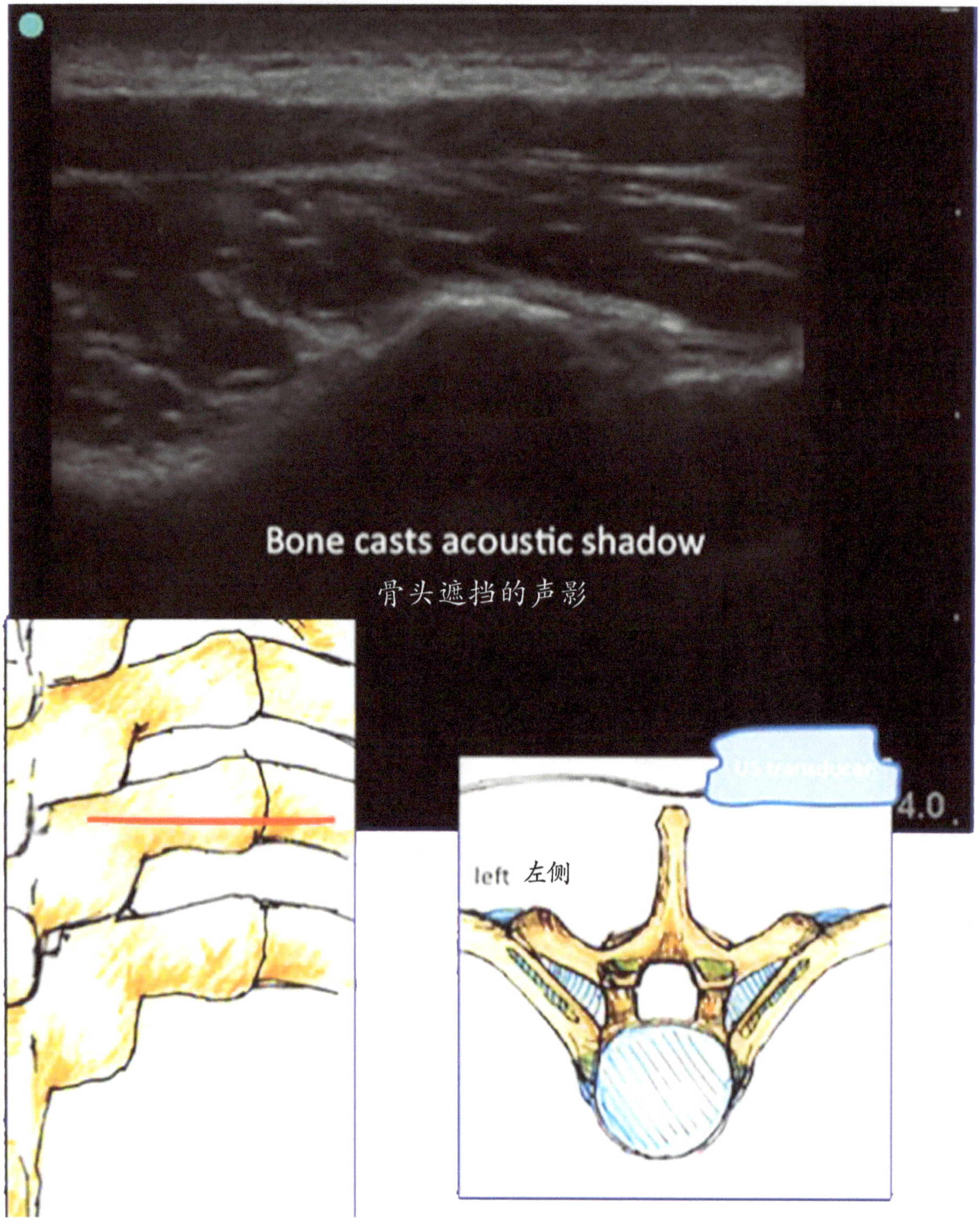

图7-17胸椎旁间隙横断面超声影像

上图描绘了此处的超声图像以及横突和肋骨投射的声影，此时超声探头放置在左下图红线标志位置。

Drawing: Barys V. Ihnatsenka, MD

椎旁间隙的横断面影像

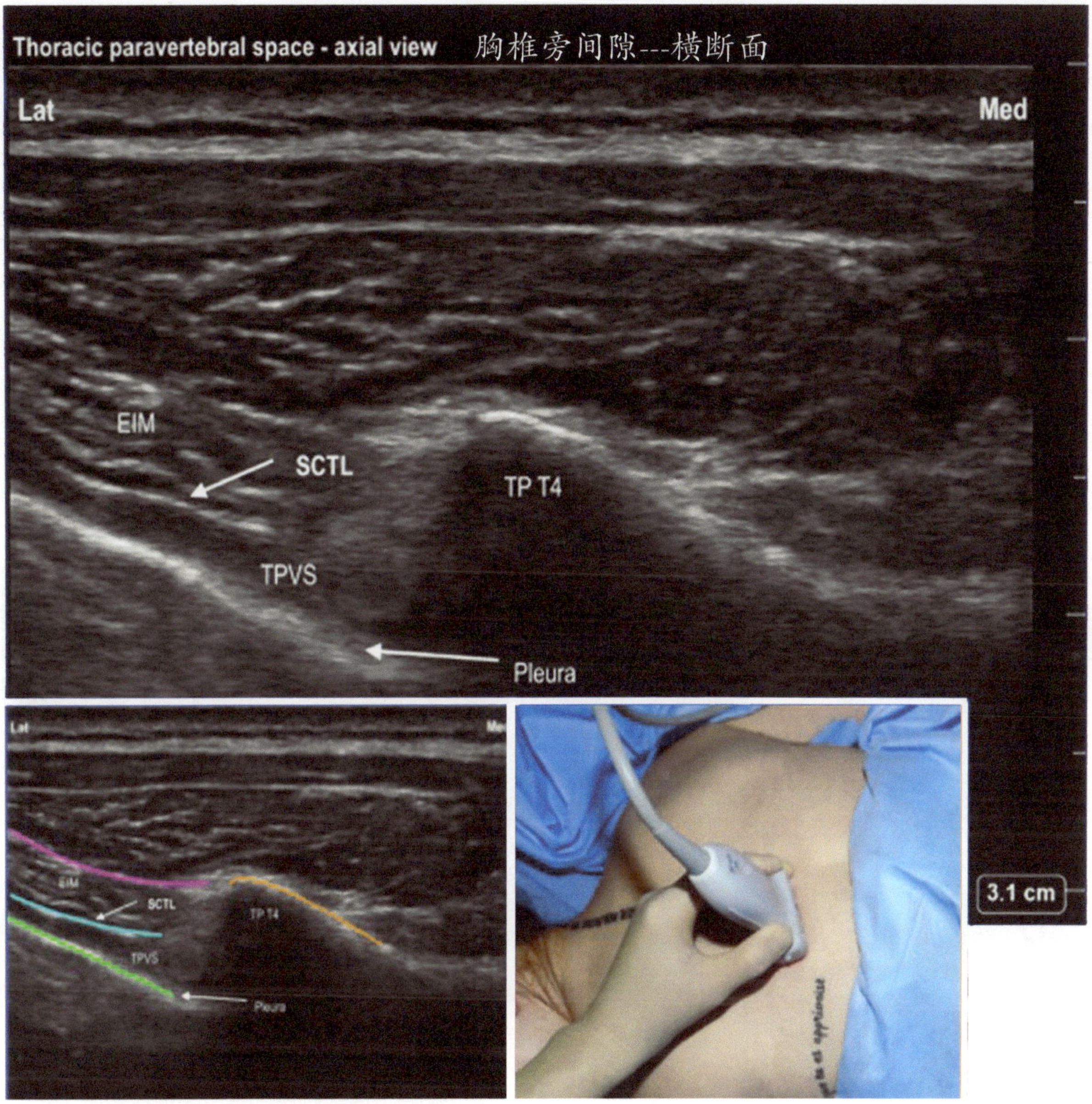

图7-18 椎旁间隙横断面超声图像

探头放置在横突上，肋骨下

注意：超声都可以显示但不能区分肋间外膜和肋间内膜（见图7-16）

EIM	肋间外膜
Lat	侧面
Med	正中
Pleura	胸膜
SCTL	上肋横突韧带
TPVS	胸椎旁间隙
TP T4	第4胸椎横突
3.1cm	距离皮肤 3.1cm

查看RAEducation.com
急性疼痛医学-解剖学-超声解剖学：
胸椎旁间隙

超声探头从红线移动至蓝线

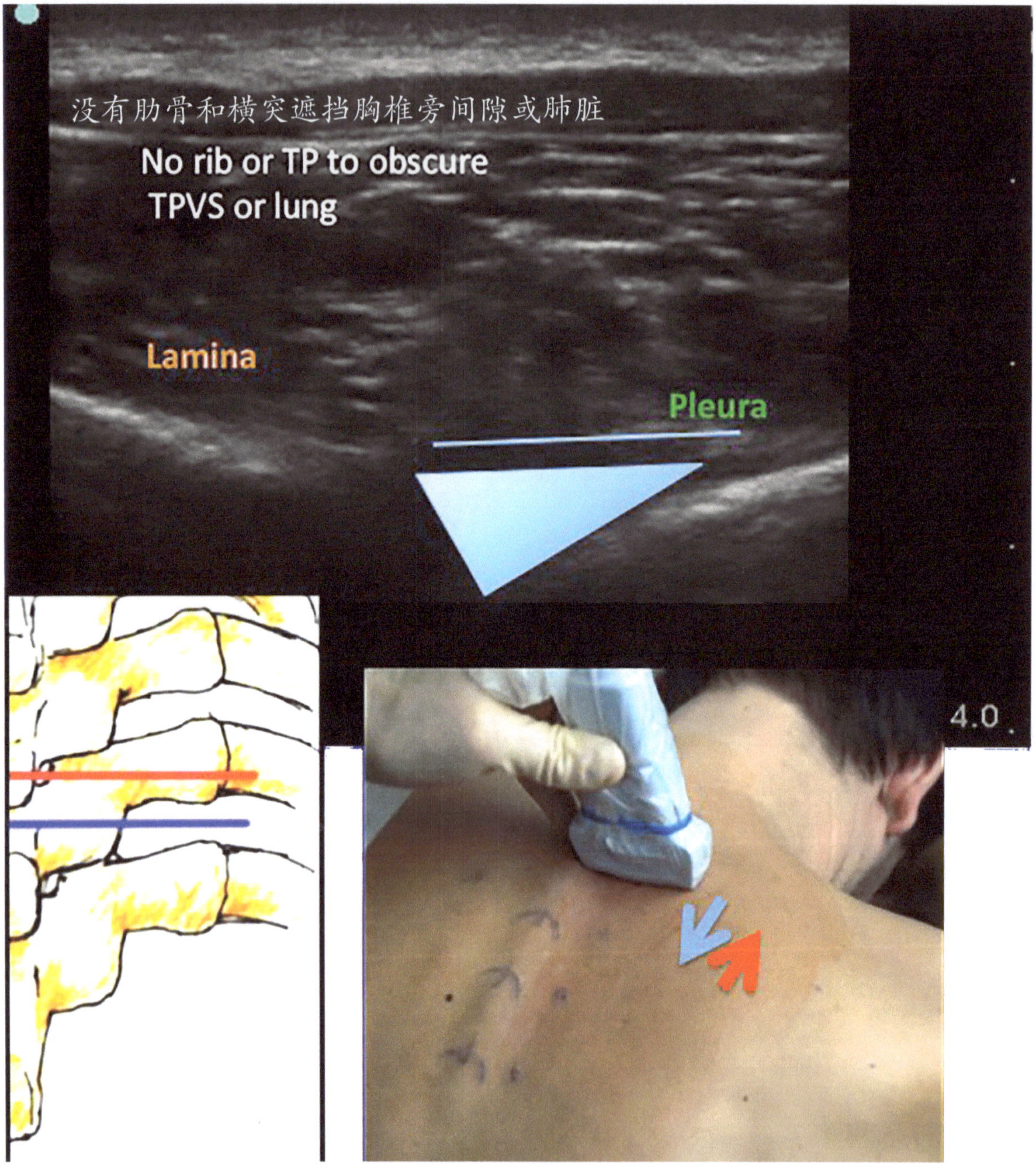

图7-19胸椎旁间隙横断面超声图像

超声探头从红线位置移动到蓝线位置。通过蓝色三角形标识胸椎旁间隙。

Lamina	椎板
Pleura	胸膜
TP	横突
TPVS	胸椎旁间隙

Drawing: Barys V. Ihnatsenka, MD

胸椎旁间隙横断面影像

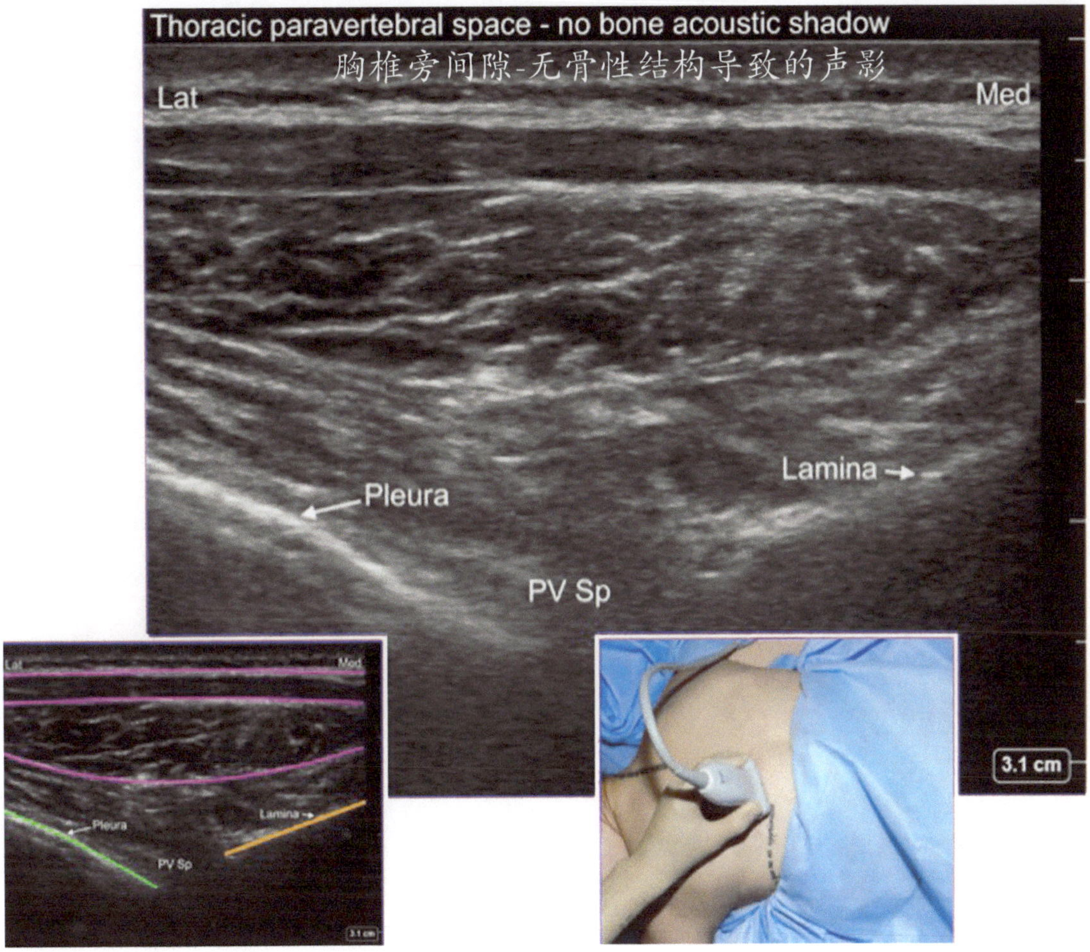

图7-20 胸椎旁间隙横断面超声图像

当超声探头向尾侧移动，被横突和肋骨遮挡的声影消失，而椎旁间隙显现。

Lat	侧面
Lamina	椎板
Pleura	胸膜
Med	正中
PVSp	胸椎旁间隙
3.1 cm	距离皮肤深度3.1cm

不同位置皮肤到肺的距离

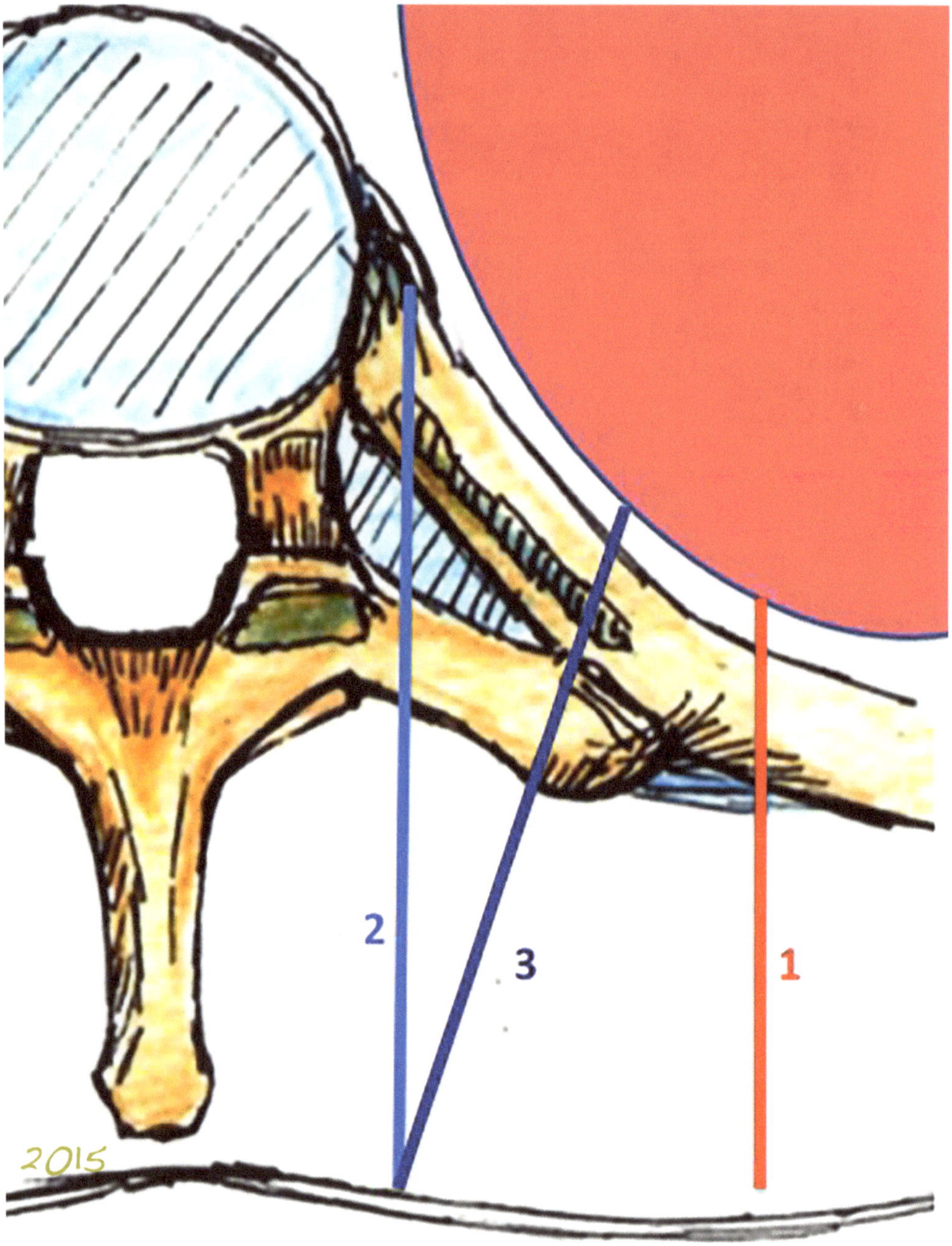

图 7-21胸椎旁间隙肺组织超声显影

1. 通常在棘突侧方4~6cm，超声波非常好地探测到肺组织。
2. 因为超声波正好从肺和椎体间穿过，探测不到肺组织
3. 超声波向侧面倾斜一下，就可再次看到肺组织

Drawing: Barys V. Ihnatsenka, MD

第八章
腰椎旁间隙

翻译：
沈锦春 杨建军
审阅：
周雁 彭勇刚

大体解剖
显微解剖
超声解剖
功能解剖

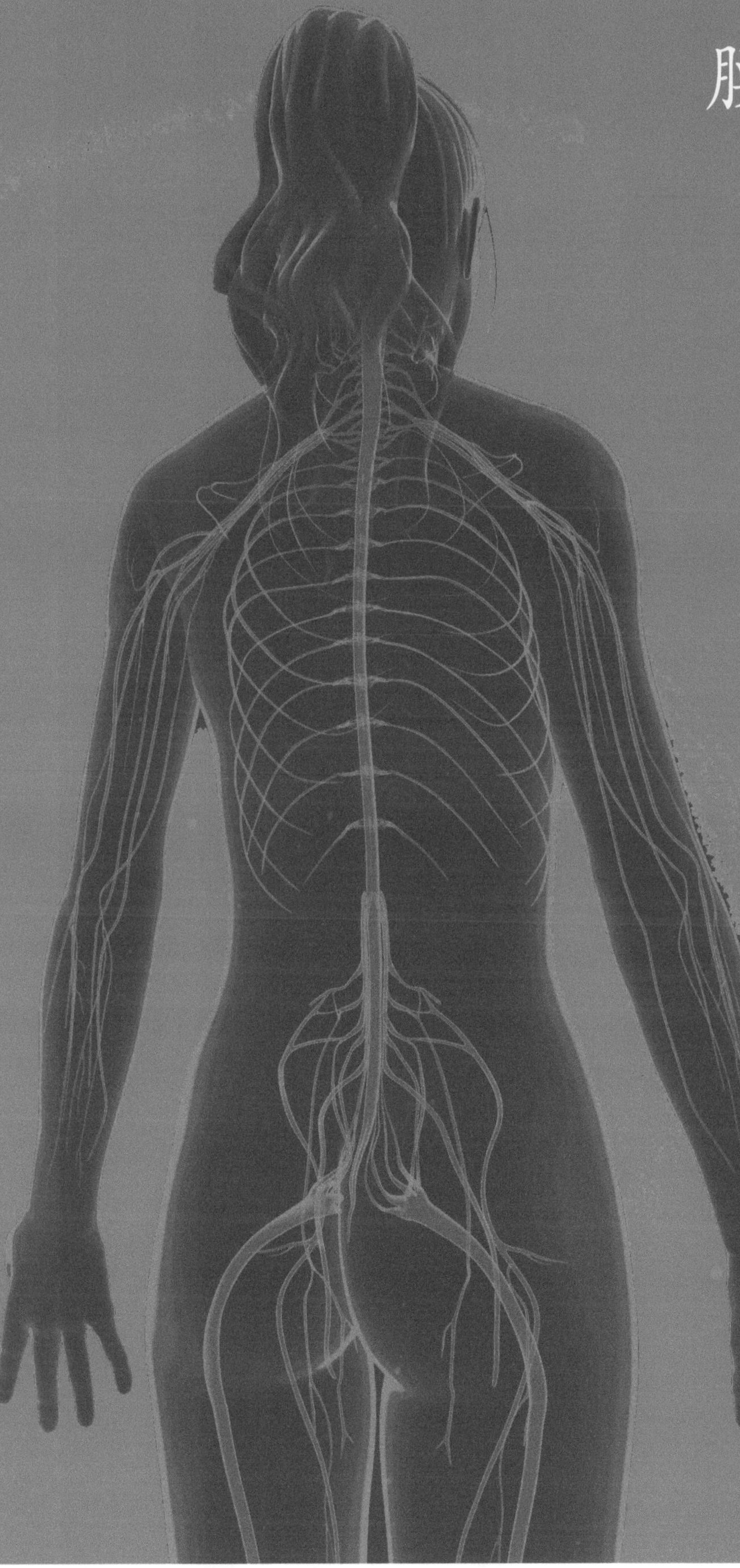

大体解剖

腰骶丛

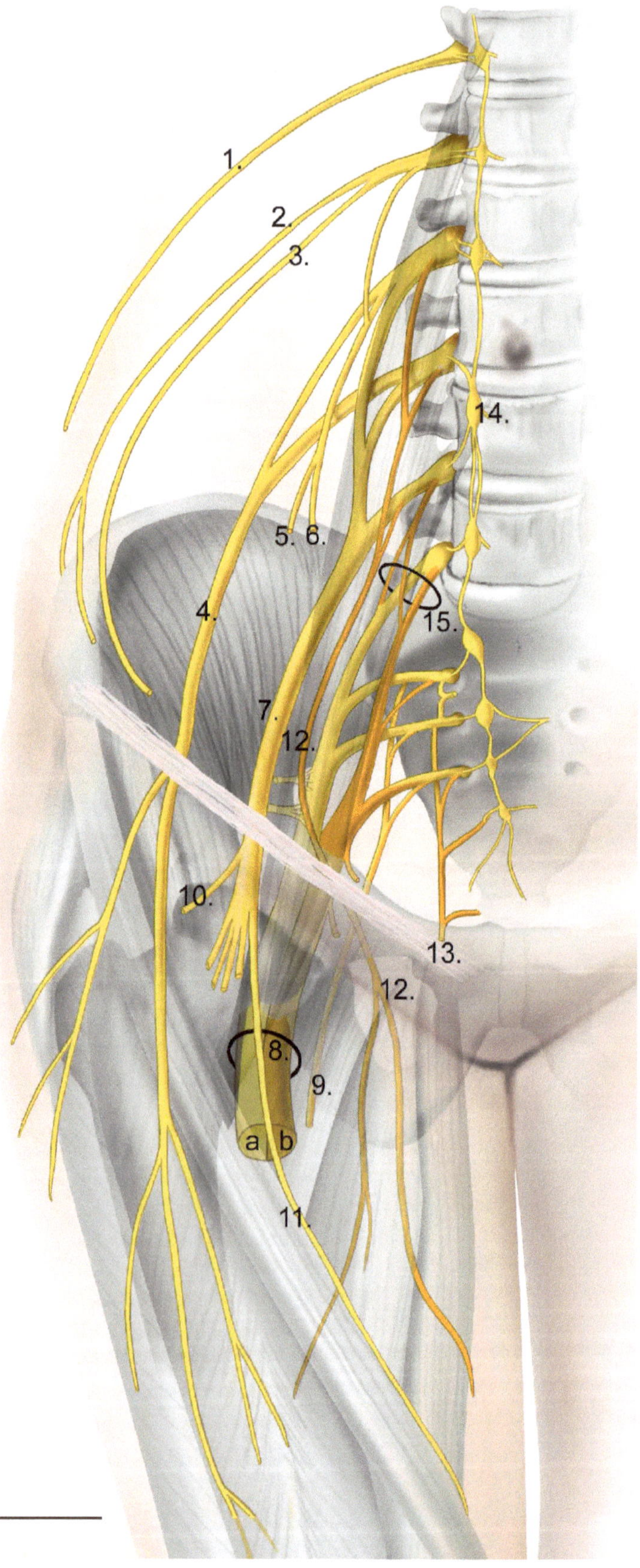

神经

1. 肋下神经（T12）
2. 髂腹下神经（L1）
3. 髂腹股沟神经（L1）
4. 股外侧皮神经（L2,3）
5. 生殖股神经股支（L1,2）
6. 生殖股神经生殖支（L1,2）
7. 股神经（L2,3,4）
8. 坐骨神经
   a. 腓总神经（L4,5，S1,2）
   b. 胫神经（L4,5，S1,2,3）
9. 股后皮神经（S1,2,3）
10. 股神经缝匠肌肌支（L2,3,4）
11. 股神经隐支
12. 闭孔神经（L2,3,4）
13. 阴部神经（S1,2,3）
14. 交感神经干
15. 腰骶干

图8-1：腰s神经丛

请注意：
肋下（1）、髂腹下和髂腹股沟神经（2,3）分别源于T12和L1神经
股外侧皮神经（4）、生殖股神经股支（5）和生殖支（6）源于L2、L3的腹侧支，而股神经（7）则源于L2、L3、L4的背侧支
在L5水平，L5神经根也发出分支至腰骶干（15）
L2至L4的脊神经前支形成闭孔神经（12），而L5和S1、S2、S3的神经根形成坐骨神经（8）
阴部神经（13）也源于这3支神经
阴部神经应来源于骶2-4神经前支和部分副交感神经
备注一下：理解的问题，所有的腰骶丛神经均是来自于脊神经的前支，脊神经的后支会构成支配竖脊肌、多裂肌以及关节突关节的分支.

Ref:Capdevila X, Macaire P, Dadure C, et al.: Continuous psoas compartment block for postoperative analgesia after total hip arthroplasty: New landmarks, technical guidelines, and clinical evaluation. Anesth Analg 2002:94:1606-13. ☒ Hanna MH, Peat SJ, D' Costa F: Lumbar plexus block: an anatomical study. Anaesthesia 1993;48:675-8.

腹膜后间隙

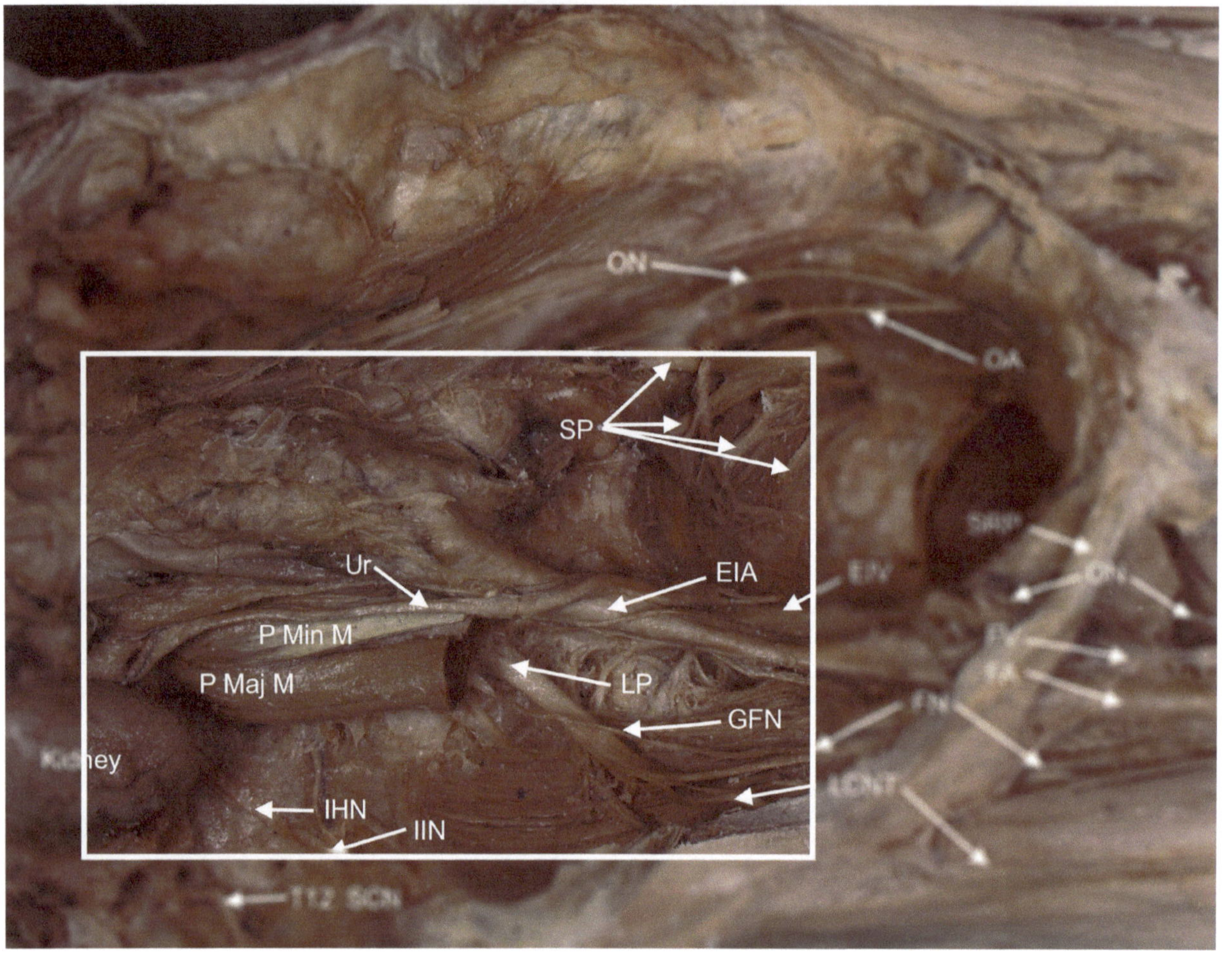

图8-2: 腹膜后间隙的大体解剖

EIA	髂外动脉
GFN	生殖股神经
IHN	髂腹下神经
IIN	髂腹股沟神经
LP	腰丛
ON	闭孔神经
P Maj M	腰大肌
P min M	腰小肌
SP	骶丛
Ur	输尿管

腰4区域横断面解剖

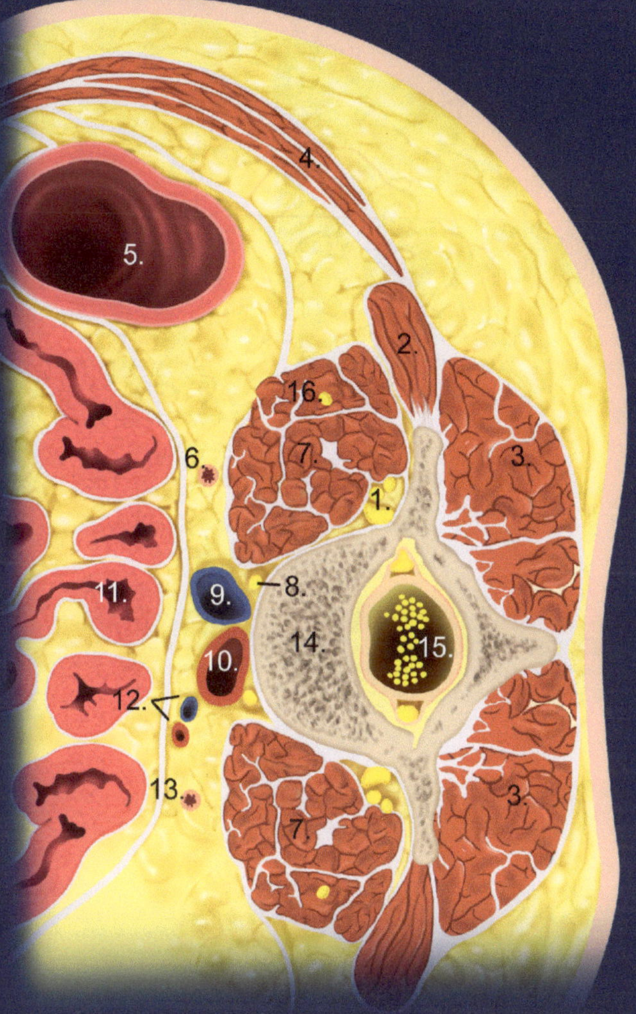

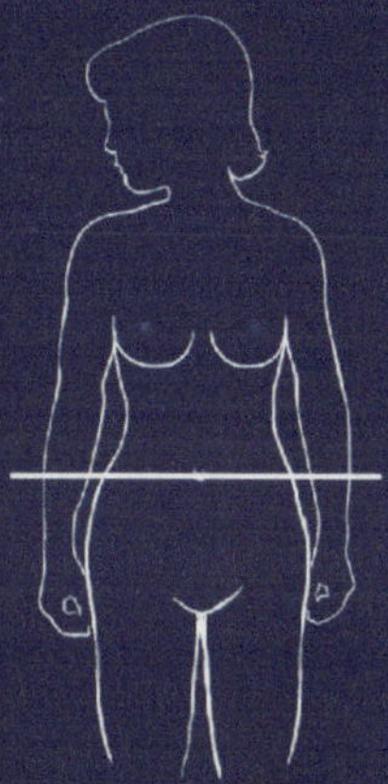

1. 脊神经前支
2. 腰方肌
3. 竖脊肌
4. 腹外斜肌、腹内斜肌和腹横肌
5. 升结肠
6. 右输尿管
7. 腰大肌
8. 交感神经干
9. 下腔静脉
10. 主动脉分叉，髂总动脉
11. 小肠袢
12. 肠系膜下动静脉
13. 左输尿管
14. 椎体
15. 马尾
16. 生殖股神经

图8-3: L4水平横切面：腰丛、生殖股神经和腰交感神经链在L4水平的相对位置关系

腰椎旁阻滞的Capdevila’s体表定位

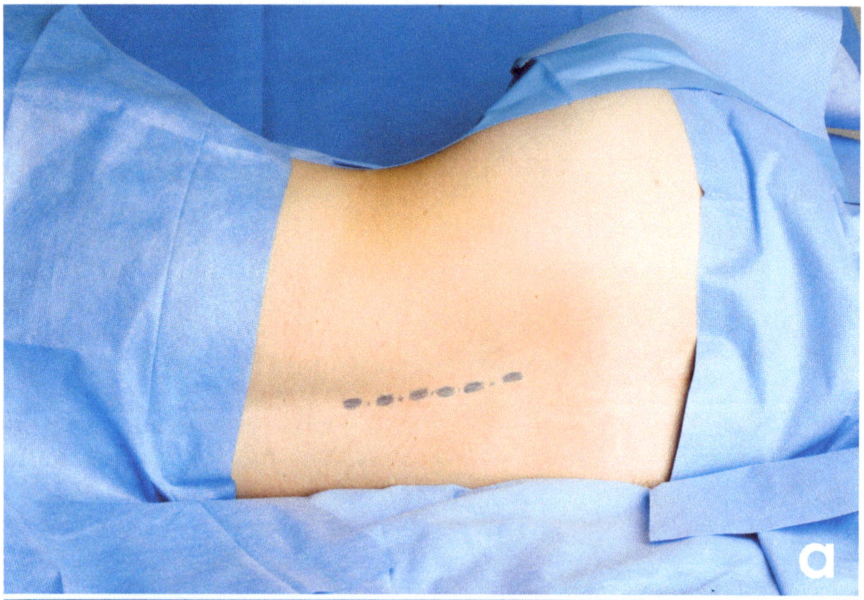

a.　患者取侧卧位（或坐位），沿腰椎棘突作脊柱后正中线。

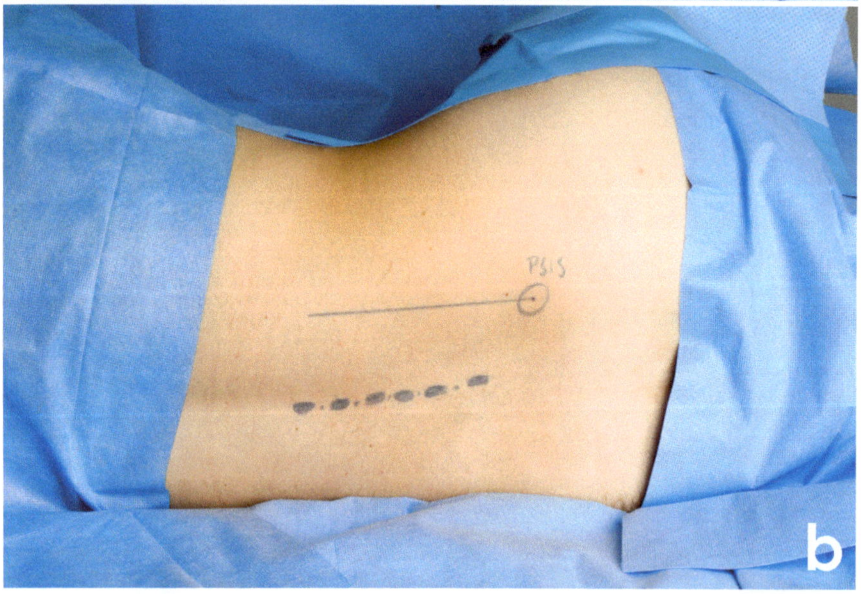

b.　标出髂后上棘，经髂后上棘作脊柱后正中线的平行线。

图8-4: 腰丛的Capdevila体表解剖定位

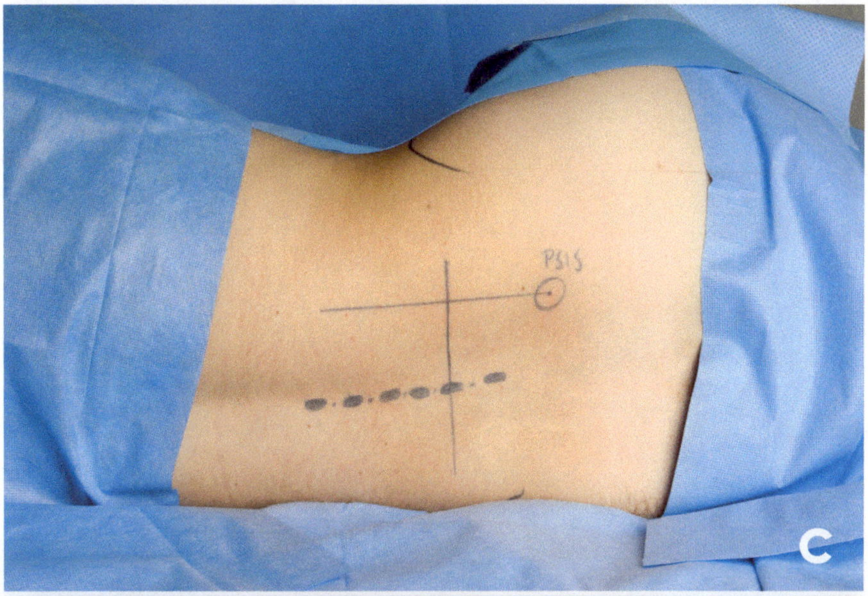

c. 经左右髂嵴作双侧髂嵴连线，称为Tuffier线。

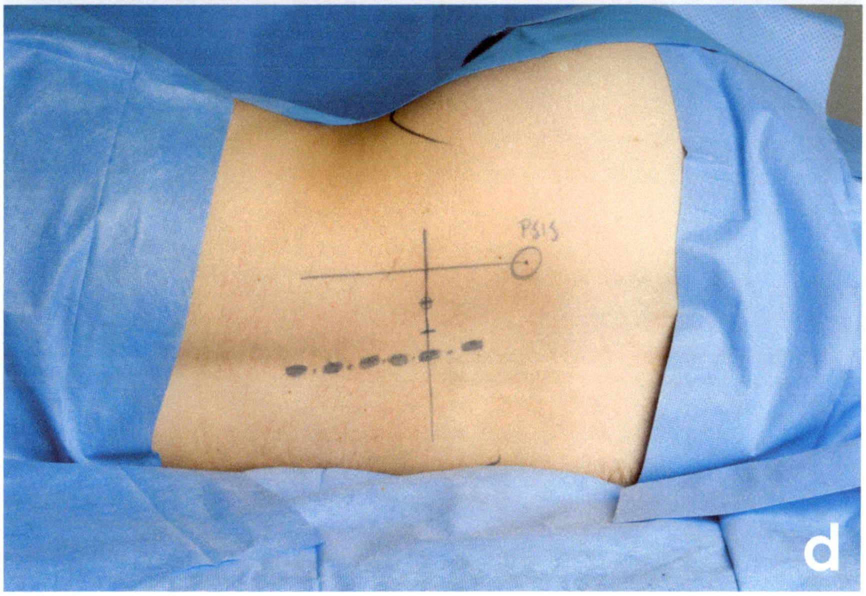

d. 髂后上棘平行线与脊柱后正中线之间距离分3等分，进针点在Tuffier线的中外1/3处（Capdevila点）。

图8-5：腰丛的Capdevila体表解剖定位（续）

Ref: Capdevila X, Macaire P, Dadure C, et al.: Continuous psoas compartment block for postoperative analgesia after total hip arthroplasty: New landmarks, technical guidelines, and clinical evaluation. Anesth Analg 2002;94:1606-13.

穿刺针在神经根水平刺入硬脊膜深面

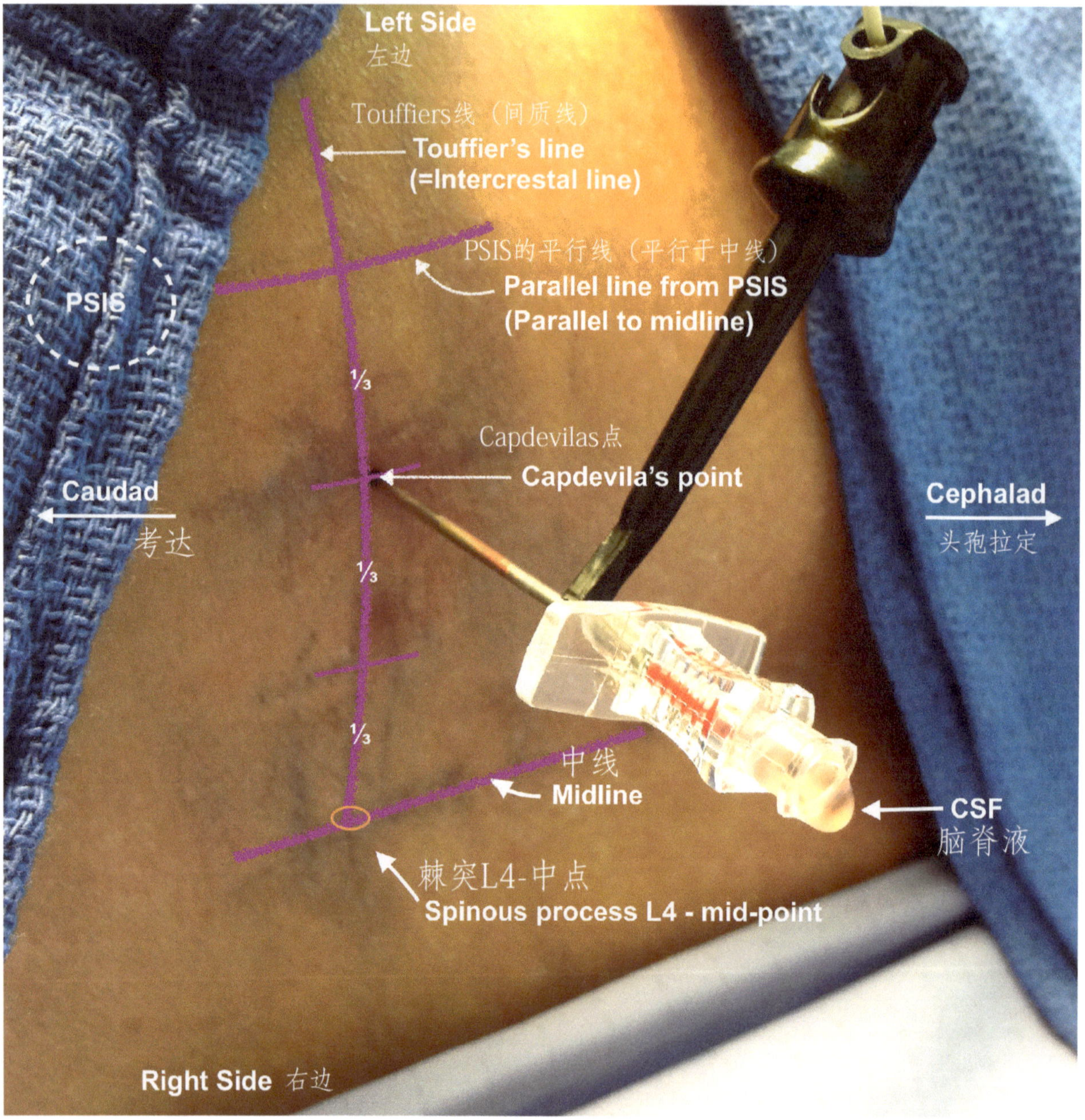

图8-6：腰丛阻滞时，意外穿破硬脊膜。患者处于右侧卧位。

请参阅第174-175页了解更多关于穿刺针放置的信息

CSF	脑脊液
L4	第四腰椎
PSIS	髂后上棘

后正中线是椎体棘突构成的连线。Touffier's线是双侧髂棘连线。Capdevila's点是平行线和中线距离的外三分之二处。

超声解剖

经侧方腰丛横断面视图

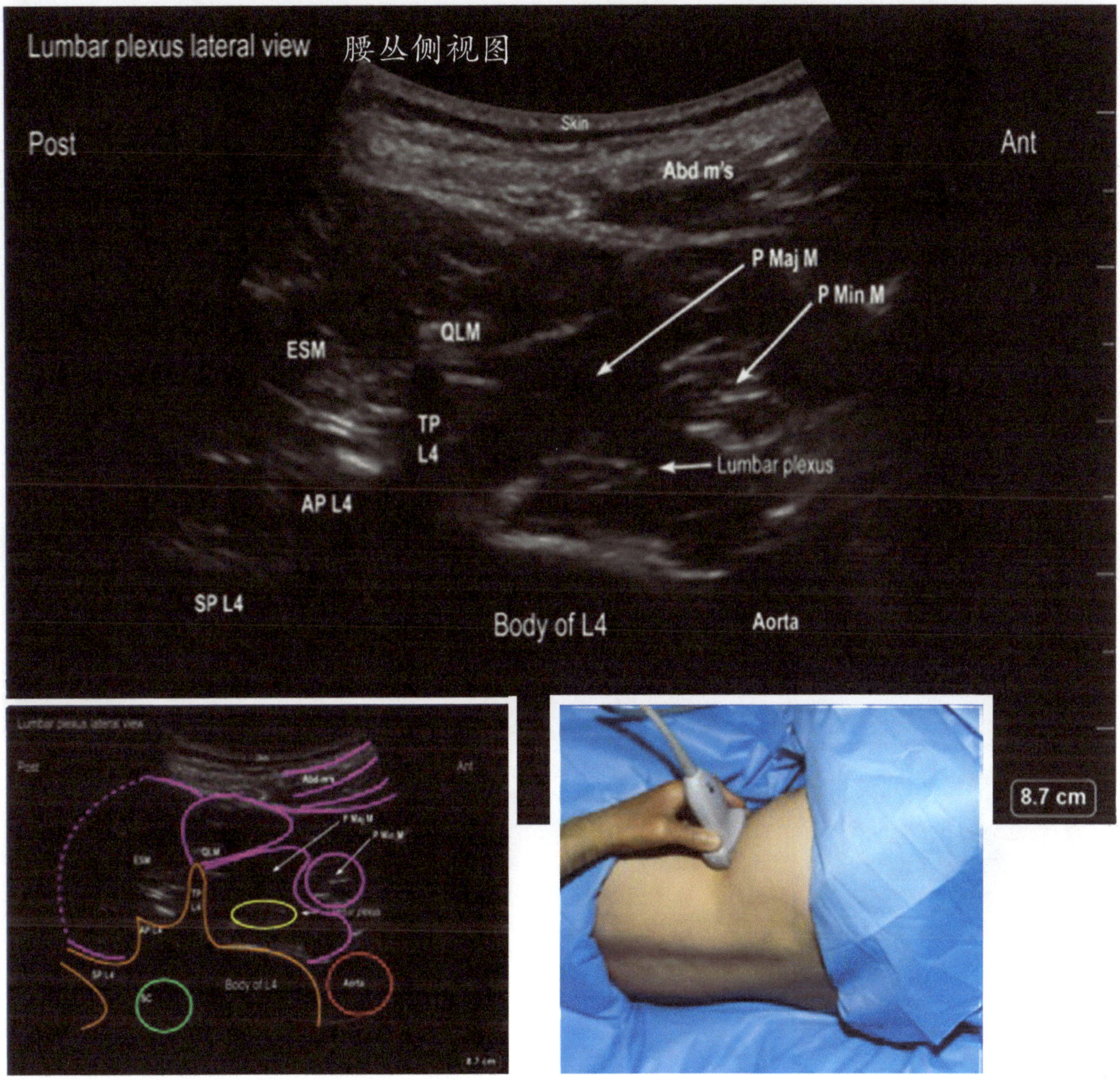

图8-7: 经侧方腰丛横断面超声影像

Abd m's	腹肌	P Min M	腰小肌
Ant	前侧	Post	后侧
AP L4	第4腰椎关节突	QLM	腰方肌
Body L4	第4腰椎椎体	SP L4	L4棘突
ESM	竖脊肌	TP L4	L4横突
P Maj M	腰大肌	8.7 cm	探头设置扫描距皮深度为8.7cm

腰丛后外侧横断面影像

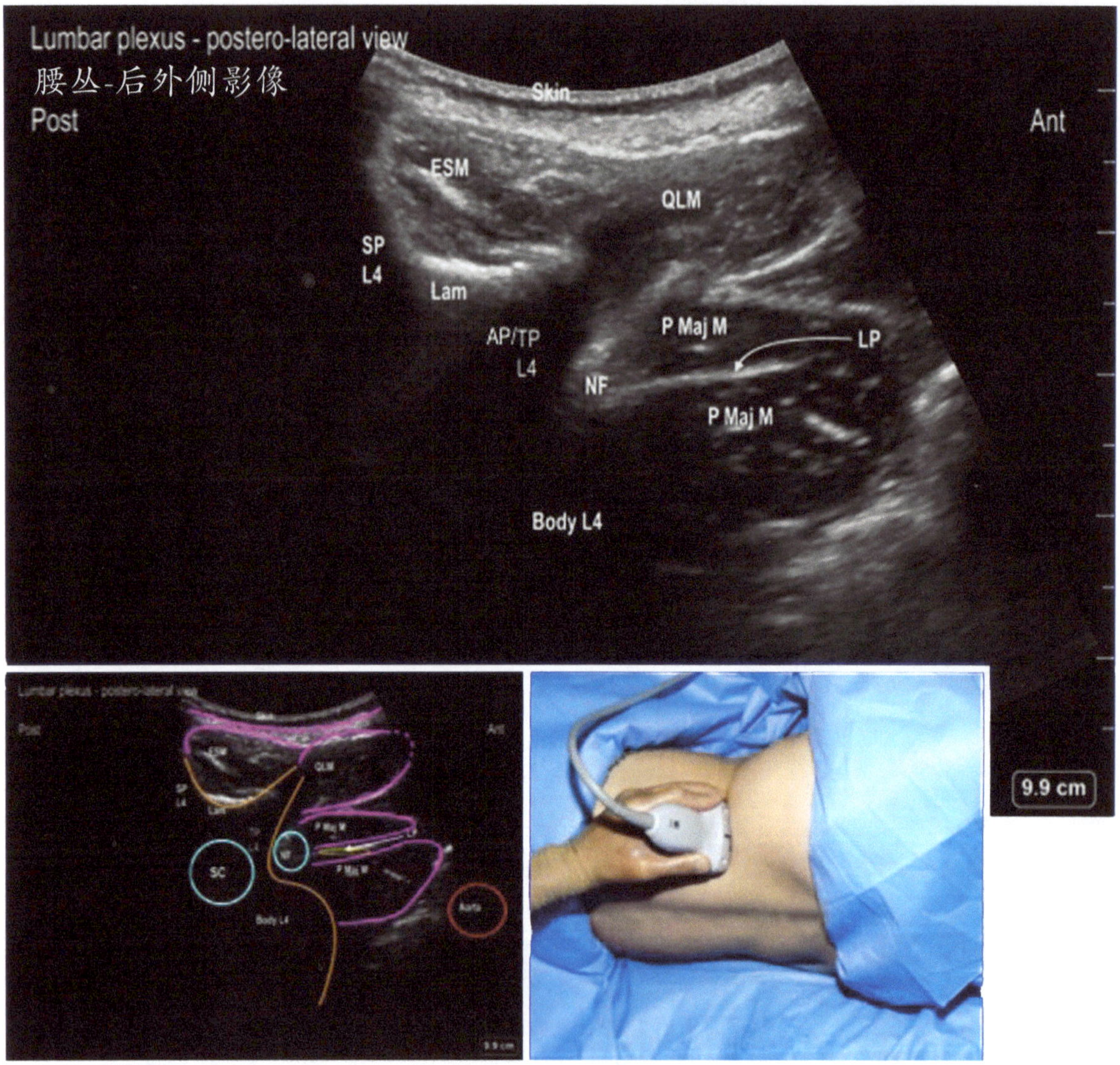

图8-8：经后外侧腰丛横断面超声影像

Ant	前侧	P Maj M	腰大肌
AP/TP L4	第4腰椎横突至关节突过渡区域	Post	后侧
Body L4	第4腰椎椎体	QLM	腰方肌
ESM	竖脊肌	SP L4	第4腰椎棘突
Lam	第4腰椎椎板		
LP	腰丛		
NF	椎间孔		

探头设置扫描距皮深度9.9cm

腰丛后矢状位影像

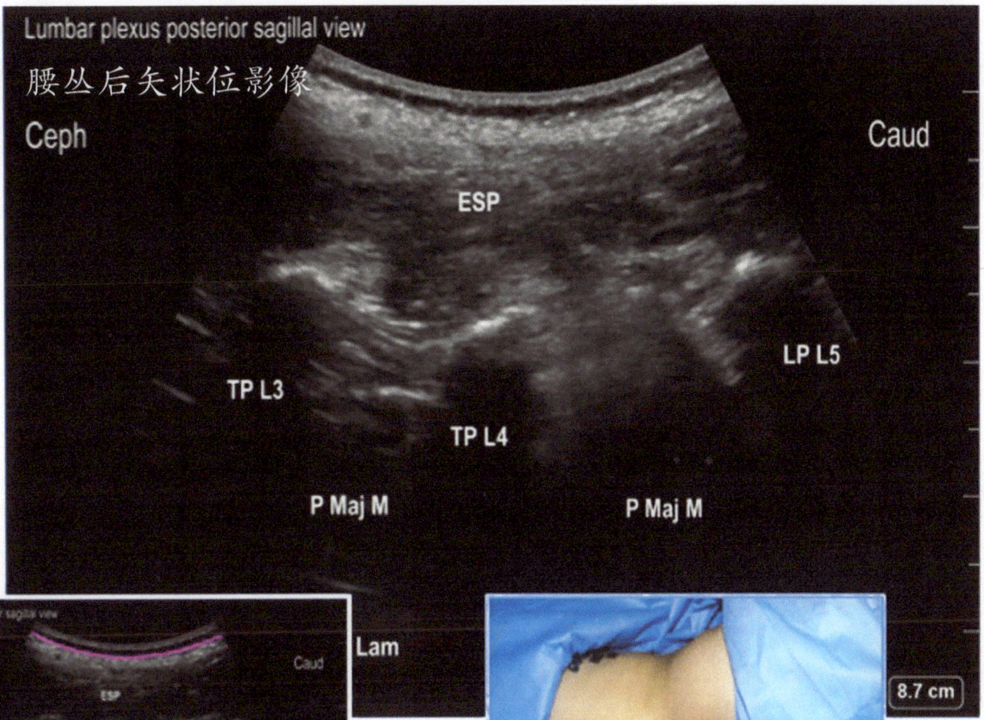

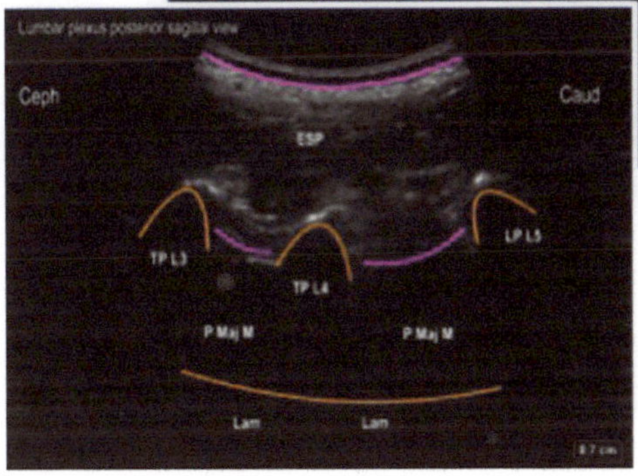

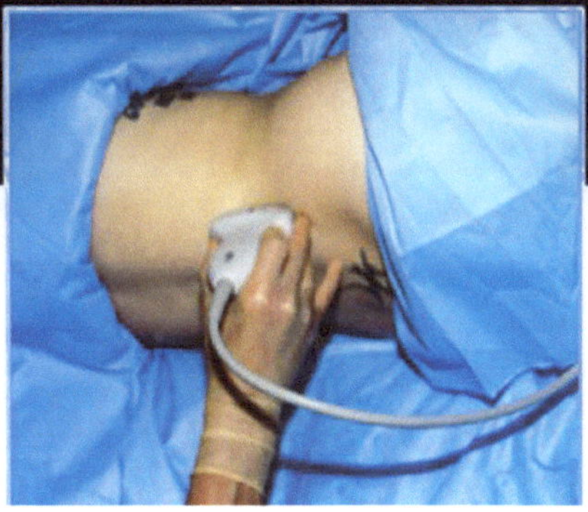

图8-9：后路旁正中矢状面腰丛超声影像

Ceph	头侧
ESP	竖脊肌
Lam	a第3腰椎椎板
P Maj M	腰大肌
TP L3	第3腰椎横突
TP L4	第4腰椎横突
TP L5	第5腰椎横突

探头设置扫描距皮深度8.7cm

可在RAEducation.com
急性疼痛医学-解剖-超声解剖：
腰丛上观看视频

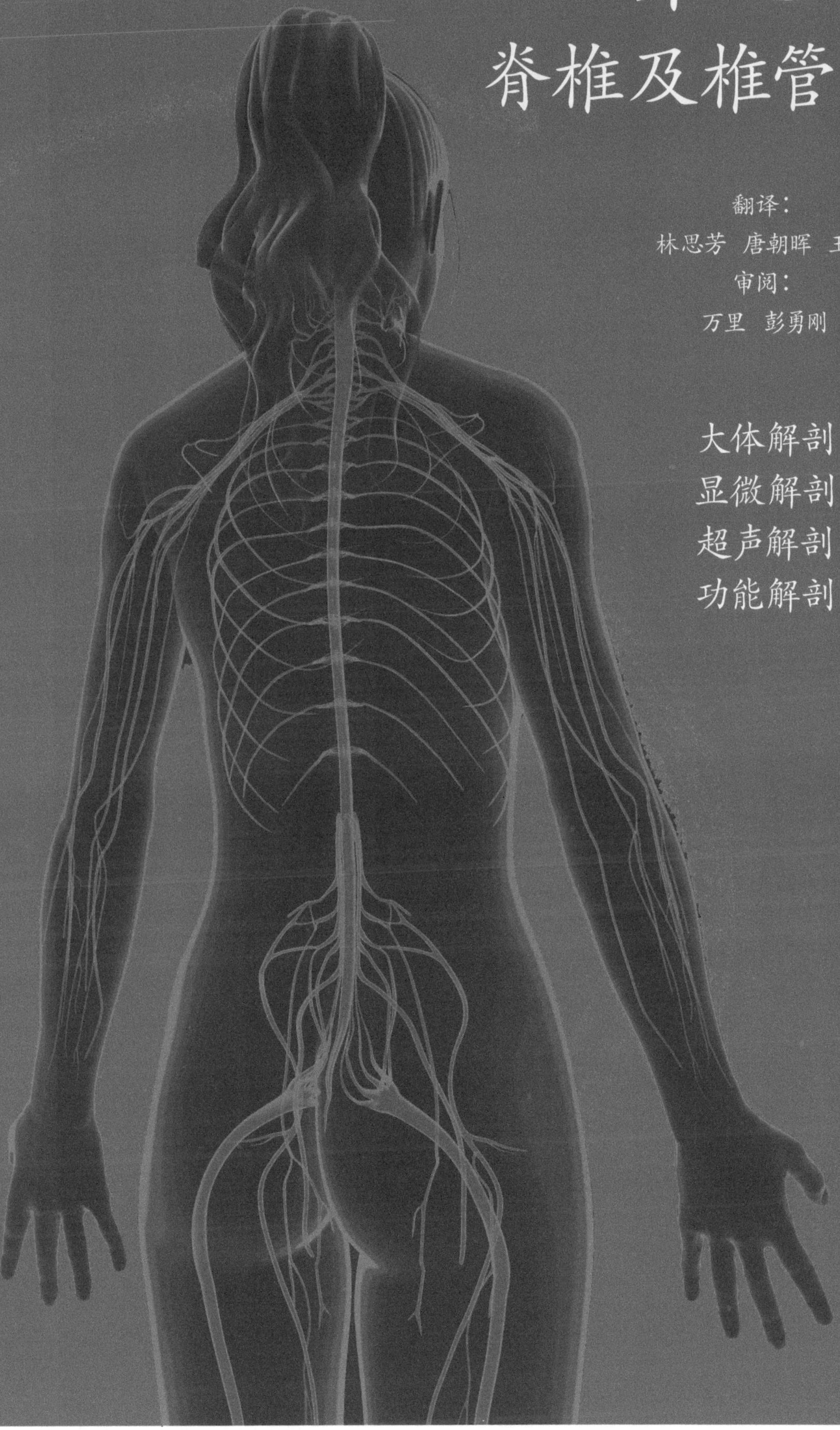

第九章
脊椎及椎管内结构

翻译：

林思芳 唐朝晖 王锷

审阅：

万里 彭勇刚

大体解剖

显微解剖

超声解剖

功能解剖

大体解剖学

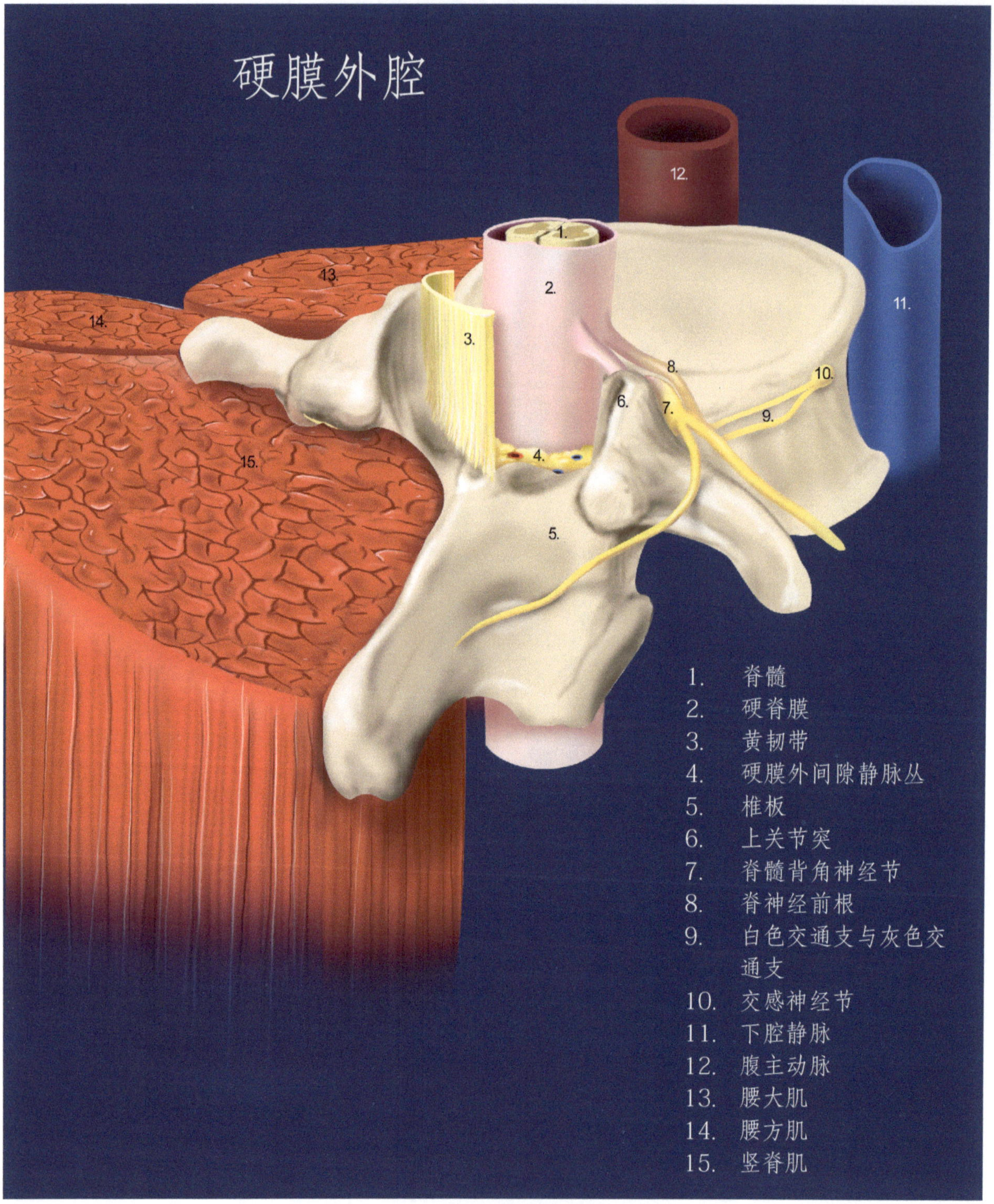

图9-1：硬膜外腔图解

参考文献：Netter FH. The Ciba Collection Of Medical Illustrations, Vol 1: Nervous system. New York, NY: Ciba, 1967; p 54.

黄韧带的腹侧观

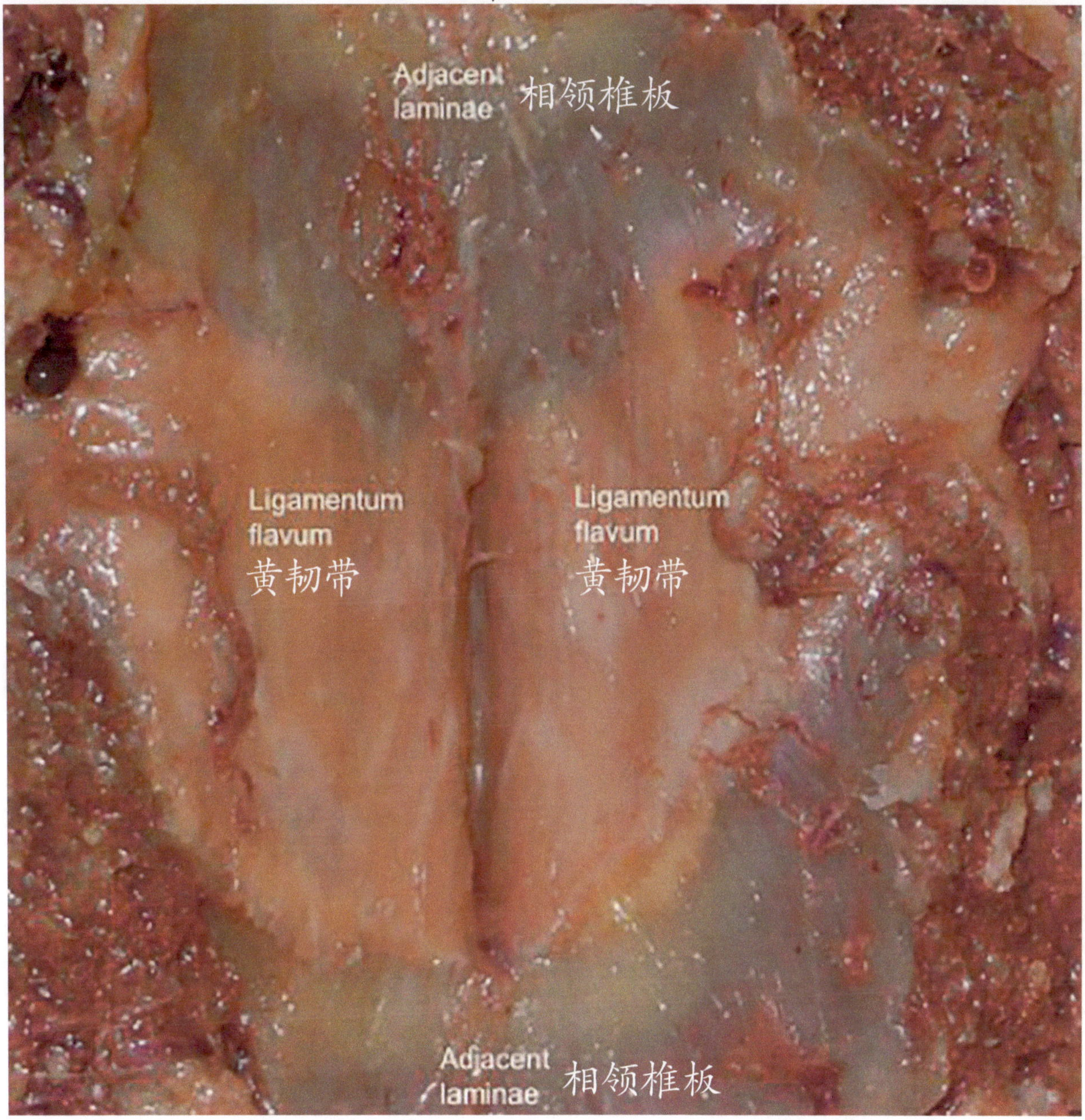

图9-2：从腹侧看到的黄韧带

（图示中黄韧带）它由一对半圆盘形结构组成，跨越两个毗连椎板。这两部分在中线处大致相接，并通常在这两个稠密厚实的半圆盘之间留下一条缝隙。

经以下机构许可转载：Lirk P. The ligamentum flavum. In: Reina MA, Ed. Atlas of Functional Anatomy For Regional Anesthesia And Pain Medicine. New York: Springer, 2015; 640.

第四腰椎横断面

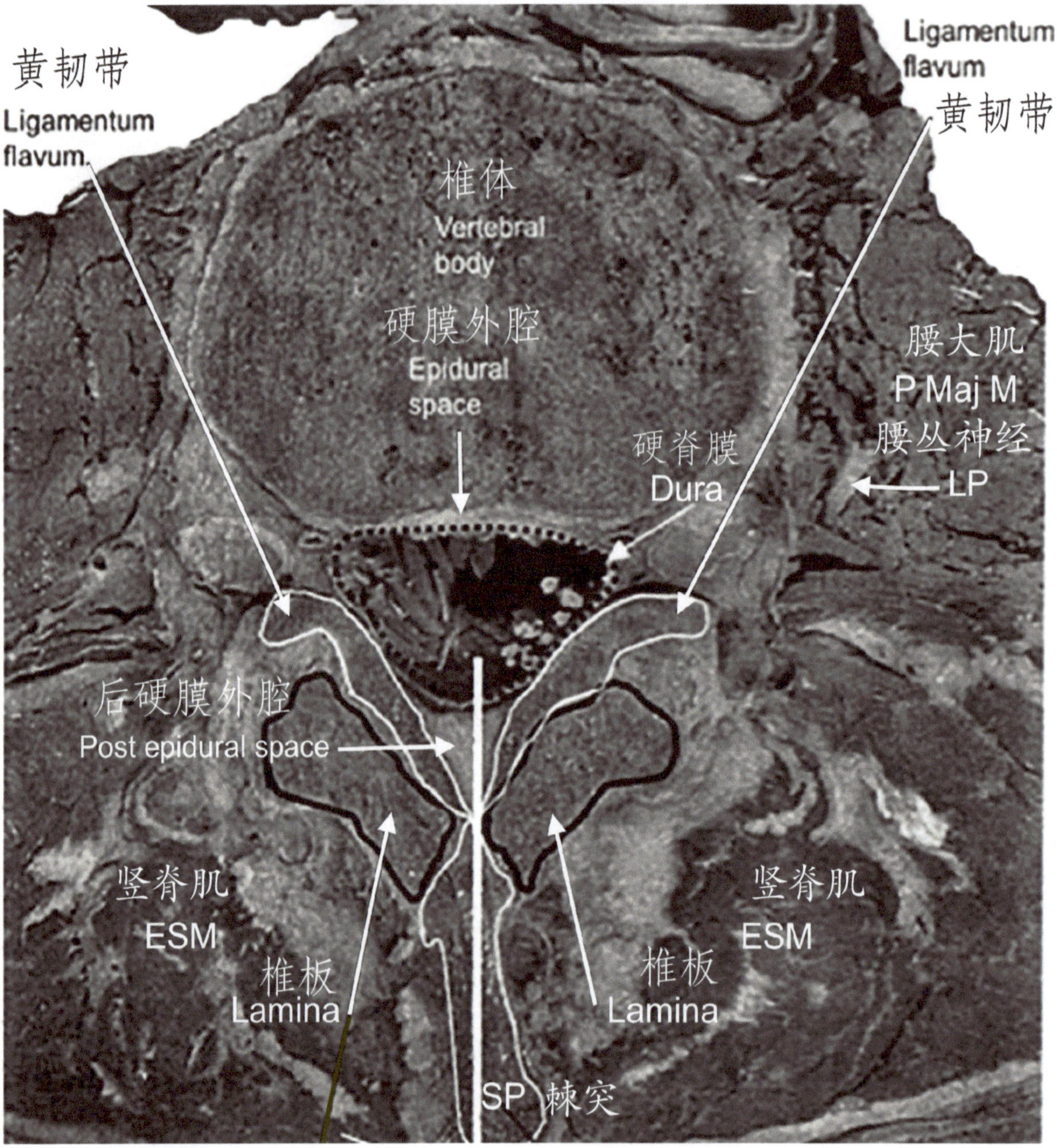

图9-3：第四腰椎横断面，以此说明黄韧带及其与硬膜外腔、硬脊膜和脊椎椎板之间的关系。本病例中，中线处有一个细小的间隙。

ESM	竖脊肌
Lamina	第四腰椎椎板
LP	腰丛神经
P Maj M	腰大肌

在这里请注意黄韧带的角度。另请注意，它由两个半圆盘形结构组成，腰椎硬膜外腔是三角形空间。正中入路进入硬膜外腔通常不会遇到韧带，因此不会产生任何阻力。

L3水平的黄韧带，硬膜外腔和马尾

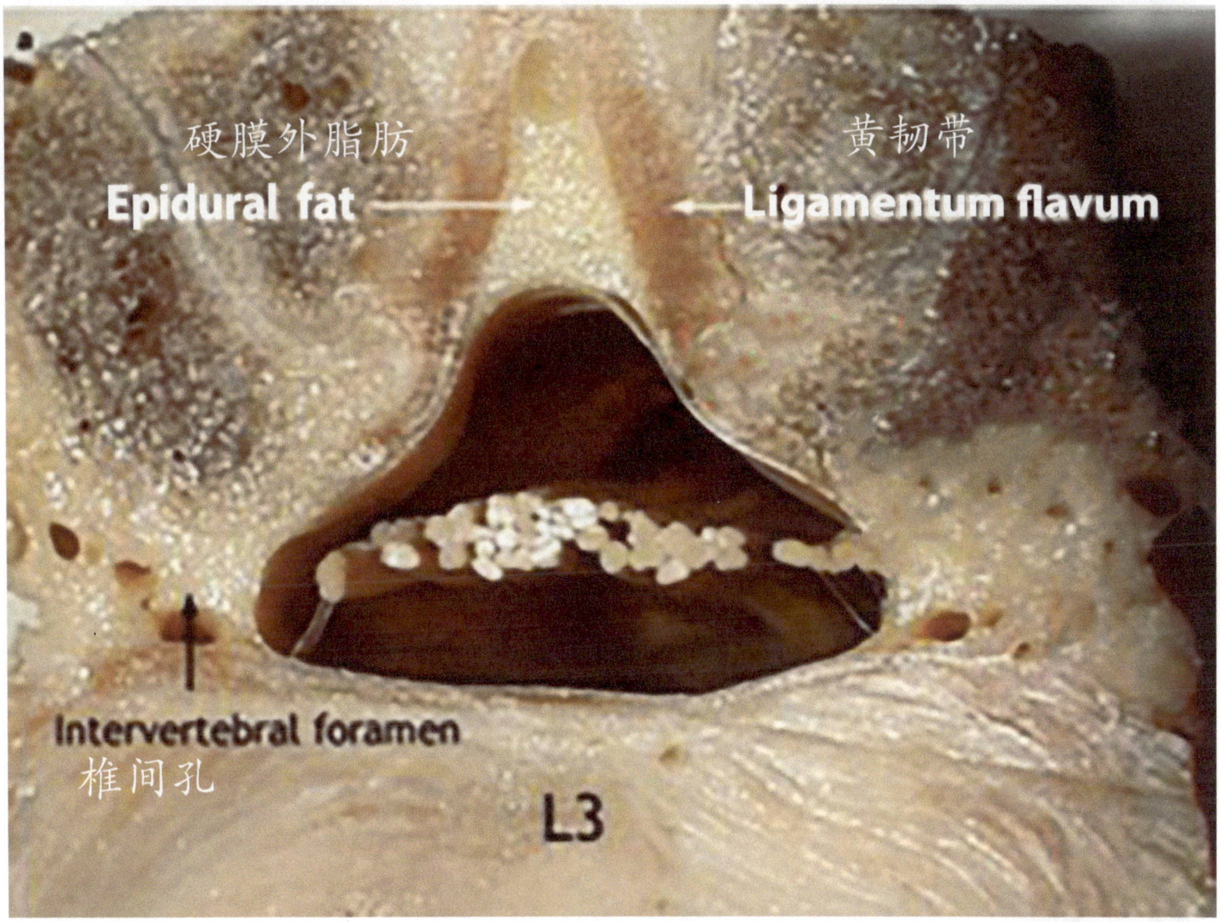

图9-4：L3水平椎管横断面显示黄韧带

请在此再次注意黄韧带的两个半圆盘形结构和三角形的硬膜外间隙间的陡角。

还要注意的是马尾脊神经根都捆绑在一起。这对于蛛网膜下腔麻醉可能很重要。我们需要进一步靠尾端进针，因为脊神经根会散开。

同时请记住，马尾的脊神经根不能伸展，因此向外弯曲凸出的脊柱（“疯猫”）会使这些脊神经根向前移动，并远离椎管内穿刺的穿刺针。

硬膜外腔的CT扫描显示硬膜外隔膜及其导致的半侧硬膜外阻滞

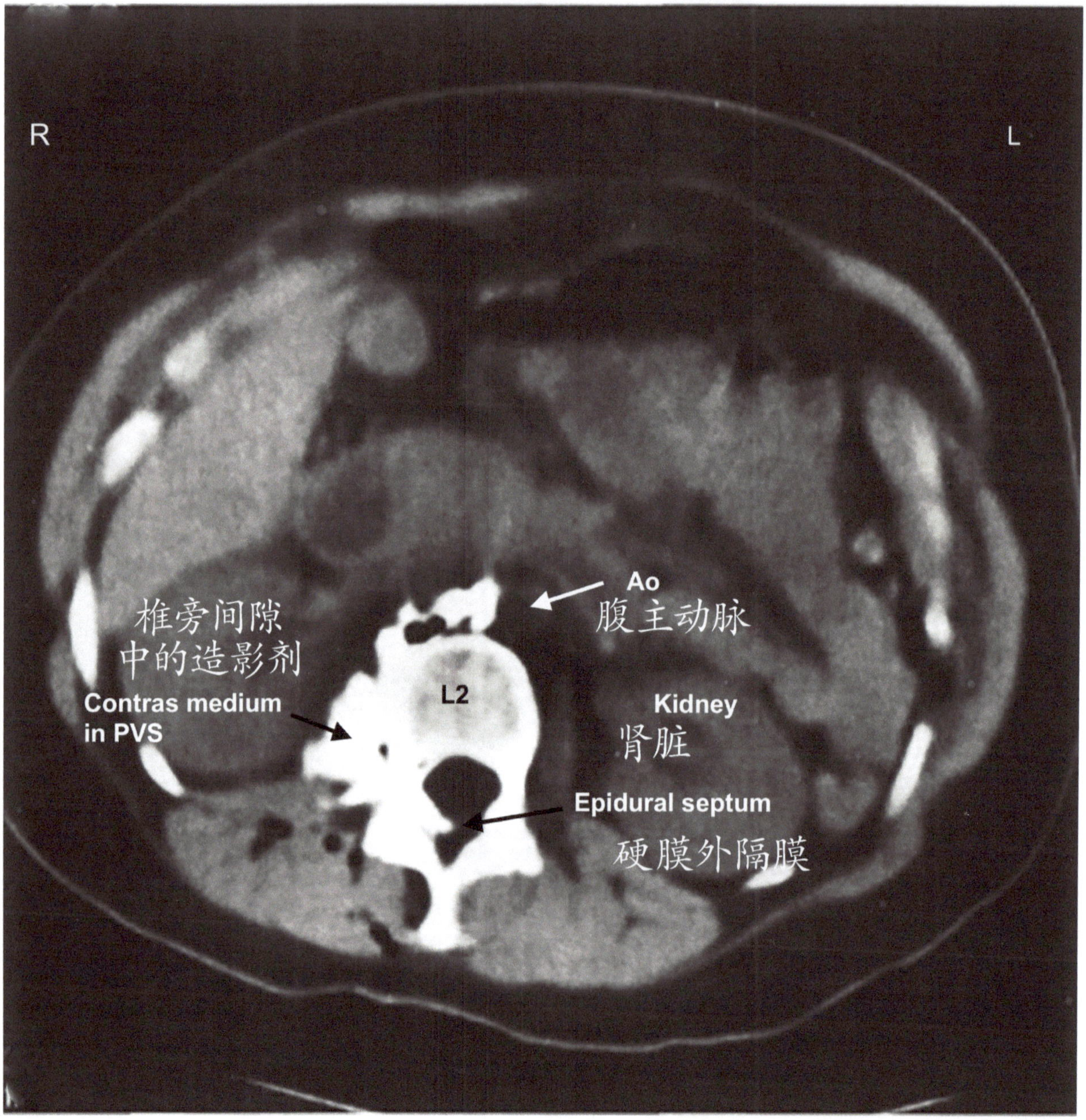

图9-5: 计算机硬膜外横断面动态成像扫描图（CAT断层扫描图）：因先天性硬膜外隔膜导致的单侧硬膜外阻滞

Ao	腹主动脉	PVS	椎旁间隙
L	左侧	R	右侧
L2	第二腰椎椎体		

Ref: Boezaart AP. Computerized axial temo-epidurographic and radiologic documentation of unilateral epidural analgesia. Can J Anaesth 1989;36:697-700.

横断面的差异

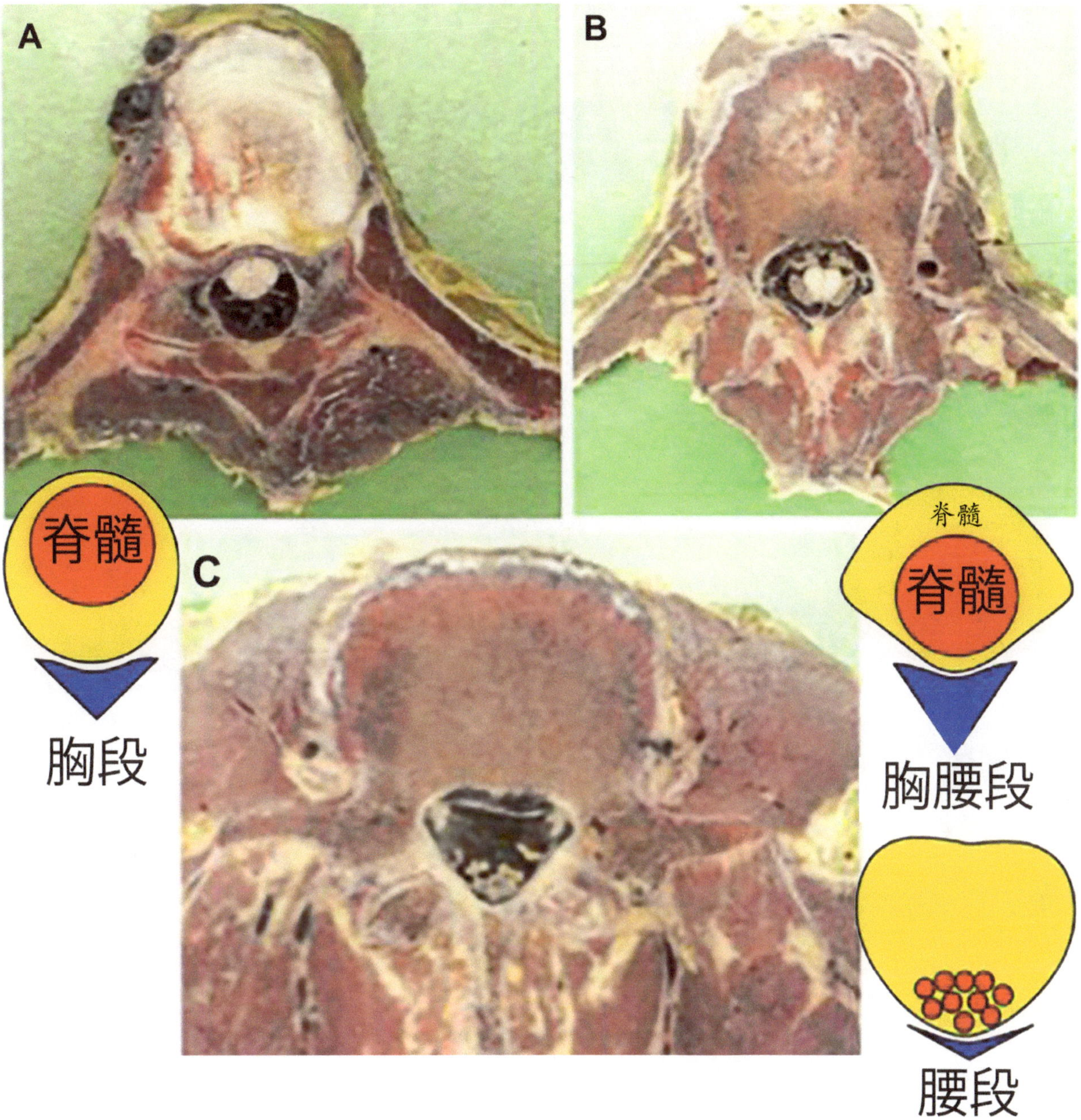

图9-6 轴向切面解剖图：(A) 中胸段区域；(B) 胸腰段区域；(C) 腰段区域，此图说明上述三部分之间的关系。

蓝色是硬膜外腔
红色是脊髓或马尾
黄色是蛛网膜下腔

蓝色三角形是背侧的硬膜外腔

经以下机构许可转载：Lataster LMA, van Zundert AAJ. Anatomy of the thoracic spinal canal in different postures: An MRI investigation. In: Reina MA, Ed. Atlas of Functional Anatomy For Regional Anesthesia And Pain Medicine. New York: Springer, 2015; 696.

解剖学

胸段硬膜外间隙中线横断面

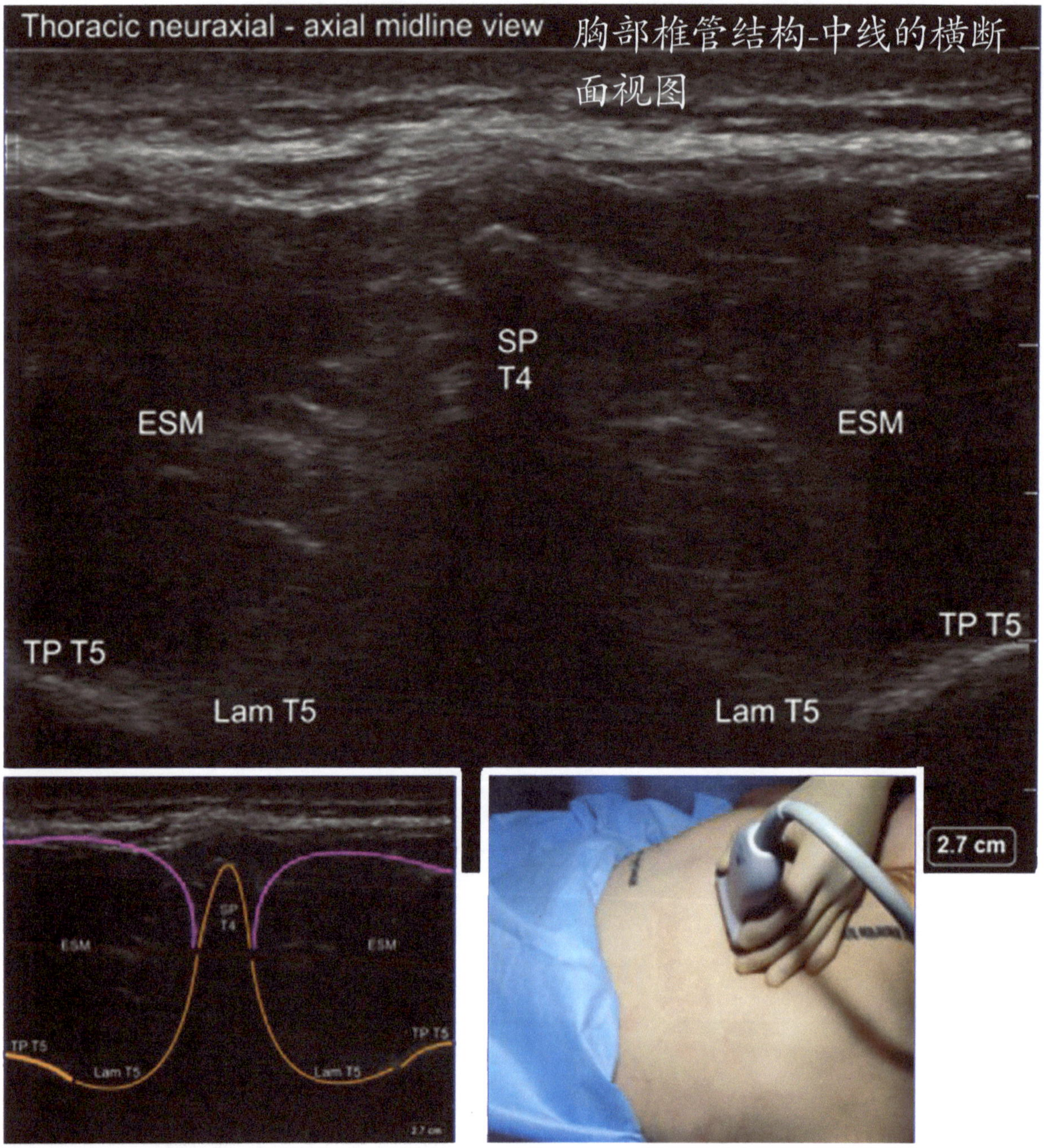

图9-7：第5胸椎的横断面超声解剖图。图像的左侧是模特的左侧。

ESM	竖脊肌	SP T4	第四胸椎棘突
LamT5	第5胸椎椎板	TP T5	第五胸椎横突

胸部硬膜外腔的旁矢状观
第五胸椎正中旁矢状面超声影像图

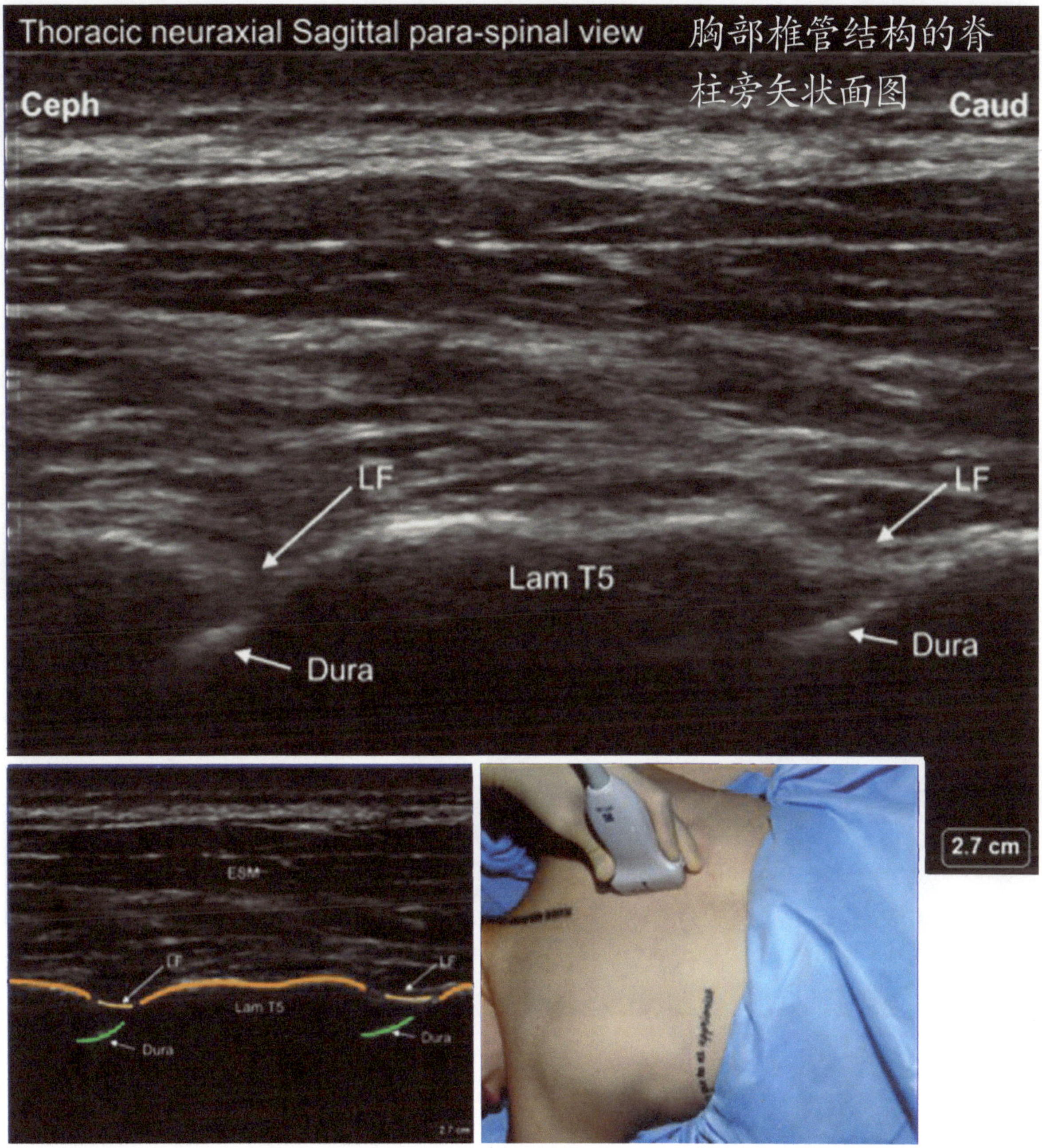

图9-8: 第5胸椎的旁正中矢状面超声解剖影像。

Ceph	头端	ESM	竖脊肌
Caud	尾端	Lam T5	第五胸椎椎板
Dura	硬脊膜	LF	黄韧带

腰段硬膜外间隙的中线横断面视图

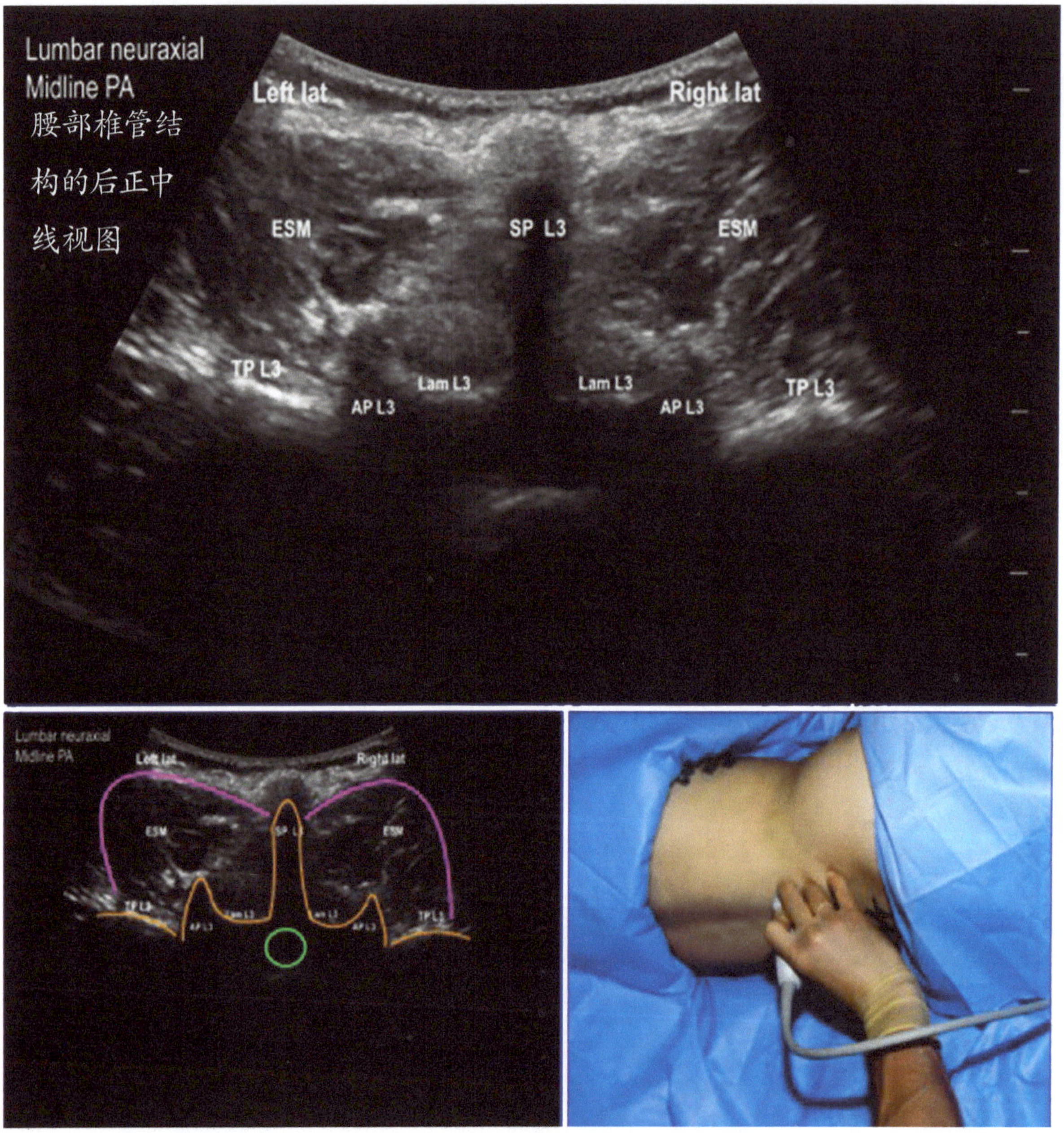

图9-9：第四腰椎椎体的横断面超声影像。

AP L3　　第三腰椎关节突
ESM　　竖脊肌
Lam L3　　第三腰椎椎板
Left lat left lateral 左侧
Right lat 右侧
SP L3　　第三腰椎棘突
TP L3　　第三腰椎横突

腰椎硬膜外腔矢状面

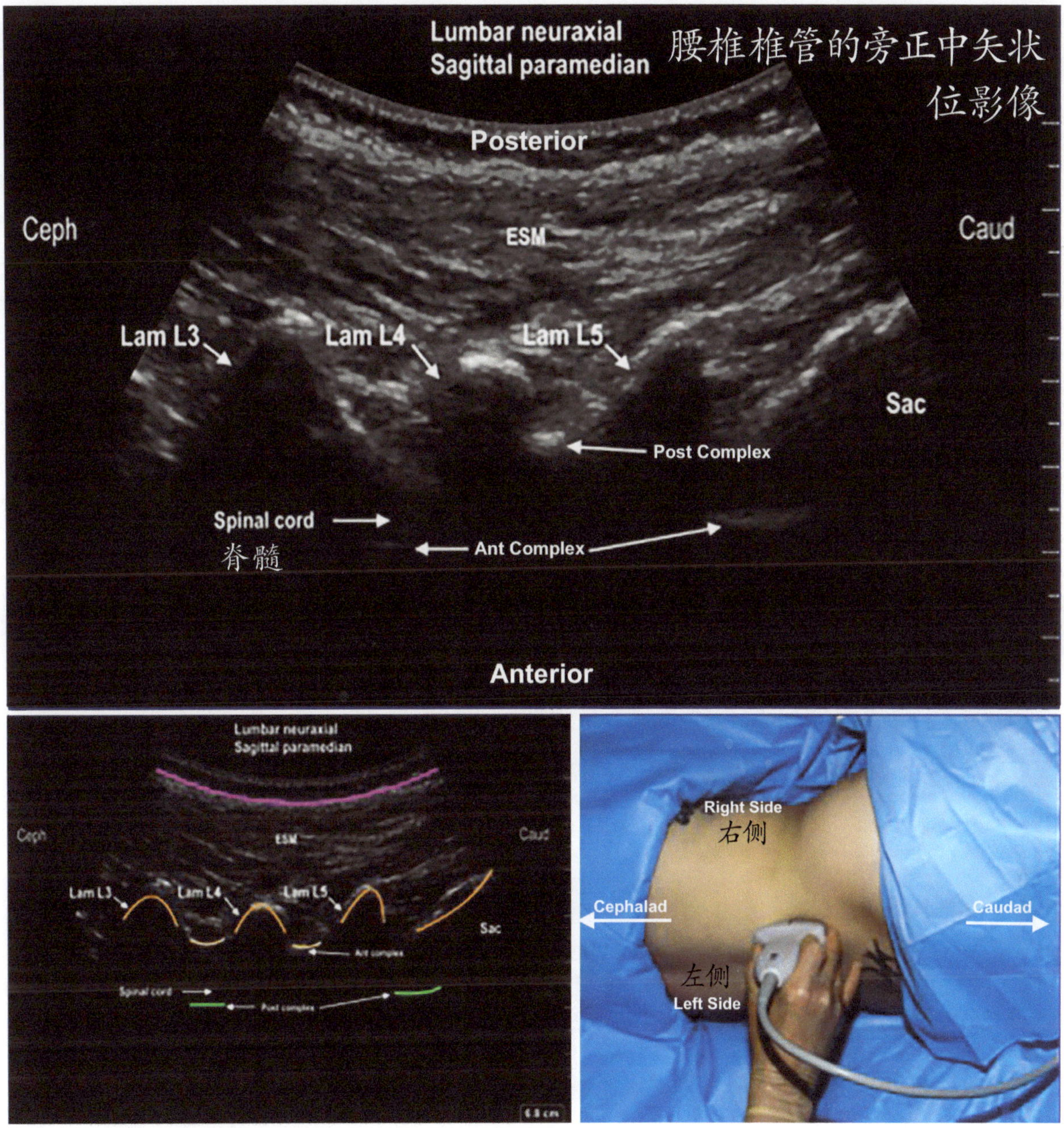

图9-10:第三、第四和第五腰椎的矢状面超声影像图

Ceph	头端
Caud	尾端
ESM	竖脊肌
Lam	第三、四、五腰椎椎板
Sac	骶骨
Posterior	前侧
Anterior	后侧

尚未描述的椎体前纤维体

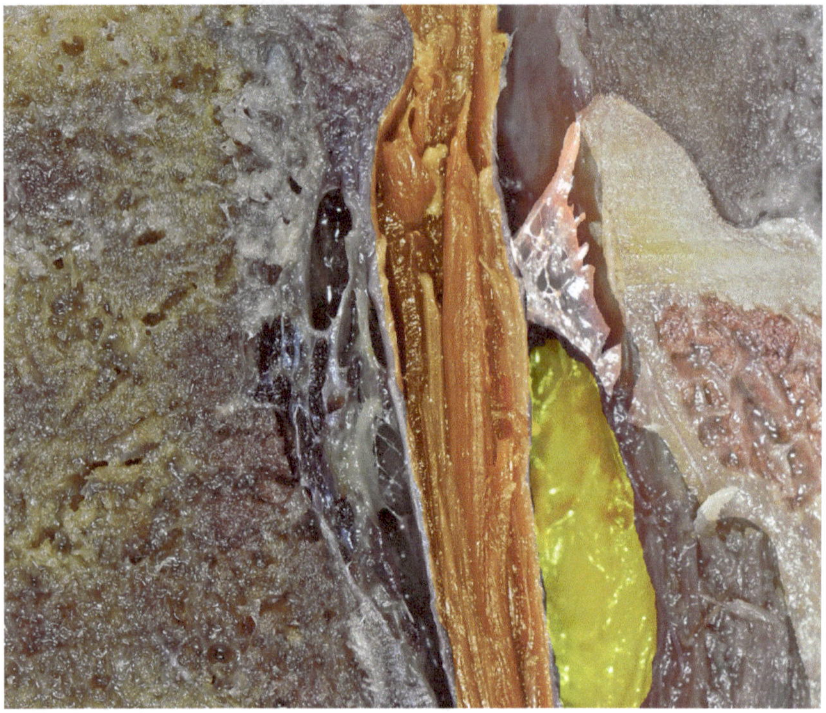

Figure 9-11:椎体前纤维体

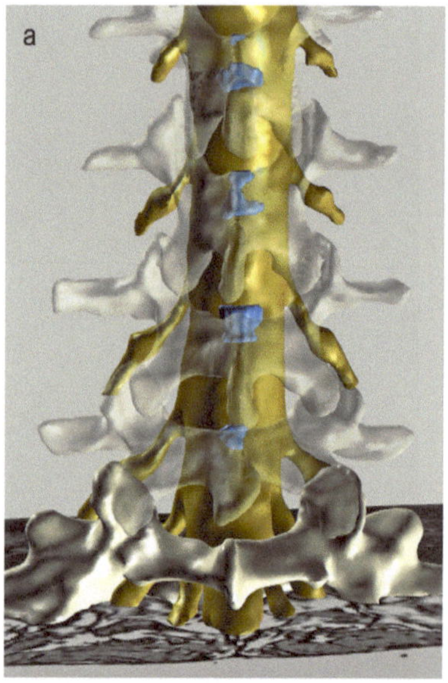

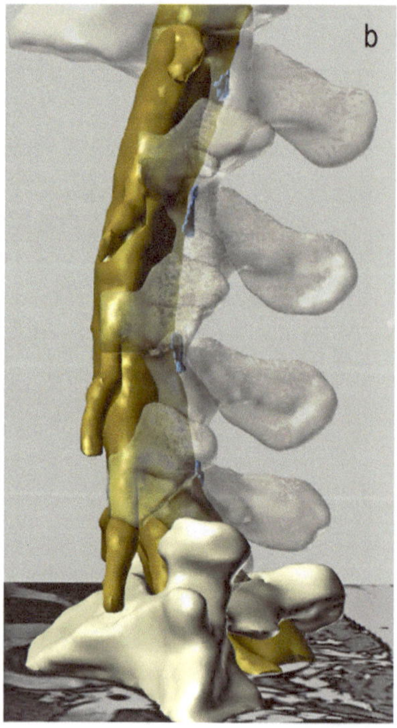

请注意：此纤维体尚未被描述，Nin，Prats-Galino和Reina最近发现该纤维体。其功能尚未确定。他们还发现硬膜外脂肪垫不是连续的，而是被该纤维体所打断。脂肪垫仅存在于黄韧带之前。

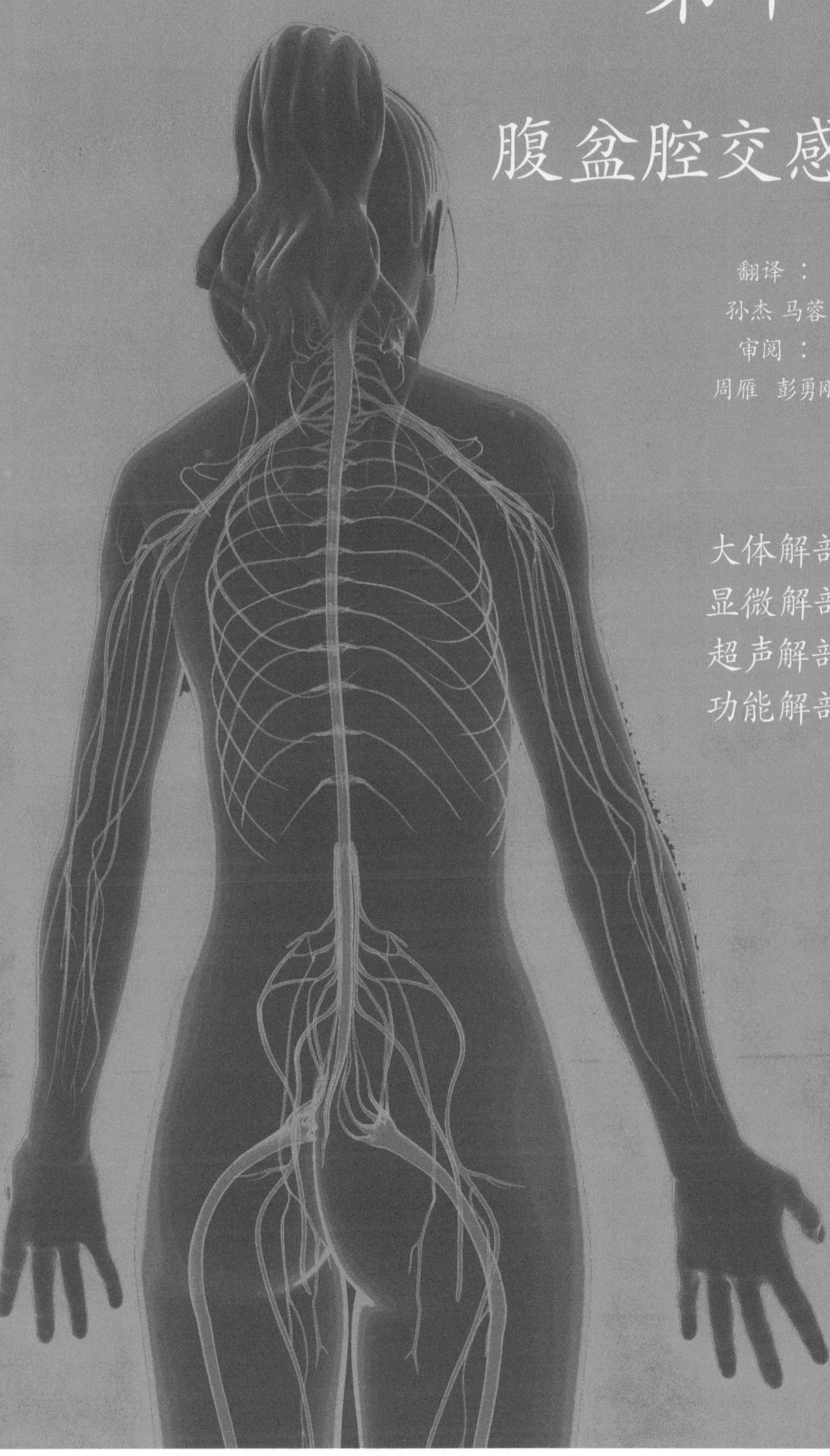

第十章

腹盆腔交感神经节

翻译：

孙杰 马蓉

审阅：

周雁 彭勇刚

大体解剖

显微解剖

超声解剖

功能解剖

大体解剖

腹盆腔交感神经节

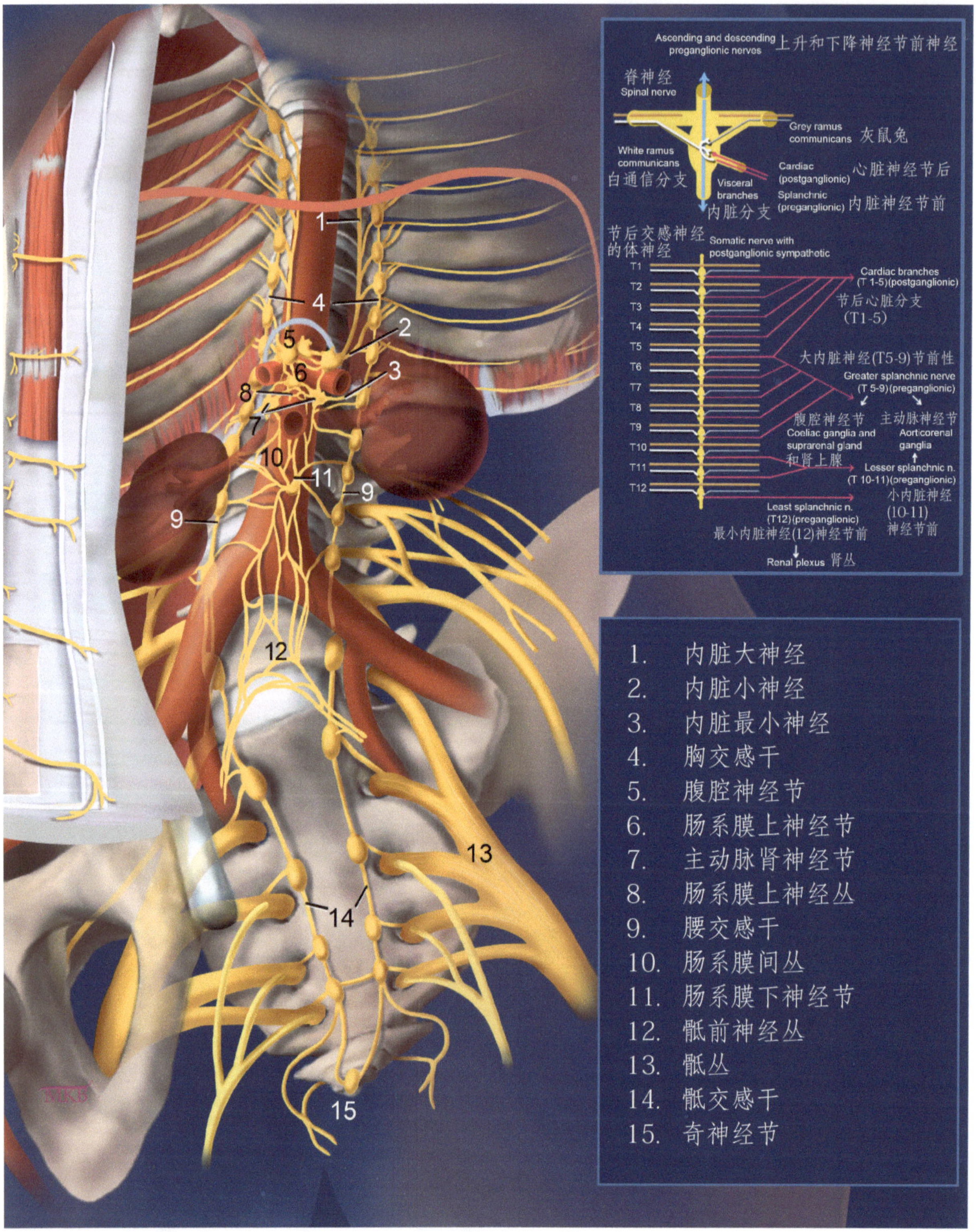

图 10-1：腹盆腔交感神经节、链、丛前上面观

奇神经节阻滞的定位

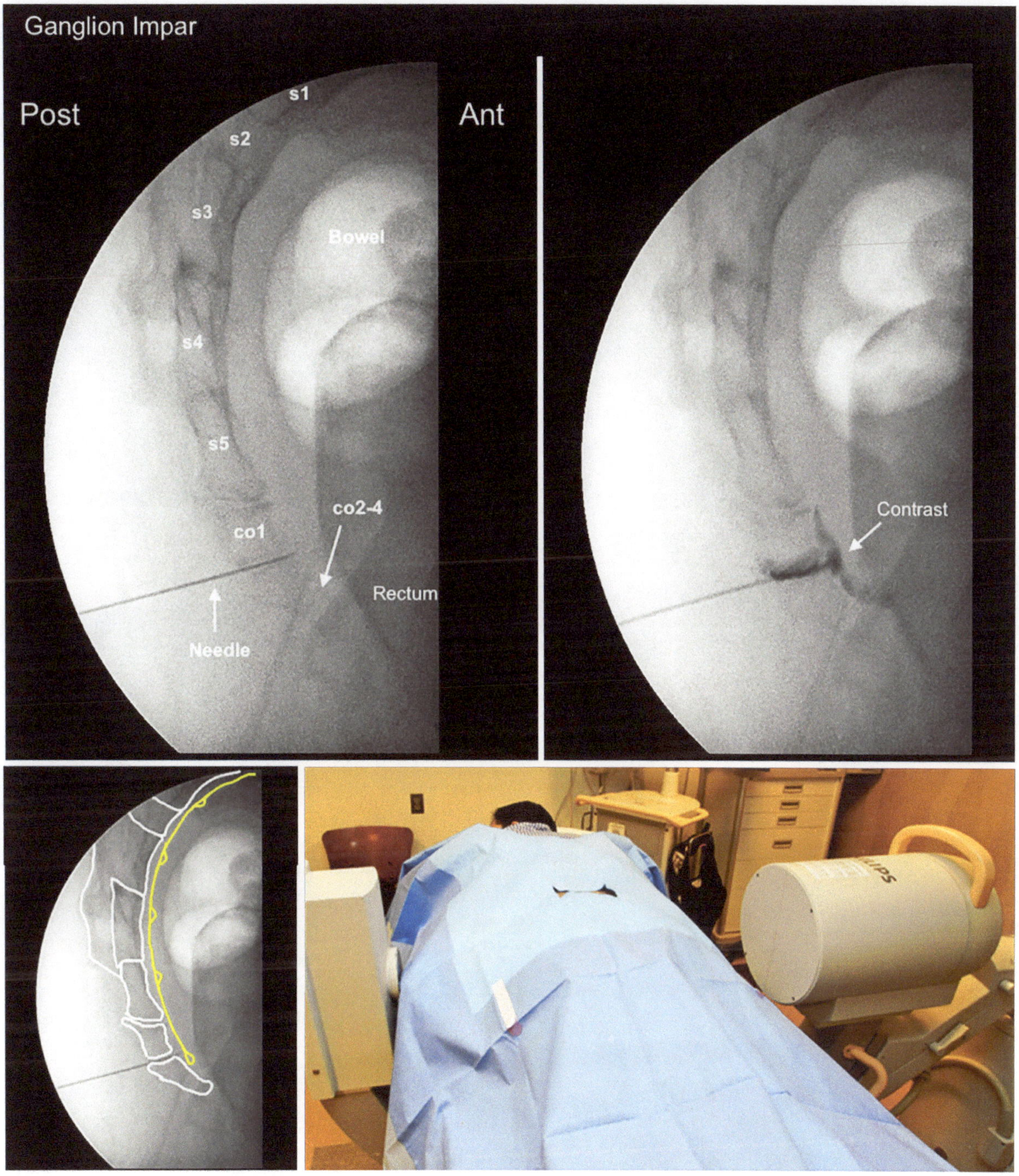

图10-2 横轴位透视解剖显示穿刺针和造影剂扩散到奇神经节的位置。

在横轴位影像下，可以确定骶椎（S1-5）和尾椎（Co1，Co2-4）。穿刺针穿过第一、第二尾椎间关节间隙。可以观察到造影剂在奇神经节区域（黄线标注）向头尾方向扩散。

腹腔神经丛阻滞的定位

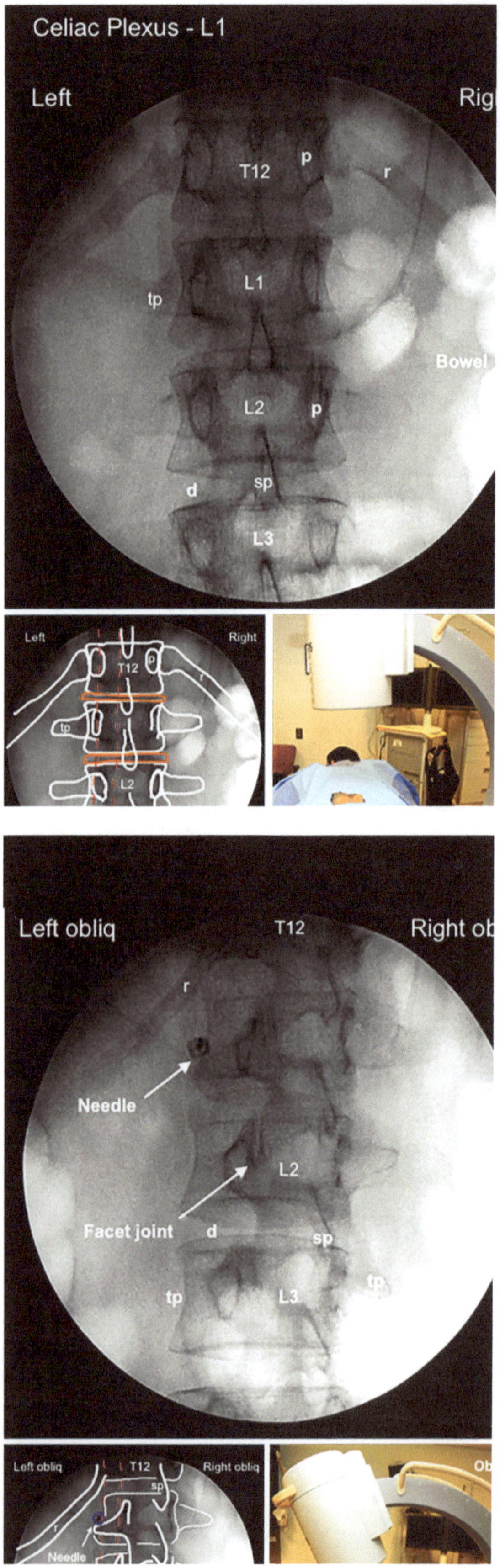

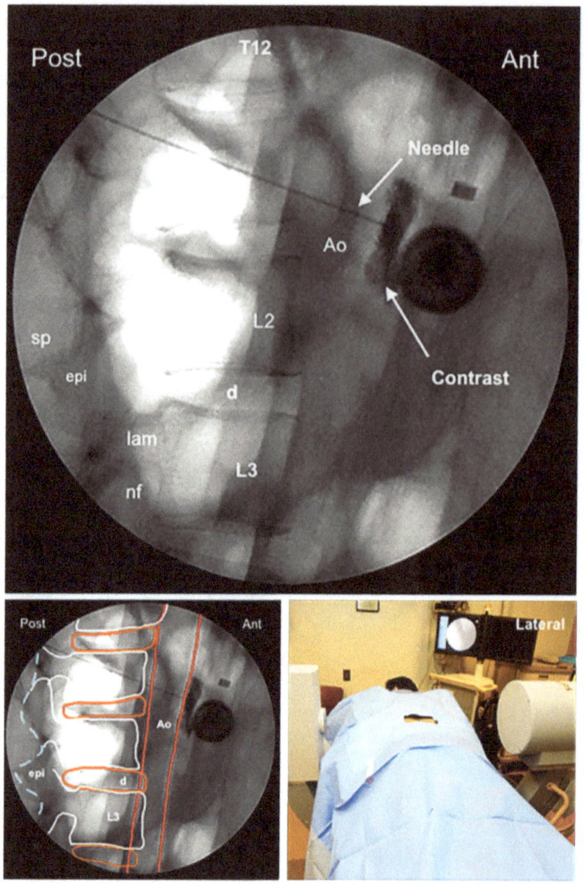

图10-3　腹腔神经丛阻滞进针，在前后位、斜位和横轴位造影剂扩散的x线透视解剖图

前后位影像显示T12-L3的椎体、棘突（sp）、椎弓根（p）、横突（tp）、椎间盘（d）和T12肋骨（r）。在左侧斜位图像中可见，针体与x线透视同轴。在横断面图像中，造影剂提示针尖在腹主动脉（Ao）的前方区域。在侧位影像中可见椎板（lam）和硬膜外腔（epi）的锯齿状影像。

Photographs: David A. Edwards, MD, PhD

腰交感链阻滞的定位

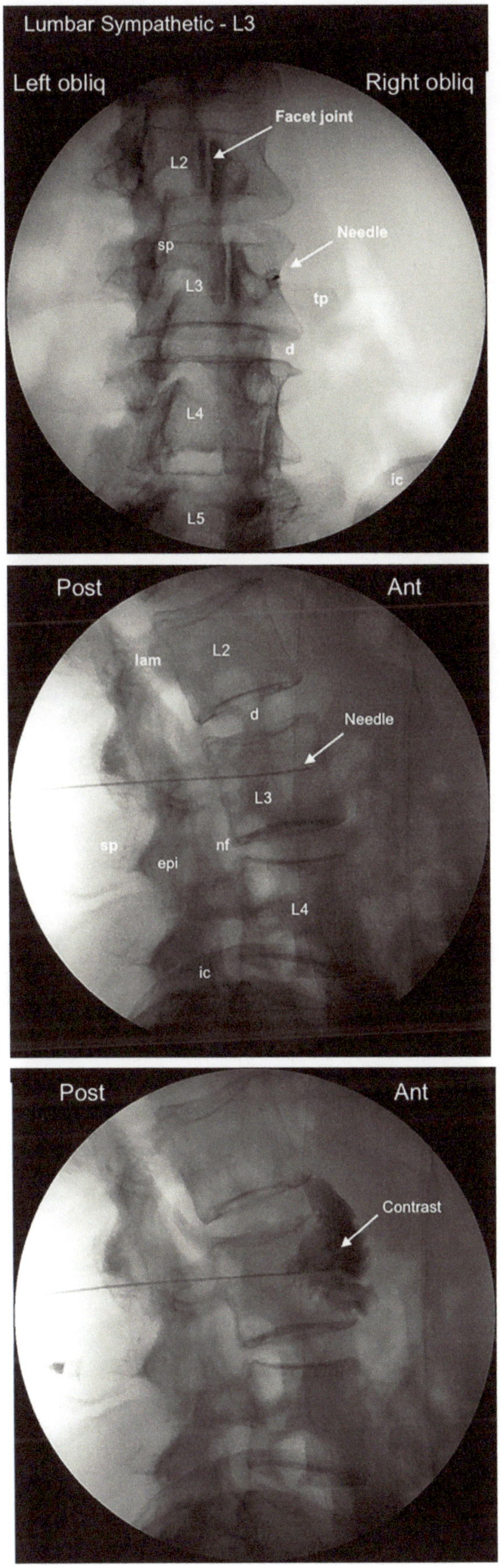

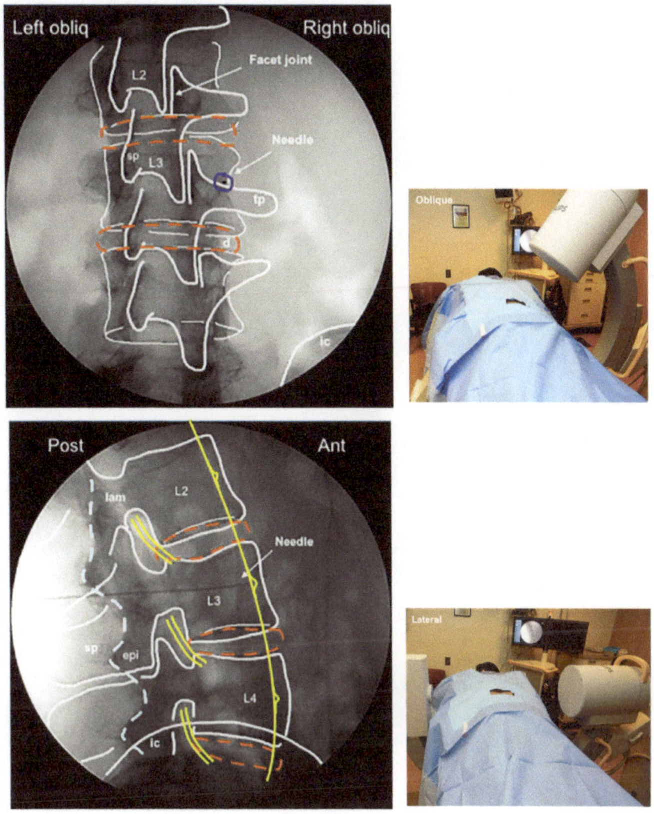

图 10-4 在腰交感链阻滞时穿刺针进针及造影剂扩散的斜位、横轴位x线透视解剖图

在右侧斜位图中腰椎（L2-L5）水平，椎间小关节与x线透视同轴。穿刺针也与x线透视同轴，在L3的横突（tp）可见穿刺针针尖位于右侧L3横突的右侧。椎间盘（d）与棘突（sp）的位置清晰可辨。在侧位影像中椎板（lam），锯齿状的硬膜外腔（epi），椎间孔（nf）和髂嵴（ic）清晰可见。造影剂沿椎体的前外侧区域向头尾扩散，这正是腰交感干所在的区域（黄线标注）。

Photographs: David A. Edwards, MD, PhD

第十一章
翼腭神经节

翻译：
袁嫄 孙蕾

审阅：万里 彭勇刚

大体解剖
显微解剖
超声解剖
功能解剖

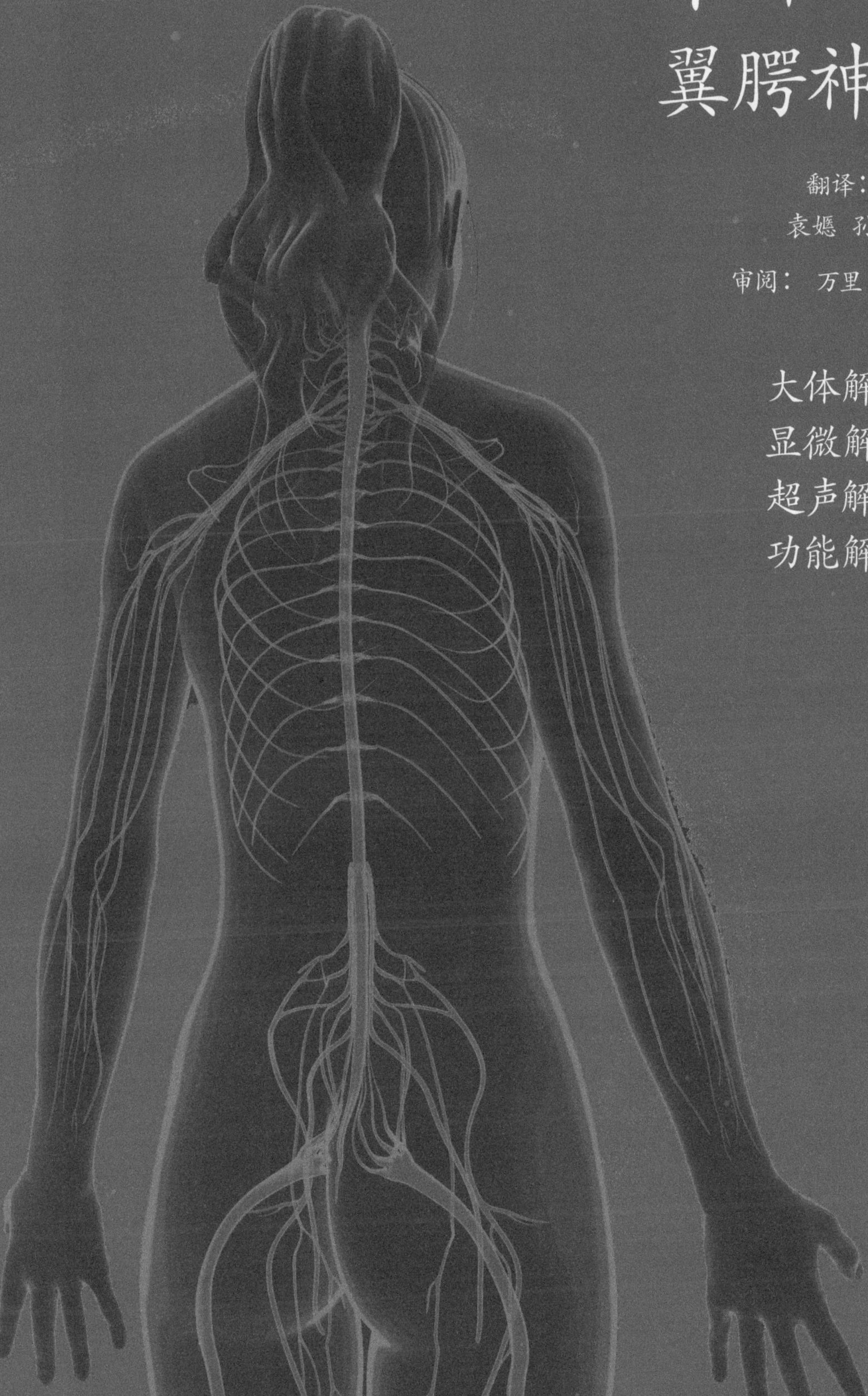

大体解剖

翼腭神经节

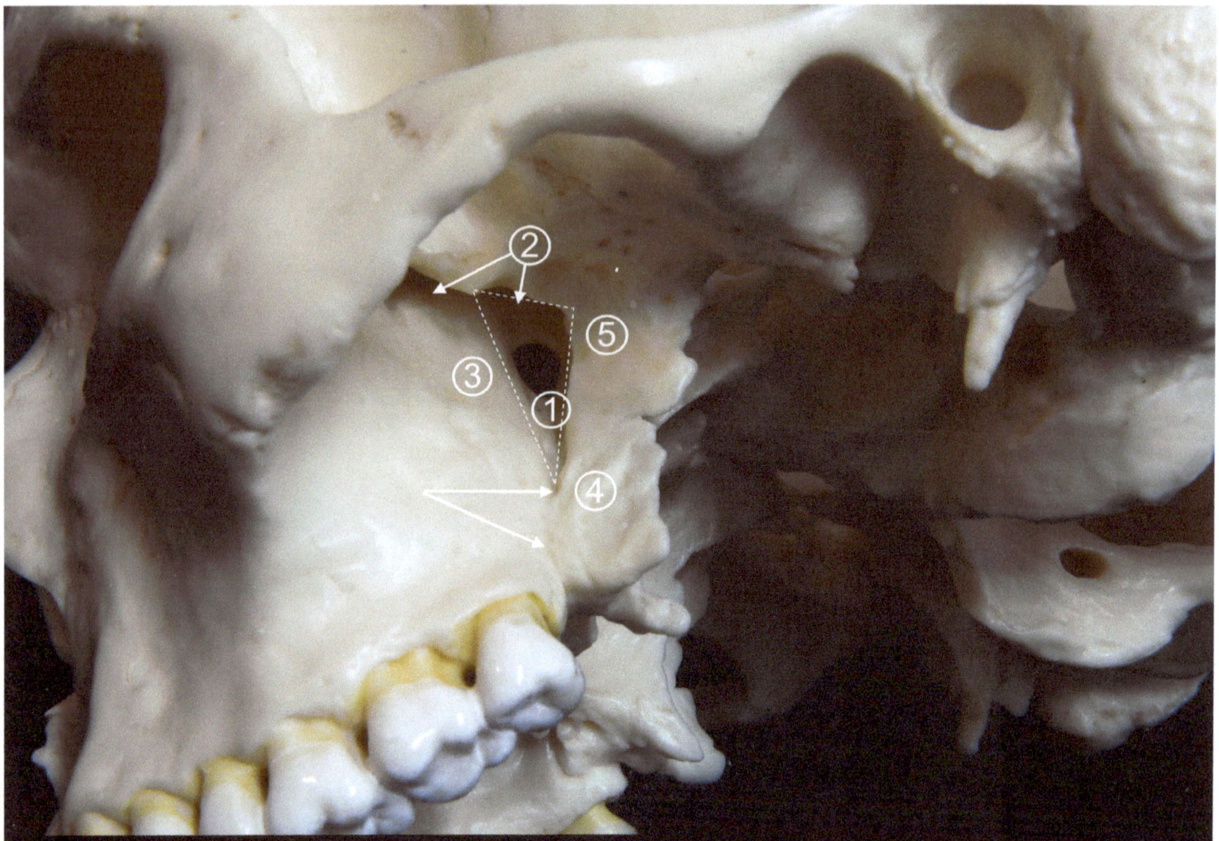

1. 翼上颌裂
2. 眶下裂
3. 上颌骨
4. 翼突外侧板
5. 蝶骨

→ 翼腭管

图11-1 翼腭窝解剖图

翼上颌裂（1）是位于翼上颌窝内的三角形空间，位于上颌骨（3）的颞内或后部之间，其内包括上颌窦。裂的后壁由翼外板（4）形成。在上面，裂隙位于蝶骨大翼颞下表面的前方（5）。眶下裂位于眶上较宽的基底部（2）。在下方，在三角形空间的顶端发现翼腭管（箭头所示）。翼腭裂通向翼腭窝，翼腭窝内有翼腭神经节。

上颌神经的侧面图

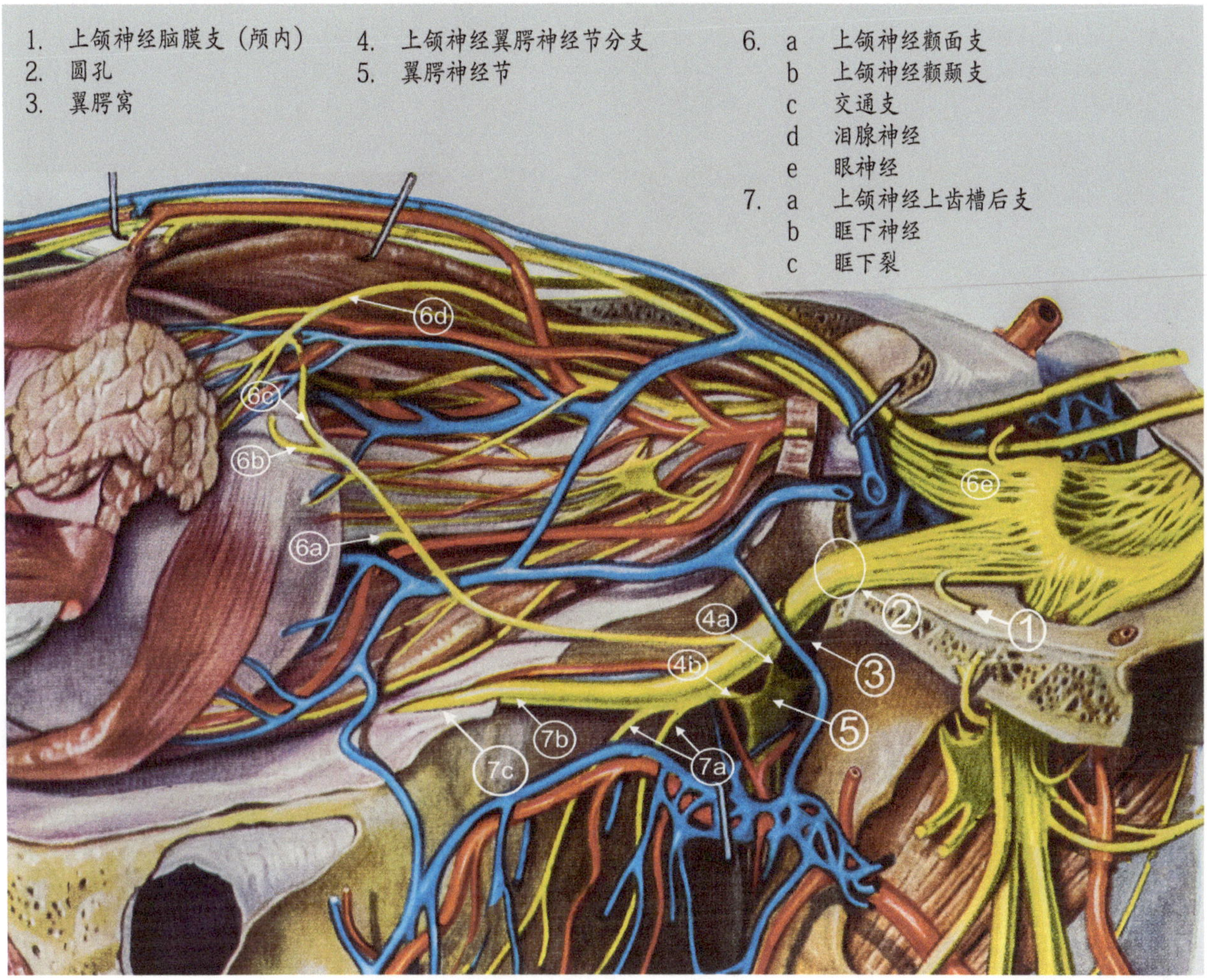

图11-2 眼眶、颅中窝及翼腭窝外侧面观

上颌神经是三叉神经（第V颅神经）或三叉神经节（Gasserian神经节）的第二分支。当仍在颅内时，上颌神经发出六条分支中的第一条，即硬膜或脑膜分支（图11-2，1）。然后通过圆孔（图11-2，2）进入眶下裂附近的翼腭窝（图11-2，3），连接翼腭窝和眶。在这里，它向翼腭神经节（图11-2，4a-4b）发出两条分支（图11-2，5），翼腭神经节也称为蝶腭神经节或麦克尔神经节或鼻神经节。它继续在翼腭窝的前方，发出一条颧支，然后进入眼眶并分叉成三条分支：

1. 颧面支（图11-2，6a）
2. 颧颞支（图11-2，6b）
3. 眼神经（图11-2，6e）泪支（图11-2，6d）的交通支（图11-2，6c）

该交通支是一条起源于翼腭神经节的副交感分泌运动神经。

翼腭神经节的分支

1. 岩浅大神经	4. 上颌神经眼眶支	7. 腭大神经
2. 岩深神经	5. 上颌神经鼻支	8. 腭小神经
3. 翼管神经	6. 腭神经	9. 鼻腭

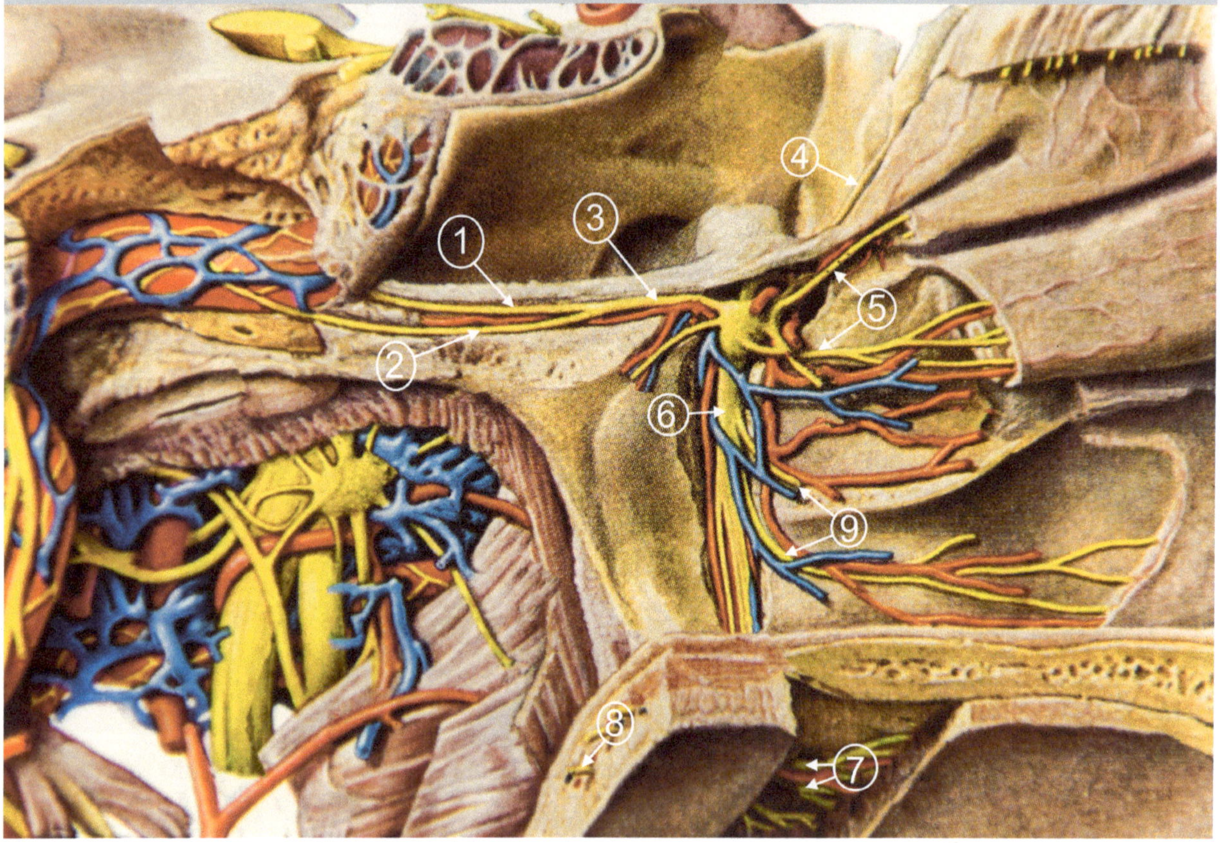

图11-3 翼腭神经节及其分支

再向前，仍然在翼腭窝，上颌神经发出一个或两个后上牙槽支，支配三颗上磨牙。然后，上颌神经继续向前延伸，成为眶下神经（图11-2，7b）。

眶下神经（图11-2，7b）通过眶下裂（图11-2，7c）进入眶内，并在眶底眶下沟向前走行，在眶下沟发出支配前磨牙的中上牙槽支。然后进入眶下管，从眶下嵴下方的眶下孔穿出。眶下神经在这里分成三个终末支，支配下眼睑的下眼睑支、鼻支和上唇支。

翼腭神经节不仅接收来自上颌神经的感觉纤维，还接收来自延髓上唾液核的节前副交感神经纤维。这些纤维通过面神经的膝部，成为岩大神经（图11-3，1）。岩大神经随后进入翼腭管，在那里与岩深神经（图11-3，2）相连，岩深神经是一条纯粹的交感神经，形成翼腭神经（图11-3，3）。

血管前副交感神经在翼腭神经节和节后副交感神经形成突触，该神经是分泌性运动神经。交感神经起源于颈上神经节，因此是与颈内动脉一起通过的节后神经，是纯粹的血管运动神经。所有的间接上颌神经分支-穿过神经节的分支，都是节后的，包含交感血管运动纤维、副交感分泌运动纤维以及躯体触觉、疼痛和温度纤维。

上颌神经有五个间接分支，它们都穿过翼腭神经节，在穿过翼腭神经节的过程中拾取交感神经和副交感神经纤维。

这些是：
1.支配眶骨膜和蝶窦粘膜的眶支（图11-3,4）。
2.鼻支（图11-3，5）：后上鼻支，分为内侧支和外侧支。其中一条内侧（隔）支作为鼻腭神经继续通过腭前切迹窝进入。
3.腭神经（图11-3,6），向下穿过翼腭管，在翼腭管分裂为前支（图11-3,7）和后支（图11-3,8）；腭大（前）和腭小（后）神经。腭大神经支配硬腭。腭小神经支配软腭和扁桃体。腭大神经在通过翼腭管的过程中还发出至少2条鼻支（图11-3，9）。

（有趣的是，味觉纤维起源于延髓下段的孤束核，经面神经束分裂，连接岩大神经和维管神经，连接腭小神经，并为其提供味觉纤维或分支至软腭中的味蕾）。

上颌神经的所有直接和间接分支均可以通过翼腭神经阻滞。

蝶腭孔-腹侧观

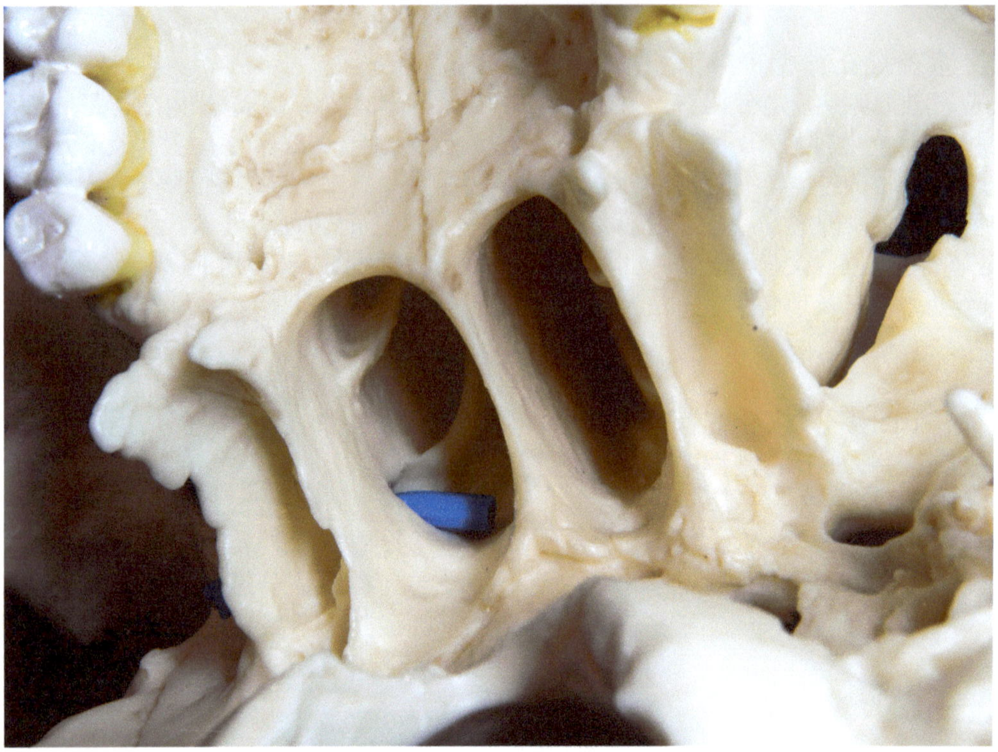

蝶腭孔后腹侧观

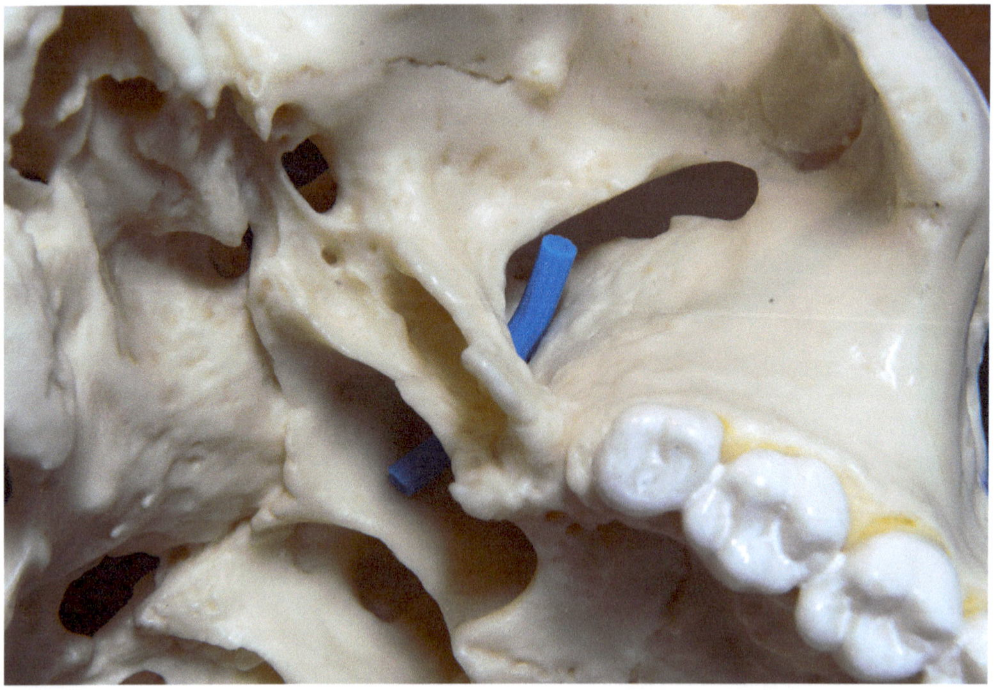

图11-4（上）是鼻咽骨性结构45°腹侧观。蓝色标记表示蝶腭孔的鼻侧，位于鼻骨外侧壁后方。

图11-5（下）是鼻咽后腹侧观，翼突板及上颌骨后方。蓝色标记表示蝶腭孔至翼腭窝的出口。

翼腭窝解剖图

颞肌和颧弓已被删除

1 颞肌（切除后）
2 颧弓（切除后）
3 颞下嵴
4 翼腭窝
5 翼外肌（上下头）
6 颊肌
7 冠突

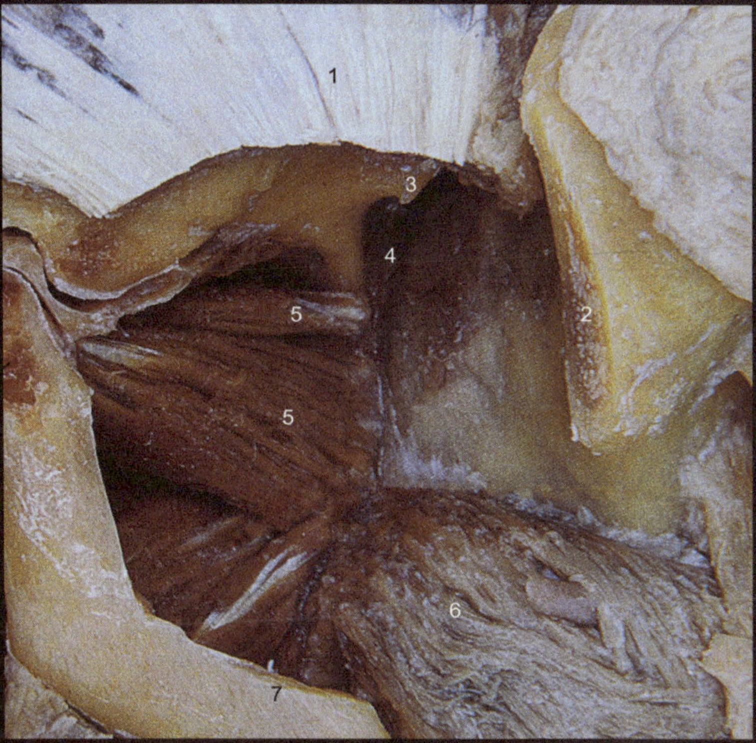

翼腭窝冠状面解剖图

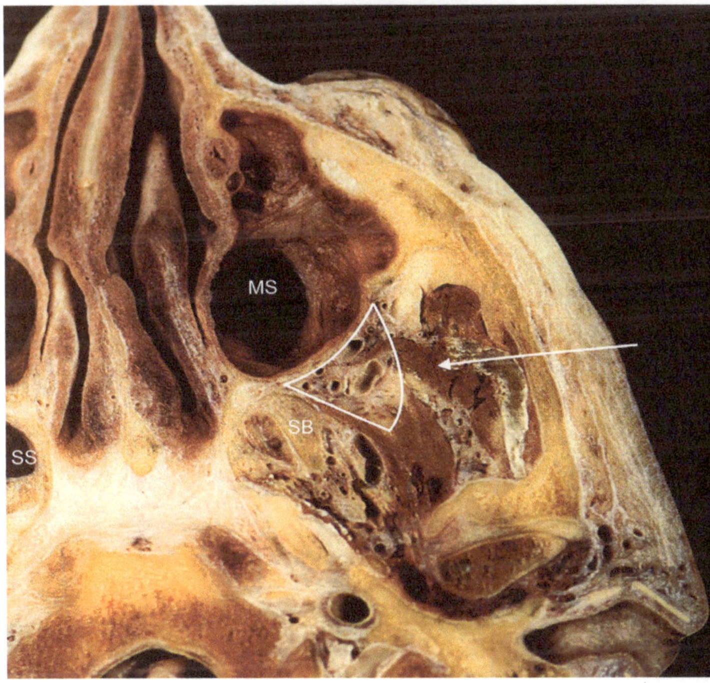

▲ 翼腭窝内容物

→ 颞肌

MS 上颌窦

SB 蝶骨

SS 蝶窦

图11-6（上）显示的是，移除颞肌及颧弓后翼腭窝的解剖结构

图11-7（下）显示的是紧邻颞肌深面的翼腭窝冠状面解剖图（三角形区域）

颧弓上入路的体表定位标记

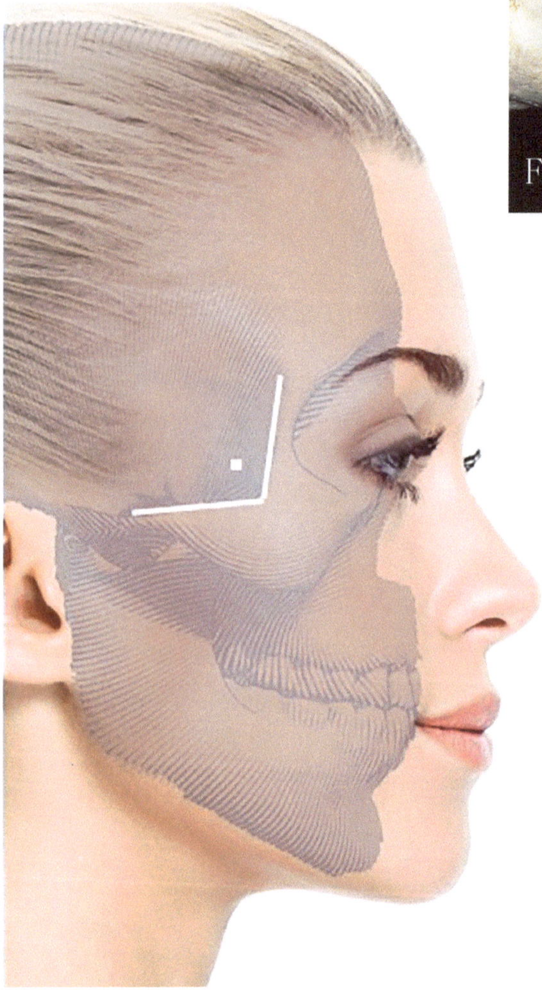

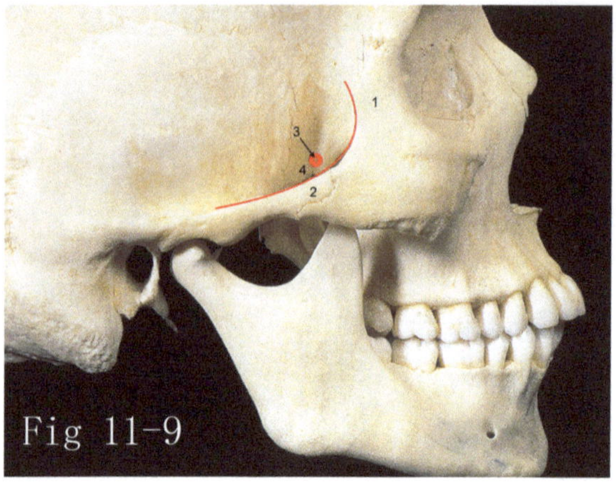

Fig 11-9

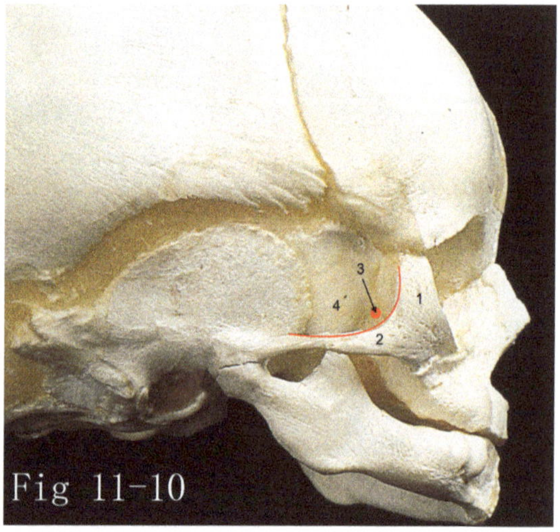

Fig 11-10

红线表示额颧角
1 颧骨
2 颧弓
3 进针点
4 蝶骨

图11-8（左）显示的是翼腭神经节阻滞颧弓上入路的体表定位标记

图11-9（右上）显示的是成人行翼腭神经节阻滞的体表标记

图11-10（右下）显示的是婴儿行翼腭神经节阻滞的体表标记

颧弓在面部侧面触诊。眶下缘水平的水平骨结构。在近90度角处，我们可以触诊颧骨的额突或眶后缘。针入口位于这两条线形成的拐角处（白点表示）。

显微解剖

翼腭神经节和翼腭三叉神经血管系统(PPTVS)

在一项显微解剖研究中，*Rusu开始将翼腭三叉神经血管系统的存在定义为阳性或阴性。他用4.5倍放大镜对9具尸体标本的18个翼腭窝（PPF）进行了显微解剖。PPF的内容物嵌入一致的翼腭脂肪体中，继续向上延伸至眶尖，并进一步延伸至鞍旁脂肪体；与眼眶脂肪组织不同的下部脂肪组织。在圆孔的远端，上颌神经直接向上颌动脉丛及其三叉神经前支提供纤维。位于窝顶下方，它会发出分支于位于翼腭"交叉"的上外侧象限的三叉神经自主神经丛。这些是PPG和三叉神经节之间的吻合支。

该研究令人信服地提供了解剖学定义的翼腭三叉神经血管系统存在的证据。这可以很好地解释为什么翼腭神经节阻滞会阻断到达大脑的副交感神经，通过软脑膜和硬脑膜的脉管系统，逆转有害的血管扩张和无菌性血管炎症（脉管炎）的作用，这在三叉神经自主神经性头痛中很明显。涉及自主神经和三叉神经纤维的吻合，位于PPF至眶尖的通道中，支持眼眶的复杂和多形性神经输入，而翼腭三叉神经血管支架的证据为更好地理解各种面部疼痛提供了基础。

*This section is basically a summary of the original article by M. C. Rusu MD, PhD of the Department of Anatomy and Embryology of the University of Medicine and Pharmacy, Bucharest, Romania.

声解剖学

颞下颌关节及下颌骨冠突的超声解剖

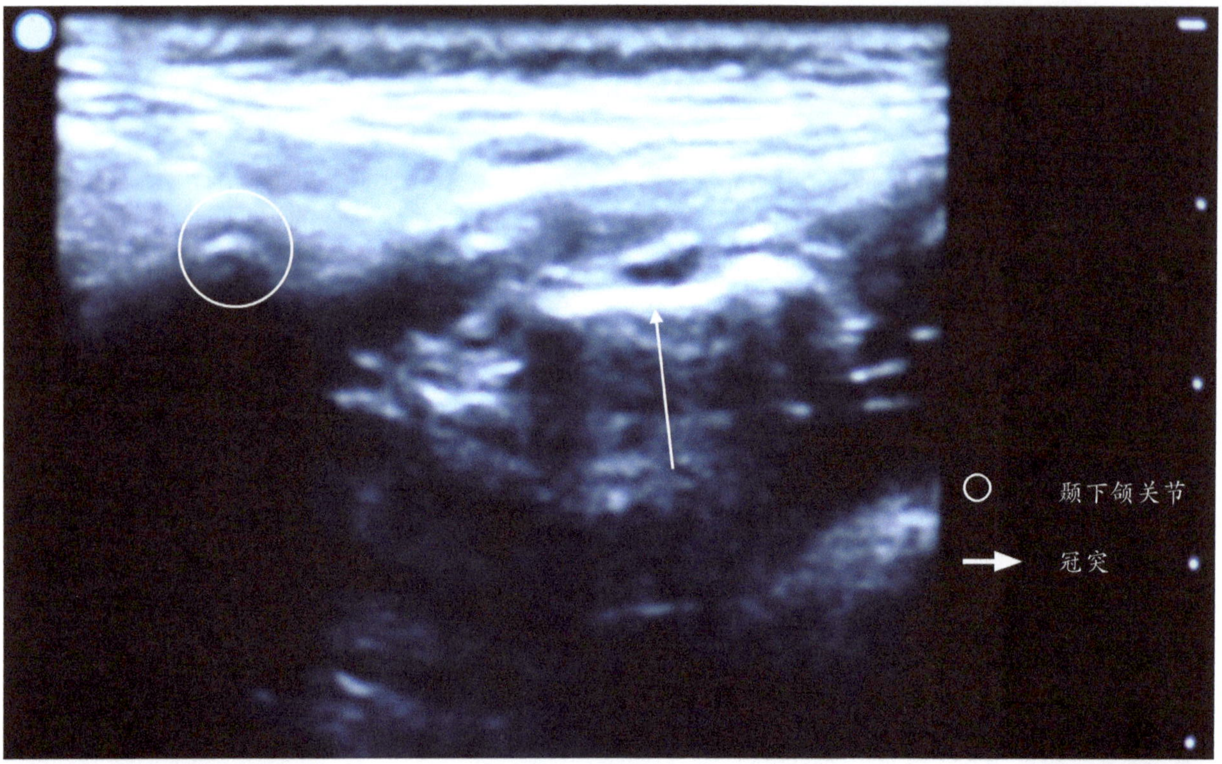

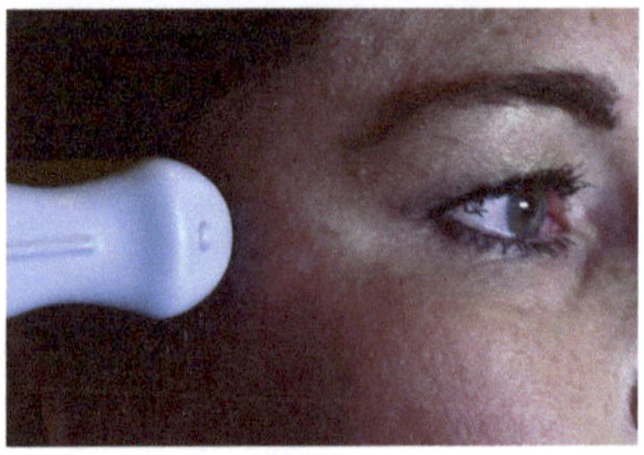

图11-11（左）：显示的是面部外侧及探头放置位置

图11-12（上）：显示的是如图11-11探头位置下的超声影像图

图11-13（右）：探头向下滑动时可显示出平缓的骨性结构即为下颌切记

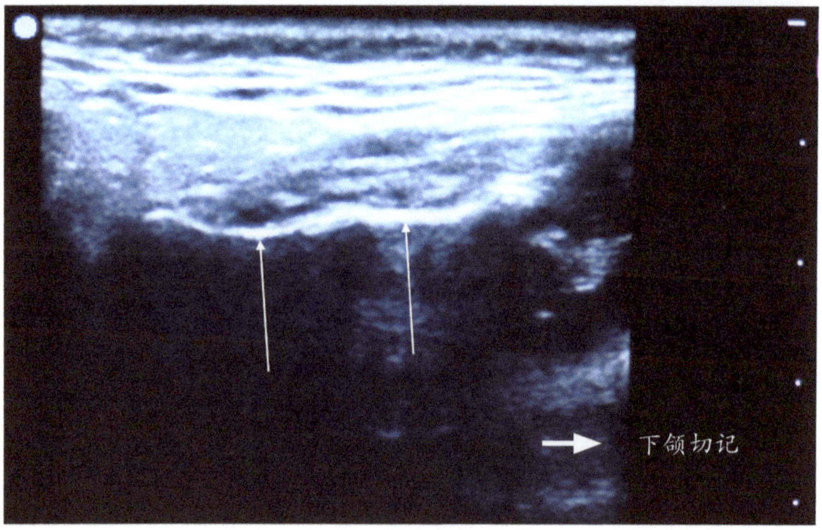

探头沿颧弓向前方移动

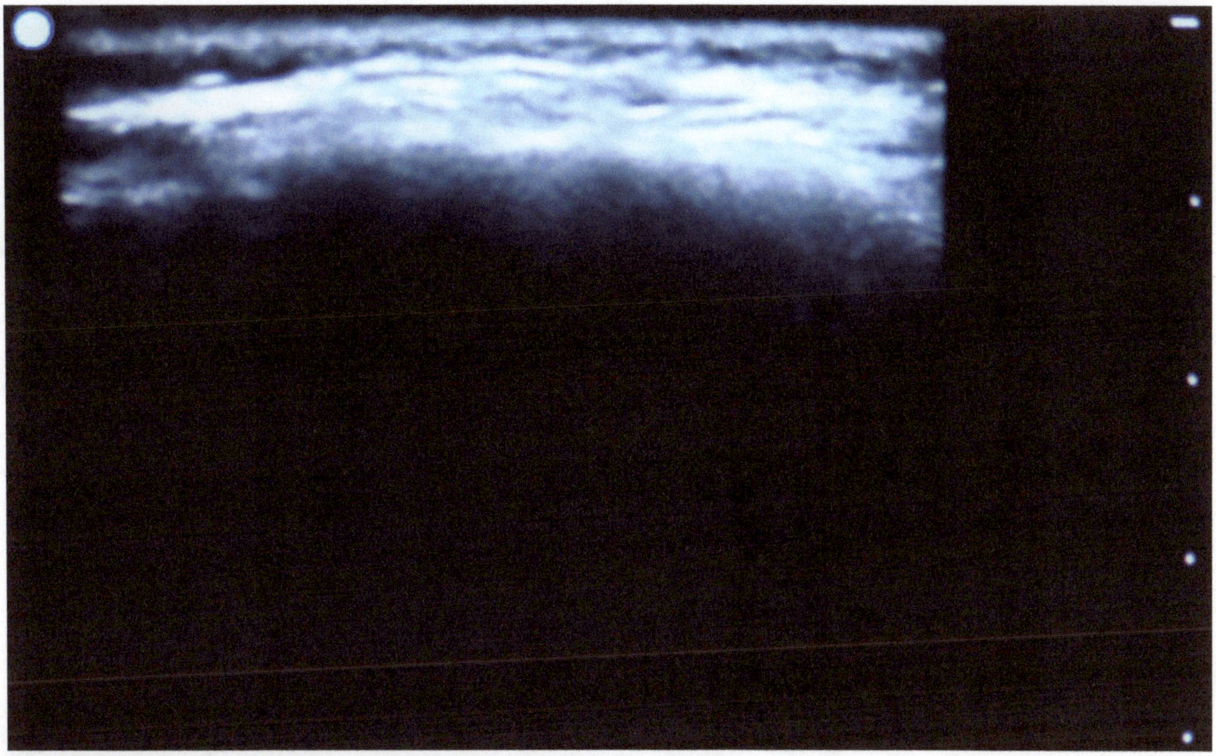

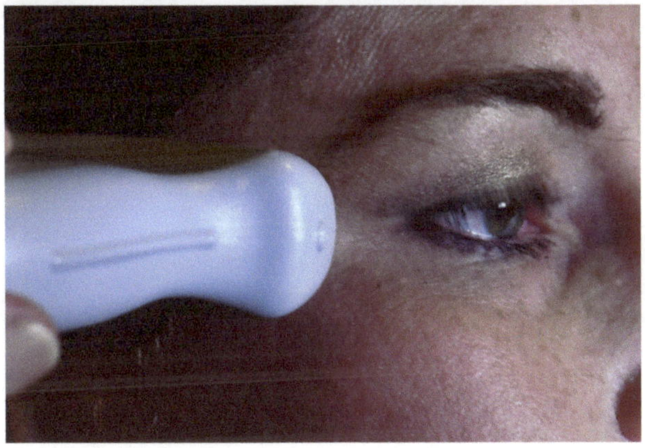

图11-14（左）显示的是沿颧弓向前方移动后探头的位置

图11-15（上）：探头继续前移，可见颧弓影像

翼腭窝

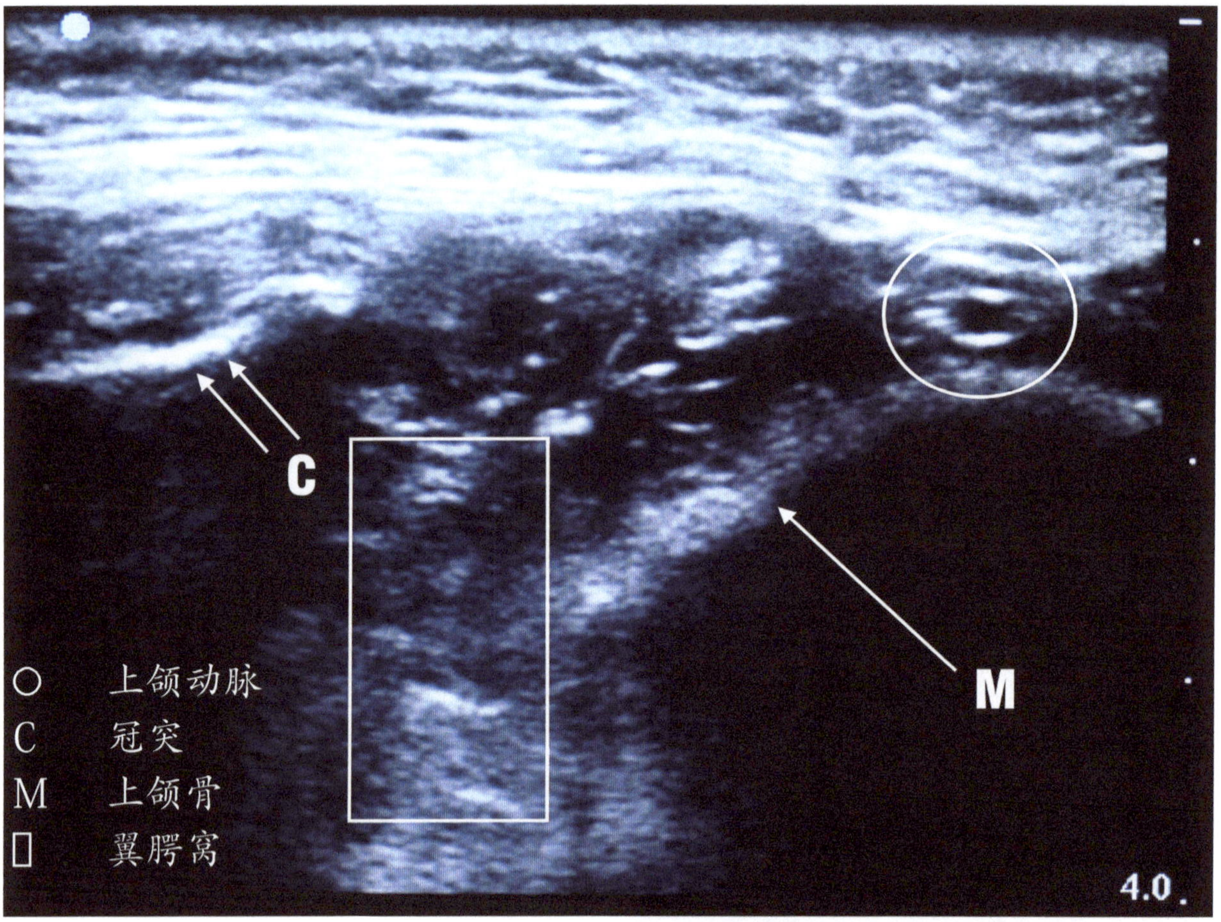

图11-16（右）： 显示的是右侧面部外侧及探头放置位置

图11-17（上）：显示的是图11-16探头位置下的超声影像图

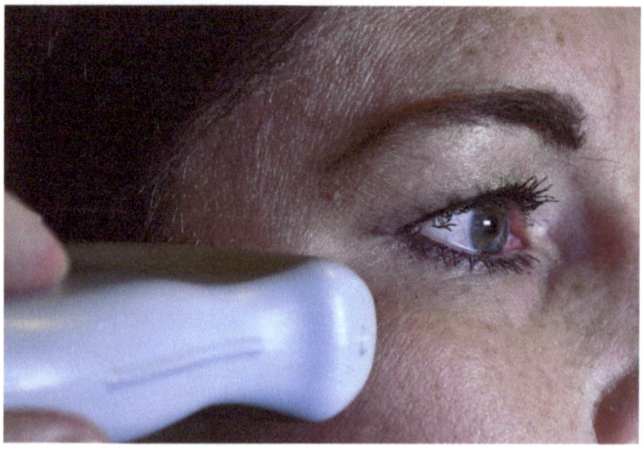

向尾侧移动探头，"滑落"下颧弓，显示翼腭窝及其内容物、上颌骨和下颌骨冠突。当嘴张开时，冠突移出视野，蝶骨大翼进入视野。

注意右侧上颌骨形成的弓。还要注意上颌动脉的分支，它可以看到搏动。也可以看到下颌骨的冠状突，有时在婴儿和幼儿中也可以看到蝶窦。这在年龄较大的儿童、青少年或成人中几乎是不可能的，因为蝶骨大翼的颞下表面相对较厚（未见）。翼腭窝内有翼腭神经节，如图11-17中的矩形所示。

自学计划

学习手册中的图表及图注

打开网页http://www.RAEducation.com/ebook 观看教学视频
每天完成10个下文中的思考题
思考题的答案可在Primer或http://www.RAEducation.com中找到
重点学习“必会解剖知识”章节的授课幻灯及笔记

第一周—上肢

第一天：臂丛神经根及神经干的解剖（第一章）

问题：

1. 臂丛共包含多少个神经根？每个神经根有哪些外周神经分支？
2. 神经根的哪部分包含感觉神经纤维？哪部分包含运动神经纤维？
3. 说出包绕臂丛神经根的各层被膜的名称。
4. 描述前、中、后斜角肌的近端及远端附着点，并说出5块斜角肌的名称
5. 从解剖学角度指出肌间沟阻滞与颈段椎旁阻滞的区别。
6. 臂丛有几个神经干？说出每个神经干的名称及每个干分支神经的名称。
7. 肩胛背神经、胸长神经从哪里发出？它们支配的肌肉运动是什么？有哪些重要作用？
8. 普列尼奇神经的起源是什么？
9. 肩胛背神经、胸长神经从哪里发出？它们支配的肌肉运动是什么？有哪些重要作用？
10. 颈后三角及锁骨下间隙分别由哪些结构包绕形成？

第二天：臂丛神经股及神经束的解剖（第一章及第二章）

问题：

1. 臂丛有多少股？分别由哪些干构成？
2. 臂丛神经在通过第一肋时，神经与肋骨的走行关系是什么？臂丛各神经束与锁骨下动脉的走行关系是什么？在锁骨下窝近端和远端分别是怎样的？
3. 胸内、外侧神经起源于哪里？连接这两条神经的是什么神经？这条神经有什么重要作用？
4. 后束的5个分支是什么？
5. 内侧束的5个分支是什么？
6. 外侧束的2个分支是什么？
7. 刺激臂丛3个神经束所引出的肌肉运动分别是什么？
8. 描述锁骨上方臂丛的大体解剖及超声解剖。
9. 描述锁骨下方臂丛的大体解剖及超声解剖。

第三天：腋窝的神经解剖（第二章）

问题

1. 描述肌皮神经与腋神经在肱骨处的走行关系。
2. 腋神经支配哪些肌肉？刺激腋神经时会引出什么肌肉运动？腋神经的感觉支配区在哪里？
3. 肌皮神经支配哪些肌肉？刺激肌皮神经时会引出什么肌肉运动？肌皮神经的感觉支配区在哪里？
4. 桡神经支配哪些肌肉？刺激桡神经时会引出什么肌肉运动？桡神经的感觉支配区在哪里？
5. 尺神经支配哪些肌肉？刺激尺神经时会引出什么肌肉运动？尺神经的感觉支配区在哪里？
6. 正中神经支配哪些肌肉？刺激正中神经时会引出什么肌肉运动？正中神经的感觉支配区在哪里？
7. 描述上述各支神经与肱动脉、肱静脉及贵要静脉的位置关系。
8. 描述腋窝处各支神经的体表及超声解剖。
9. 描述肩胛骨的神经支配。
10. 描述肩关节及锁骨的神经支配。

第四天：肘关节周围神经（第二章）

问题

1. 描述尺神经的大体解剖及超声解剖。
2. 描述桡神经的大体解剖及超声解剖。
3. 描述正中神经的大体解剖及超声解剖。
4. 描述肌皮神经的大体解剖及超声解剖。
5. 描述刺激尺神经引出的肌肉运动。
6. 描述刺激桡神经引出的肌肉运动。
7. 描述刺激正中神经引出的肌肉运动。
8. 描述刺激肘部肌皮神经引出的肌肉运动。
9. 描述肘关节周围皮区感觉支配。
10. 臂内侧及前臂内侧区域由哪些神经支配？

第五天：硬膜外腔解剖（第九章）

问题

1. 颈、胸、腰、骶段硬膜外腔有什么区别？
2. 硬膜外腔有哪些内容物？为什么硬膜外阻滞会出现阶段性？
3. 你如何理解硬膜下蛛网膜外腔？硬膜下蛛网膜外腔阻滞与硬膜外及蛛网膜下腔阻滞的区别是什么？
4. 在中腰段穿刺，从皮肤开始，在抵达硬膜下腔之前都经过了哪些结构？
5. 支配心脏的交感链由那些节段的脊神经发出？
6. 支配肾上腺的交感神经由哪些节段的脊神经发出？
7. 支配腹腔神经节的交感链由那些节段的脊神经发出？通过什么神经支配？
8. 从解剖角度来讲，上胸段、下胸段及腰段硬膜外阻滞发生低血压的原因有什么不同？
9. 描述脑脊液循环。
10. 在脊神经根离开脊柱或颅骨时，包绕其的硬膜袖结构有什么重要意义？

第二周—下肢

第一天：腰骶丛神经解剖（第三章、第四章）

问题

1. 腰丛的起源是什么？
2. 骶丛的起源是什么？
3. 你如何理解腰骶干？
4. 股神经的起源是什么？
5. 股外侧皮神经的起源是什么？
6. 闭孔神经的起源是什么？
7. 哪支（些）神经起源于T12、L1？
8. 坐骨神经的起源是什么？
9. 腰骶丛的脊神经根由哪些结构与交感干连接？
10. 描述“Capdevila”法腰丛阻滞的体表定位。

第二天：腹股沟区的神经支配（第三章）

问题

1. 描述股神经的大体解剖。
2. 描述股外侧皮神经的大体解剖及超声解剖。
3. 描述闭孔神经的大体解剖及超声解剖。
4. 股神经有哪些分支？
5. 闭孔神经有哪些分支？
6. 描述股神经的运动分支。刺激股神经、缝匠肌支神经及闭孔神经时，分别会引出什么肌肉运动？
7. 描述股神经的皮肤感觉支配区。
8. 描述闭孔神经、股外侧皮神经的皮肤感觉支配区。
9. 描述股神经、股动脉及股静脉之间的筋膜层次关系。
10. 描述股神经周围的筋膜层（微解剖）。

第三天：近端坐骨神经解剖（第四章）

问题

1. 描述骶旁、经臀（Labat&Winnie）及臀下区域坐骨神经的大体解剖。
2. 坐骨神经与臀后皮神经的位置关系是什么？
3. 梨状肌与坐骨神经的位置关系是什么？
4. 描述髋关节的感觉神经支配。
5. 描述膝关节的感觉神经支配。
6. 描述坐骨神经的运动神经支配。刺激坐骨神经会引出怎样的肌肉运动？
7. 描述坐骨神经的感觉神经支配。
8. 腘绳肌由什么神经支配？如果在臀下坐骨神经阻滞时引出腘绳肌的运动，你需要如何调整进针角度？
9. 描述臀下入路坐骨神经阻滞的超声解剖。
10. 说出臀下坐骨神经阻滞时，组成臀下间隙的两块肌肉名称。

第四天：腘窝的解剖（第四章）

问题

1. 哪些肌肉组成腘窝三角？
2. 腘窝处，坐骨神经通常在什么部位出现分支？
3. 说出腘窝处坐骨神经的5个分支。
4. 描述腘窝坐骨神经的大体解剖。
5. 胫神经与腘动脉、腘静脉的位置关系是什么？
6. 描述腘窝处坐骨神经的超声解剖。
7. 描述腓总神经的感觉支配。在走行过程中，腓总神经又被称为什么神经？
8. 描述刺激腓总神经时会引出什么肌肉运动。
9. 刺激胫神经时会引出什么肌肉运动？

第五天：踝周围神经解剖（第五章）

问题

1. 说出支配足部的5支神经名称。
2. 描述上述神经与踝关节周围筋膜之间的位置关系。
3. 刺激上述5支神经时，分别会引出什么肌肉运动？
4. 胫后神经支配足部什么区域？
5. 腓深神经支配足部什么区域？
6. 蜊神经支配足部什么区域？
7. 腓浅神经支配足部什么区域？
8. 腓肠神经支配足部什么区域？
9. 描述踝关节的神经支配。
10. 描述在踝关节周围，上述5支神经的大体解剖。

与ABA操作相关解剖及区域麻醉的问题请登录：

RAEducation.com

其他自学资源包括：

http://www.asahq.org/education/online-learning/ace-program

http://www.truelearn.com/anesthesiology/

https://m5boardreview.com

CPSIA information can be obtained
at www.ICGtesting.com
Printed in the USA
BVHW021517210622
640309BV00002B/4